U0936650

神经康复 50 例

主　编　朱镛连　何静杰

科 学 出 版 社
北　京

内 容 简 介

本书记录了朱镛连教授及其团队几十年来收治的富有代表性的典型神经康复临床病例，包括脑血管病、缺血缺氧性脑病、脊髓病变、中毒、脑炎、周围神经病等疾病基本知识及相关康复方案制订和讨论。全书深入贯彻了神经系统疾患的早期康复介入、全程康复医疗服务的康复理念，以有效培养康复医务人员跟进最新理念、熟悉临床思辨方法、掌握常见神经病患的康复理论知识，具有快速进行临床诊疗评估、制订康复治疗方案，以及处理常见并发症的能力。

本书资料珍贵，学术严谨，是一部实用的神经内外科医师、神经康复医师临床指导用书。

图书在版编目（CIP）数据

神经康复50例 / 朱镛连，何静杰主编. —北京：科学出版社，2017.11
ISBN 978-7-03-053830-7

Ⅰ.①神… Ⅱ.①朱…②何… Ⅲ.①神经系统疾病—康复医学—病案 Ⅳ.①R741.09

中国版本图书馆CIP数据核字（2017）第140390号

责任编辑：黄建松 董 林 / 责任校对：张小霞
责任印制：赵 博 / 封面设计：陈 敬

科学出版社出版
北京东黄城根北街16号
邮政编码：100717
http://www.sciencep.com
北京建宏印刷有限公司印刷
科学出版社发行 各地新华书店经销
*
2017年11月第 一 版 开本：787×1092 1/16
2024年 6 月第四次印刷 印张：16 1/2
字数：391 000

定价：128.00元
（如有印装质量问题，我社负责调换）

编写人员

主　编　朱镛连　何静杰

副主编　杜晓霞

编　者（按姓氏汉语拼音排序）

陈　巍　陈立嘉　迟茜茜　崔利华　杜晓霞
高　飞　郭　鸣　何静杰　胡雪艳　李　芳
李冰洁　李晁金子　刘　平　刘丽旭　芦海涛
梅利平　米海霞　山　磊　宋鲁平　孙　蓉
王　强　王希悦　王艺铮　吴章薇　郄靖媛
肖　琳　徐　舒　徐　莹　许晓东　杨凌宇
杨淞然　杨宇琦　张　路　张　伟　张　欣
张红云　张小年　赵　军　赵圣杰　周　昊

主编简介

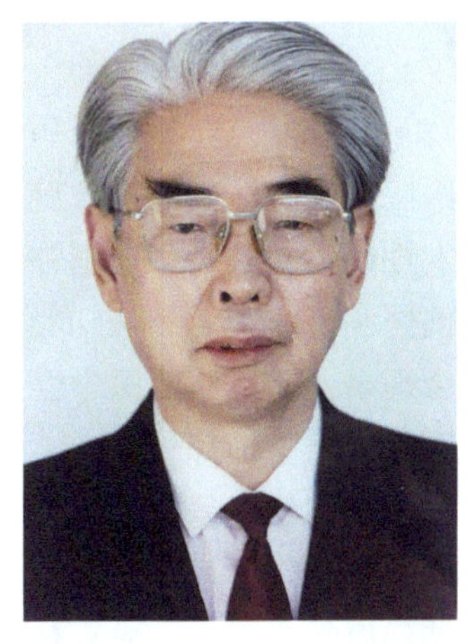

朱镛连，男，江苏省丹阳市人，1925年7月出生，从医67年。现任中国康复研究中心、北京博爱医院主任医师、教授，神经康复内科、神经内科名誉主任，《中国康复理论与实践》杂志副主编。1950年毕业于长沙国立湘雅医学院6年制医学本科，留校任助教、住院医师；1952年调任北京，曾任北京苏联红十字医院神经科医师组长、代主任，北京天坛医院神经内科、北京神经外科研究所神经科学研究室主任；1987年到中国康复研究中心工作，组建了我国首个神经康复科、偏瘫治疗中心并任主任。1991年在中华医学会神经科学会中成立了神经康复学组并任组长。曾任中华神经精神科学会全国委员、常委，北京市神经精神科学会及神经病学会副主任委员；中国康复医学会神经病学分会会长，北京残联康复顾问组组长；《中华神经科学》杂志特约编委，《中华内科学》杂志编审，《脑卒中与神经疾病》杂志、《国外医学》杂志（神经内科学和神经外科学分册、脑血管分册）等十余种杂志编委。发表学术论文百余篇，主编《脑血管病》《脑卒中的康复评定和治疗》《神经康复学》等著作，参编有关神经科学和神经康复学著作近十种。其中2001年编写出版的我国第一部《神经康复学》学术著作，系统地介绍了国内外神经康复学发展史，以及神经康复临床范畴、基本理论和操作方法等，被康复界读者普遍赞誉。曾多次出国交流访问。1992年、1993年被英国剑桥世界名人中心载入有成就知识分子名人录。

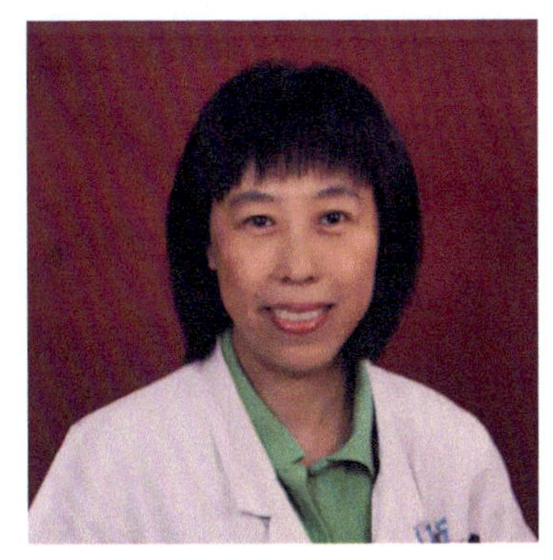

何静杰，女，中国康复研究中心、北京博爱医院神经康复科主任医师、副教授。任北京博爱医院药品临床试验基地伦理委员会副主任委员，中国康复研究中心、北京博爱医院医学伦理委员会副主任委员，北京康复医学会理事，白求恩医学专家委员会康复医学专业委员会第一届委员会常务委员及中国药理学会药源性疾病学专业委员会神经病学分委会委员等。1988年7月毕业于白求恩医科大学（现吉林大学医学部）外语医学专业，获学士学位，后获首都医科大学硕士学位。近30年来一直从事神经康复临床、科研、教学工作，并先后多次去国外研修、深造及学术交流，有着丰富的临床工作经验，特别是在脑血管病的功能障碍评定与康复治疗及帕金森病的康复方面有独到的见解。承担首都医科大学康复医学院的多项教学工作及北京市、区级继续医学教育的教学任务及远程会诊工作。承担并参与国家级、省市级多项神经康复方面的课题研究，发表论文数十篇。主编《脑血管病的康复》《神经康复学》，参编《综合康复学》等学术著作。

副主编简介

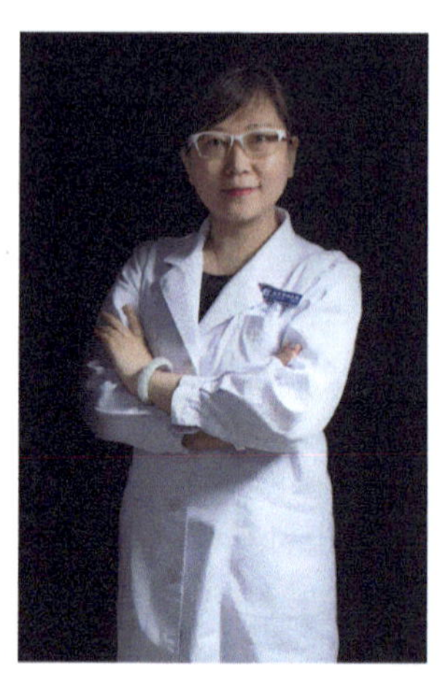

杜晓霞，女，神经病学博士，中国康复研究中心、北京博爱医院副主任医师，擅长脑血管病、脑外伤、痴呆、帕金森病、多发性硬化、脑炎、周围神经病等疾病的康复治疗。任中国老年保健医学研究会老年认知心理疾病分会青年委员、中国社会福利协会理事、北京康复医学会疼痛分会委员、中国医师协会康复住院医师规培基地评估专家、北京神经变性病学会理事、北京神经内科学会神经康复分会常委。2006 年 10 月在美国约翰·霍普金斯大学神经科学系访问学习；2008 年 7 月分配至中国康复研究中心神经康复科工作，先后任神经康复科住院医师、住院总医师、主治医师、副主任医师。主持完成国家自然科学基金课题 1 项；完成省部级课题 3 项；承担中国康复研究中心课题 3 项。2011 年度以共同第一作者于著名的 *Developmental Cell* 杂志发表 SCI 论文 1 篇。以第一作者或通讯作者在 SCI 期刊或核心期刊发表论文 20 余篇。主译《生物反馈教程》，担任《老年人康复服务指南》副主编。

序

“鲐背之年，医路仁心。”90 岁高龄的朱镛连教授与何静杰主任医师、杜晓霞副主任医师等一批中青年专家共同编写的《神经康复 50 例》即将付梓！

我国康复医学事业自 20 世纪 80 年代起步至今已有 30 余年，在政策支持、学科建设、机构建设、人才培养等多方面都取得了诸多显著成就。然而，相对于临床医学，时至今日，人们对康复医学的认识仍有较大不足，康复观念还未能深入人心。积极、科学的预防性康复可促进心身健康、预防疾病、延缓衰老，从而提高生活质量。早期的预防性康复、及时的医疗性康复，以及后期的维持性康复是改善患者的脑认知和躯体功能及提高生活能力和质量的有效途径。康复治疗的目标与原则，应定位于功能训练、全面康复、回归社会，以及提高生活质量。

加强康复人才的培训，重点环节仍然是教材、师资和质量。目前，全国各地康复机构发展方兴未艾，中国需要医疗康复和护理人数日益增多，康复人才的匮乏制约中国康复医学事业发展，我国需要培养大量康复技术人才。《神经康复 50 例》记录着朱镛连教授及其团队几十年来收治的临床神经康复病例，富有代表性的典型案例，涵盖了脑血管病、缺血缺氧性脑病、脊髓病变等数十种神经疾患，内容丰富，深入贯彻了神经疾患的早期康复介入、全程康复医疗服务等康复医学理念，有帮助于神经康复科医师、技师和其他有关学科人员更好地应用康复医学技术促进疾病康复，掌握常见神经病患的康复理论知识，具有快速进行临床诊疗评估、制定康复治疗方案及处理常见并发症的能力。该书对神经内外科医师、神经康复医师临床实践具有较高的指导价值，患者阅读也会有所裨益。

新千年以来，我国康复医学取得了巨大成就，但相比较于北美、西欧和澳大利亚的发展水平，我国康复医学在学科发展、临床实践等诸多方面仍存在一定差距。“十三五”以来，国家高度重视残疾人事业，大力支持康复医学发展，着力发展康复医学教育，把康复工作列为残疾人事业发展的重点。中国残疾人联合会主席张海迪指出“康复是残疾人工作的重中之重”。《神经康复 50 例》一书的问世，对于康复医学临床实践、康复医师成长成才，以及我国康复医学迅速兴起，必将起到积极的推动作用。在祝贺该书问世的同时，我们共同期待更多的医者薪火相传、众志成城，为我国康复医学事业发展创新作为！

中国康复研究中心党委书记 吴世彩
2017 年 8 月

前 言

我国康复医学起步于20世纪80年代，由于我国政府的重视和残联的努力，短短30年间即取得众多显著成绩。1992年，中国康复研究中心、北京博爱医院成立我国首个神经康复科，全国疑难病例患者蜂拥而至。由于前来就医的患者病情较为复杂，北京博爱医院神经康复科与神经内科逐渐形成了每周三召开一次例行讨论会制度，各级医师及护士均要参加，必要时还得邀请物理治疗师、作业治疗师、言语治疗师、技师及相关科室医师参加，多学科共同研究康复存在问题与如何解决问题，由此积累了不少资料、经验，集腋成裘，这次汇编成册，与同道们共享成果，希望能引起大家共鸣。

大多数神经疾病会造成躯体和脑功能障碍，康复治疗对功能障碍有一定效果虽早有结论，但康复疗效受其原发病的性质、严重度、救治时间、方法、药物应用等多种因素影响。例如，本书中有多例缺血缺氧性脑病患者，因抢救复苏时间等不同，康复措施不一样，效果也不同。脑出血患者如有手术清创或颞部减压等二次脑损伤，康复效果就不如未手术者好。在认知功能方面，目前虽有一些药物可用，但利用计算机创制软件进行康复的方法还不多，需要具有相关技术的复合型康复专家进行研发。当前，神经康复技术发展迅速，如减重平板车步行训练、强制性运动疗法、机器人康复、运动想象康复、镜像疗法、虚拟现实疗法等，有些我们虽然在做，但是还缺少经验，本书涉及较少，有待补充。

本书基本涵盖了临床所见的神经疾病功能障碍的康复治疗，既有脑血管病等常见病，也有多系统萎缩症等罕见病，无论如何，我们都是取患者所表现的特征性障碍进行康复的，而这种特征性康复在其他患者有类似情况下可以借用或引用，故本书对相关病史介绍、辅助检查、康复方案制定、康复治疗的实施及最后的结论均作了详尽叙述，相信这些是基层同行所需要的。

本书主要读者对象是神经康复医务人员，对神经内外科医师及相关患者也会有所裨益。

朱镛连　何静杰　杜晓霞

2017年8月于北京

目 录

第一章 脑血管病的康复（23 例）

第二章 缺血缺氧性脑病的康复（8 例）

第三章　神经系统中毒性疾病的康复（5 例）

第四章　周围神经病的康复（4 例）

第五章　脊髓病变的康复（2 例）

第六章　神经系统其他疾病的康复（8 例）

第一章

脑血管病的康复（23 例）

一、多次脑卒中后双侧大脑半球损伤致双侧偏瘫、假性延髓麻痹（康复评定会）

【摘　要】 本文展示了康复评定会的工作模式，并通过对1例多次脑卒中导致双侧偏瘫、假性延髓麻痹患者的康复评定，总结了双侧偏瘫患者康复治疗的特殊性。

【关键词】 康复评定；脑卒中；双侧偏瘫；假性延髓麻痹

（一）病历介绍

患者，女性，60岁，右利手，主因“左侧肢体活动不利伴言语不清、饮水呛咳28天”收入院。

病残史：患者入院前28天凌晨起床时，突感左侧下肢活动不利，不能行走，渐加重，约2小时后左上肢不能抬起，左下肢完全不能活动，右下肢较前沉重，伴头晕、言语不清、饮水呛咳及吞咽困难。无头痛、呕吐、视物旋转、耳鸣耳聋及肢体抽搐等症状，被送当地医院行头颅CT检查，示“左侧基底核区小片状低密度灶，未见高密度灶”，诊断为“急性脑梗死（右侧颈内动脉系统可能性大），陈旧性脑梗死（左侧基底节，左大脑中动脉供血区）”，予控制血压、改善循环、营养神经等药物治疗。经针灸及肢体被动活动等康复措施，左侧肢体可动，饮水呛咳较前改善，言语欠清，不能自行起坐及站立，翻身、进食、洗漱、更衣等日常生活动作不能自理，为进一步康复入院。

既往史：7年前突发右侧肢体活动不利，以“脑梗死”住院治疗，无明显后遗症状。5年前再次因突发右侧肢体活动不利以“脑梗死”住院，遗留右侧上肢欠灵活，右手尚可执笔写字但笨拙，可独立步行但自觉右下肢力稍弱，生活可自理。高血压病史30余年，不规律口服降压药物，血压波动于（150～160）/（70～90）mmHg。否认糖尿病、高脂血症、冠心病等病史。饮酒20余年，每周半斤白酒，否认吸烟史。

家族史：母亲患有高血压，死于“脑血管意外”。父亲已故，死因不详。有兄弟姐妹5人，均患有高血压，其中1人患有糖尿病。

职业史：从事机关公务员工作至退休。

心理史：病前性情温和，病后无明显改变。否认重大心理创伤史。

入院查体：血压140/80mmHg，神清，对答切题，言语欠清晰，MMSE 25分（文化程度中学），偏侧空间忽略筛查阴性。双瞳孔等大等圆，直径3mm，直接、间接对光反射灵敏，眼动充分、自如，双侧额纹对称，左侧鼻唇沟浅，示齿口角右偏，张口欠充分、闭唇力弱不能抗阻、咽反射减弱、舌各方向运动幅度小，伸舌左偏，构音障碍，洼田饮水试验Ⅲ级，余脑神经查体未见异常。各关节活动度正常。肌张力左上肢低，左下肢略偏低，右上下肢正常。Brunnstrom 分期：左上肢Ⅱ，左手Ⅱ，左下肢Ⅲ，右上肢Ⅴ，右手Ⅴ，右下肢Ⅵ。手的实用性：左手废用手，右手实用手 B。双侧针刺觉对称存在，双侧关节位置觉、运动觉正常。双侧肱二头肌腱反射、膝腱反射活跃。双侧掌颏反射阳性，双侧 Hoffmann 征阳性，双侧 Babinski 征阳性。颈抵抗阴性。左肩关节半脱位一横指，左手肿胀，左手皮温略高于右侧。改良巴氏 ADL 指数评定 35 分。

【辅助检查】

头颅 MRI（发病第 7 天）：双侧基底节区多发长 T_1 长 T_2 信号，右基底节区病灶呈高弥散信号。

（二）康复诊断

（1）脑梗死恢复期：右大脑中动脉供血区，左侧偏瘫，动脉粥样硬化性；左大脑中动脉供血区，右侧偏瘫，动脉粥样硬化性，脑梗死后遗症，高血压病 3 级（极高危）。

（2）构音障碍，吞咽障碍，双侧肢体运动功能障碍，平衡障碍，左肩关节半脱位，左侧肩手综合征一期。

（3）ADL 严重功能缺陷。

（4）社会参与能力降低。

（三）康复评定

康复评定是康复治疗的基础。康复评定会是康复评定工作的重要形式之一，一般由康复医师主持。在会上，各康复小组成员通过各自的评定，对患者功能障碍的性质、部位、程度、发展、预后及康复目标充分发表意见，提出各自领域的康复对策、康复目标和治疗处理意见，然后由康复医师归纳总结为完整的康复评定和治疗方案，指派各专业人员分头实施。通常在治疗中、治疗后再次召开评定会，总结康复疗效、调整康复计划。参加评定会人员一般包括康复医师、康复护士、物理治疗师（PT）、作业治疗师（OT）、言语治疗师（ST）、心理医师、认知治疗师、矫形技师、营养师、患者及患者家属等。以下介绍该患者的两次康复评定会。

1. 初期康复评定（入院第 7 天）

（1）物理治疗师：该患者的主要障碍点为左侧肢体肌张力低；左肩关节半脱位大约一横指，左手肿胀，左侧肩手综合征；双下肢负重能力差（左膝关节不能自主控制，右膝关节控制能力低下）；左侧髋、膝、踝关节无分离运动，双侧躯干肌无力，核心控制能力差，躯干平衡差；参与呼吸的肋间肌、膈肌、腹肌肌力弱。训练重点，①核心控制及躯干肌肉控制训练；②诱发左侧上肢主动运动出现；③提高左侧下肢肌张力，诱发髋、膝、踝三关节部分分离运动；④增强右侧肢体肌力；⑤站起立床提高下肢负重能力，改善心肺功能；⑥呼吸训练。康复目标：近期目标，诱发左上肢主动运动、促通左下肢分离运动出现，增强右侧肢体肌力，提高躯干肌核心控制能力，改善呼吸运动功能；远期目标，达到轮椅生活自理。

（2）作业治疗师：主要障碍点包括躯干平衡差，独立坐位静态保持可达5min，动态平衡保持困难；左侧肩关节半脱位达一横指；左肩手综合征，左手肿胀；左上肢肩肘关节控制稳定性差；右上肢运动速度差，全身耐力差。康复目标：远期目标以患者回归家庭、减少家人护理负担为目标；近期目标，①提高静态及动态坐位平衡能力；②改善左侧肩关节半脱位，缓解左手肿胀；③提高左上肢肩肘关节稳定性；④右上肢运动速度训练及协调性训练及右上肢耐力训练。提高ADL能力。具体训练措施：①双上肢推滚筒以提高左上肢运动功能并改善躯干肌运动耐力；②坐位下躯干控制训练（静、动态坐位平衡训练）；③被动手法刺激左肩关节周围肌肉以改善肩关节半脱位、冷热水交替浴改善左手肿胀；④单手扶球训练（由易到难），仰卧位双手交叉握手后肩屈曲90°肘关节伸直保持训练，提高肩肘关节控制能力；⑤右手持木钉向高处定位插放训练；⑥以右上肢功能为重点，以右手为利手，训练进食、穿脱上衣及转移训练。

（3）言语治疗师：患者神志清晰，被动坐位，交流态度好。经构音障碍检查：言语清晰度差，日常交流可听懂70%；单音节构音尚可，多音节构音差，音质为费力声，发音嘶哑。鼻腔发音好，送气音发音好于不送气音。句子检查有不适宜停顿。经构音器官检查：唇舌运动范围小、力度差。最长发音时间约2s，快吸慢呼均不能，音调无变化，音量变化较差。经吞咽障碍检查：水分误咽。认知期正常，口腔前期食团形成速度慢，口腔期舌体上抬力弱，食团向后推送稍慢。电视内镜吞咽检查：水（液体，亚甲蓝染色）1ml吞咽完全残留在会厌谷、梨状窝，未形成完整吞咽，3ml吞咽后喉前庭蓝染，渗透，5ml吞咽后声门下蓝染，误咽；酸奶（半流质）食物吞咽后梨状窝有残留，二次吞咽可完全清除；面包（固体）吞咽无残留无误咽。康复目标：提高言语清晰度、吞咽速度及安全性。康复训练计划：①呼吸运动训练，吹纸条，增加肺活量，提高呼吸协调性；②构音训练，送气音、卷舌音、爆破音训练；③吞咽训练，构音、吞咽器官感觉刺激、运动训练等间接训练；给予液体、半流质饮食直接吞咽训练；指导患者调整进食体位姿势，强化正常吞咽模式，限制液体一口量3ml以内。

（4）康复护师：①饮食宣教，指导患者低盐低脂的饮食安排；②患者左上肢肌张力低，无主动运动，指导患者及家属良肢位的摆放；③坐位动态平衡差，跌倒坠床风险高，加强对患者及家属的安全宣教，嘱患者家属随时放置床挡板，护理患者时不穿拖鞋；④指导患者及陪住家属介助下由床到轮椅的转移方法；⑤指导患者进行进食、更衣等ADL动作的自我训练；⑥患者左侧肩手综合征，督促患者每日坚持进行冷热水交替刺激及向心性缠线，以改善症状。

（5）康复医师：总结该患者目前存在的障碍点，包括①构音障碍，主要表现为声音嘶哑、清晰度低；②吞咽障碍，准备期、口腔期、咽期均存在动作力弱及不协调，存在水分误咽；③双侧肢体运动功能障碍，Fugl-Meyer运动功能评定，左侧25分（上肢7分，联合反应水平；下肢18分，协同运动水平），右侧79分（上肢59分，分离运动水平；下肢20分，部分分离运动水平）；④平衡障碍，坐位平衡静态可，动态差，Fugl-Meyer平衡功能评定2分（无支撑坐位可保持5min）；⑤左肩关节半脱位一横指；⑥左侧肩手综合征一期；⑦患者改良巴氏 ADL 指数评定 35 分，ADL 严重功能缺陷，大小便能控制，洗脸、梳头、刷牙等修饰动作不能独立完成；进食、转移需要大部分介助；行进、穿衣、洗澡完全介助；⑧社会参与能力降低。康复目标：轮椅生活、安全进食、ADL 部分自理、回归家庭。目前康复训练的重点：①提高躯干肌的控制能力，改善坐姿及头颈部的控制能力；②促进左侧肢体肌张力恢复，诱发左上肢的主动运动及促进左下肢分离运动充分出现；③呼吸肌训练，改善发音质量和咳嗽排痰能力；④通过体位、食物（尤其是液体）一口量的控制提高进食安全性；⑤通过改善坐位动态平衡及右上肢运动速度及协调性的训练，提高 ADL 能力。

（6）康复科主任医师：患者中年女性，右利手，有高血压病史。既往两次脑梗死，遗留右侧肢体轻瘫。需控制血压等危险因素，继续抗血小板聚集、降低血脂等卒中预防治疗。此次脑梗死责任病灶位于右基底节区，致左侧偏瘫，同时右侧肢体运动障碍加重。考虑其可能的机制为①既往左侧半球损伤后，以右大脑半球形成功能活跃区代偿功能，故右半球代偿功能区损伤导致右侧偏瘫肢体功能下降；②此次右基底节病损时，左半球应向右侧代偿供血，然而由于左侧半球以往有过二次缺血病变，供血已有下降，在向右侧供血代偿的情况下，左侧缺血可能加重，导致右侧肢体运动功能障碍加重。双侧半球损伤导致假性延髓麻痹，表现为构音障碍、吞咽障碍；双侧肢体运动功能障碍，左侧较重；躯干控制障碍，平衡障碍；ADL 能力下降。

患者康复的有利因素：①交流态度好，无明显认知障碍；②康复训练欲望高，主动性好；③无明显感觉（尤其深感觉）障碍；④目前被动坐位下头颈部可以保持中立位，能够达到吞咽、构音障碍训练对体位姿势的基本要求。不利因素：①躯干平衡差，腹横肌、腹斜肌、腰大肌等躯干深部肌肉力弱，导致抗重力性姿势控制障碍，头颈部运动控制能力有待提高；②双上肢运动功能障碍，发病 1 个月余左上肢肌张力仍低，且未出现主动运动，判定预后不良，严重限制 ADL 能力提高。

同意大家意见，设定康复目标为介助下轮椅生活，回归家庭。言语治疗师通过改善唇舌运动及协调性，培养正确的坐位进食姿势，限制进食的一口量，注意食物性状及控制进食时间，提高进食的安全性。物理治疗师训练侧重核心控制，同时强化呼吸肌训练，以辅助言语治疗改善构音障碍。作业治疗师以改善坐位平衡，提高右上肢功能、右手实用性为训练重点。作业治疗师及护理均选择右手为利手进行进食、洗漱等 ADL 训练。

2. 再次康复评定（入院第 37 天）　患者按照评定会方案康复治疗 1 个月，再次康复评定，参加人员、讨论形式同前。患者病情变化如下：①患者可主动控制头颈姿势，躯干平衡较前改善，坐位动态平衡能力提高，掌握了头部前倾、小于 3ml 一口量饮水的方法；②左上肢肌张力略有恢复，未出现主动运动，左手肿胀明显改善；③右手实用性提高到实用手 A，但运动速度稍差，以右手为利手，可独立完成进食、更换上衣等 ADL 动作；④辅助下站立，左下肢负重能力提高，床与轮椅之间的转移介助减少。介助下轮椅生活目标达到，康复有效出院、回归家庭。

（四）讨论

脑卒中康复的管理涉及多学科、多部门的合作。本文介绍了康复评定会的工作模式，并通过评定会的讨论，了解双侧偏瘫患者康复治疗的特殊性。

双侧偏瘫指由双侧皮质脊髓束损伤导致的双侧肢体运动功能障碍，患者常伴有双侧皮质脑干束损伤导致的假性延髓麻痹。患者的功能障碍及康复治疗的特殊点在于：①由双侧皮质脊髓束共同支配的躯干肌群力量减弱，躯干平衡差，坐位、立位保持困难，训练中强调四肢运动时近端动态稳定的重要性，躯干平衡的改善是提高 ADL 能力的基础，稳定控制躯干的核心肌群是恢复患者各项功能的前提；②双侧肢体运动功能障碍的程度不同，应通过分别判断双侧肢体功能预后，选择利手并进行有针对性的 ADL 能力训练；③吞咽及构音障碍若由假性延髓麻痹导致，大多预后相对好，积极康复治疗可提高进食安全和生存满意度。躯干问题导致的呼吸肌无力、坐位平衡障碍、头颈控制困难，是双侧偏瘫患者进行构音、吞咽障碍训练时需要首先解决的问题。躯干问题也会降低咳嗽反射、被动咳嗽等吞咽的防御功能。物理治疗师呼吸训练对矫正异常呼吸模式、提高进食的安全性有益。

双侧偏瘫患者的障碍多而且复杂，需要治疗团队的多方面配合，所有的治疗都应向有助于日常生活活动的方向努力。

（杨凌宇　刘丽旭　何静杰　卫冬洁　苏国栋　窦菲菲　杨淞然）

参考文献

长谷川和子，常冬梅，卫冬洁 .2011. 脑卒中后进食吞咽障碍的 Bobath 理论的应用 . 中国康复理论与实践，(9)：830-833.

纪伊克昌，刘畅，常冬梅 . 2011.Bobath 理论与历史的变迁 . 中国康复理论与实践，(9)：801-804.

张通 .2006. 脑卒中的功能障碍与康复 . 北京：科学技术文献出版社 .

周晓辉，贾伟，邱永斌，等 .2015. 早期核心肌群训练对脑卒中患者躯干控制能力的影响 . 东南国防医药，(3)：269-271，310.

Bobath B LPPO.1990.Adult Hemiplegia：Evaluation and Treatment.3rd ed. Oxford：Heinemann Medical Books.

Granacher U，Lacroix A，Muehlbauer T，et al.2013.Effects of core instability strength training on trunk muscle strength，spinal mobility ，dynamic balance and functional mobility in older adults. Gerontology，59（2）：105-113.

Strasser DC，Falconer JA，Stevens AB，et al.2008.Team training and stroke rehabilitation outcomes：a cluster randomized trial.Arch Phys Med Rehabil，89（1）：10-15.

二、双侧丘脑出血伴舞蹈样运动的康复评价与治疗

【摘　要】 **目的** 对1例双侧丘脑出血合并舞蹈样运动患者进行康复评价并治疗，观察临床疗效。**方法** 报道1例双侧丘脑出血后合并舞蹈样运动患者，通过评价会，制定康复目标及方法。**结果** 经治疗后，患者情绪改善，不自主的舞蹈样动作明显减少，Fugl-Meyer平衡功能评分由0分增加到7分，改良巴氏ADL指数由25分提高到50分，肢体运动的协调性亦明显提高。**结论** 丘脑出血所致舞蹈样运动，并不一定局限于对侧肢体，可累及头颈部，出现颈部控制不良，早期综合康复治疗可使舞蹈样动作明显减轻，改善患者的平衡功能，提高日常生活活动能力。

【关键词】 丘脑；舞蹈症；平衡功能；康复治疗

（一）病历介绍

患者，女性，54岁，主因："右侧肢体活动不灵10年，左侧肢体活动不利伴言语不清18天"以"脑出血恢复期"于2014年7月9日收住入院。

病残史：患者于2014年6月21日活动中出现头晕、头痛，左侧肢体力弱，且头颈部及双侧肢体均出现不能自行控制的运动，伴恶心，无呕吐，无视物旋转，遂就诊于当地县医院，头颅CT（图1-1）提示右侧丘脑少量出血，出血量约5ml。予以对症补液、脱水、营养神经等治疗。2014年7月6日复查头颅CT，颅内出血基本吸收。但患者仍有头晕、头痛，言语不清、吞咽呛咳，双侧肢体活动不灵及不自主运动，穿衣、进食、如厕等日常生活大部分依赖，为进一步康复收入院。既往10年内曾患脑出血2次，遗留有右侧肢体活动不利，利手交换至左手，穿衣、进食、如厕、转移等日常生活基本自理。

既往史：高血压病史10余年，否认糖尿病、冠心病病史，否认食物药物过敏史。

入院查体：血压（BP）140/80mmHg，脉搏（P）80次/分，神志清楚，表情焦虑，情绪易激动，时有强哭，言语表达不清，听理解基本正常，能完成三步指令。复述、命名可。记忆力、计算力减退，定向力和执行力可。双侧瞳孔等大同圆，直径约3mm，对光反射灵敏，眼动充分、无眼震，辐辏反射正常。咬肌、颞肌对称有力，下颌无偏移，角膜反射存在。双侧额纹对称，左侧鼻唇沟变浅，示齿口角右偏。双侧听力粗测正常，双侧Rinne试验气导大于骨导，Weber试验居中。悬雍垂左偏，咽反射迟钝，软腭抬举无力。转颈及双侧耸肩对称有力，伸舌左偏。关节活动度无明显受限，Brunnstrom分期：左上肢Ⅳ期，

左手Ⅳ期，左下肢Ⅳ期；右上肢Ⅳ期，右手Ⅳ期，右下肢Ⅳ期。双侧肢体肌张力适中，头颈部、双侧肢体及躯干均有不自主运动，情绪激动时，不自主运动明显加重。双侧肱二头肌、肱三头肌肌腱反射对称活跃，双侧膝腱反射、跟腱反射对称活跃，双侧踝阵挛阳性。左侧Hoffmann征阳性，双侧Babinski征阳性，双侧掌颏反射阳性，吸吮反射、下颌反射阳性。全身深、浅感觉均减退，双侧指鼻试验、跟膝胫试验欠稳准，Romberg征不配合。Fugl-Meyer平衡功能评分0分，日常生活活动能力（改良巴氏ADL指数）25分。

【辅助检查】

头颅CT显示：右侧丘脑少量出血，出血量约5ml，左侧丘脑小片状软化灶，中线居中，双侧基底节区钙化（图1-1）。

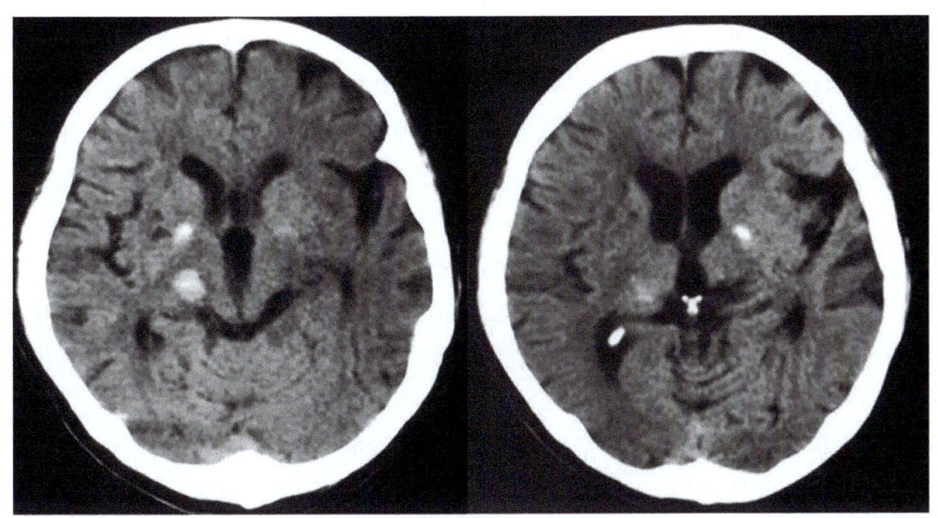

图1-1　头颅CT示右侧丘脑出血，出血量约5ml，左侧丘脑小片状软化灶，双侧侧脑室旁钙化灶

（二）康复评定会

参加人员：主任医师、主管康复医师、物理治疗师（PT）、作业治疗师（OT）、言语治疗师（ST）、心理医师、康复护师。

（1）主管康复医师：患者中年女性，右利手，急性起病。既往有高血压病史，10年内有2次脑出血病史。该患者脑血管病危险因素明确，需密切监测血压，做好卒中二级预防。目前主要障碍点为情绪不稳、构音欠清、吞咽困难、平衡及感觉障碍。患者情绪焦虑，易激惹，外院曾予抗焦虑、抑郁治疗，症状无明显改善，根据文献报道二代抗精神病药物均有明显抗焦虑作用，入我院后选用口服药物富马酸喹硫平对情感障碍进行干预，患者不自主运动也随情绪改善而有所缓解。

（2）物理治疗师（PT）：患者双侧上、下肢及双手布氏分期均达Ⅳ期，双侧肢体均有分离运动，双侧肢体肌力都能达到4^+级，但患者不能独自坐、独自站，躯干平衡差，独立坐位不能保持，跪位平衡也不能保持。主要通过姿势控制能力训练、重心转移训练、悬吊训练等提高躯干核心肌群的控制力，改善躯干平衡，并利用 Frenkel 平衡训练法，由静态到动态，重心由低到高，支撑面由大到小，逐步训练患者的静态、动态平衡保持能力。

（3）作业治疗师（OT）：患者双上肢均有分离运动，但双侧指鼻试验都不稳，运动的协调性差，共济失调明显，且深、浅感觉均减退，坐位平衡控制差，手功能评定为辅助手 C。日常生活活动重度依赖。下一步措施：首先提高头、颈部的控制能力，予砂袋抑制上肢的不自主运动，通过扶球、抓握木钉、套圈及感觉刺激训练提高双上肢运动动能，增强双上肢运动的协调性；提高日常生活自理能力。

（4）言语治疗师（ST）：患者言语障碍主要表现为轻微的构音障碍，自发语费力，音量正常，震颤明显，最长发音时间（maximum phonation time，MPT）约 5s，双唇力量可，外展及聚拢幅度可，灵活性及协调性差，伸舌左偏，左右摆动灵活性差，软腭对称，抬举无力，吞咽过程准备期不能很好完成，咽反射存在，反复唾液吞咽测试（repetitive saliva swallowing test，RSST）30s 可完成 4 次吞咽，饮水 3ml 未见明显呛咳，喉体上抬欠充分，考虑运动性构音障碍及吞咽障碍。下一步行构音障碍训练及吞咽功能训练，并加强口颜面部及咽喉部构音器官运动协调性的训练。建议进食时注意体位、姿势，并注意进食性状、一口量及进食环境。

（5）心理医师：患者的情绪障碍主要表现为情绪、行为控制不良，能够表达内心的感受，但有部分掩饰，患者对疾病有较多了解，对临床治疗和康复信心不足，影响到正常的生活与治疗。下一步主要通过定期给予心理支持及放松训练，配合药物治疗；通过提高患者的运动功能，增强患者的康复信心。

（6）康复护师：饮食宣教，指导患者低盐低脂的饮食安排；患者坐位动态平衡差，跌倒、坠床风险高，加强对患者及家属的安全宣教，嘱患者家属随时放置床挡，护理患者时不穿拖鞋；指导患者在陪住家属介助下，在床与轮椅间转移的方法；指导患者进行进食、更衣等日常生活活动动作的自我训练；患者心理障碍、情绪不稳定，防止自杀等意外发生。

（7）主任医师：患者中年女性，曾经右利手，急性起病，病情迅速达高峰。既往有高血压病史，有 2 次脑出血病史，遗留右侧肢体轻瘫，利手交换至左侧，穿衣、进食、如厕、转移等日常生活基本自理。此次脑出血责任病灶位于右侧丘脑，致左侧轻偏瘫，同时导致右侧肢体运动障碍加重。考虑为既往左侧半球损伤后，以右侧大脑半球形成功能活跃区代偿功能，故右半球功能代偿区损伤后，除导致左侧偏瘫外，还同时导致右侧偏瘫肢体功能下降。双侧半球损伤导致：假性延髓麻痹，表现为构音障碍、吞咽障碍；双侧肢体运动功能障碍，躯干控制障碍，平衡障碍；日常活动能力下降。双侧不自主运动增多，核心控制能力差，双侧肩关节控制能力差，独立坐位不能保持，存在明显的感觉性共济失调。因卧床时间较长，起初由卧位转为坐位后自觉头晕明显，嘱其逐渐抬高床头，逐渐延长坐位时间，并尽早于训练室行物理治疗、作业治疗、言语治疗、悬吊及心理治疗等康复训练。治疗与训练中需控制血压等危险因素。口服药物富马酸喹硫平控制情感障碍，干预不自主运动。近期康复目标为：改善情感状态；控制不自主运动；改善言语构音障碍；改善吞咽功能；提高躯干平衡及肢体运动的协调性；提高日常生活活动能力。远期目标：轮椅生活；回归家庭。

（三）结果

经过 1 个月的综合治疗与康复训练，再次予康复评价：患者发音的清晰度提高，构音障碍逐渐减轻；头颈部及双上肢不自主运动明显减少，躯干及骨盆的控制力明显改善，坐位平衡提高，可保持独立坐位，可辅助下站立。Fugl-Meyer 平衡功能评分由 0 分增加到 7 分；日常生活所需辅助量明显减少，可独坐轮椅自行进餐，改良巴氏 ADL 指数由 25 分提高到 50 分。随着患者不自主运动的减少、运动协调性的改善，加上心理、药物干预，患者情绪明显改善，生活质量提高。

（四）讨论

丘脑出血是高血压性脑出血的常见部位，可因出血量的大小，血肿对周围组织的压迫程度，造成不能程度的障碍。可出现对侧偏瘫；感觉性共济失调，致平衡障碍、肢体运动的协调性障碍；各种类型的感觉障碍，包括丘脑痛；还可以出现前面提到的舞蹈样动作。

舞蹈症是一组累及头面部和肢体的连续、粗大、不规则的不自主运动，表现形式多样，通常由对侧基底节（尤其是丘脑底核、尾状核和壳核）或其联系纤维的病变所致，可由脑血管病、代谢性疾病、颅内占位、神经变性疾病、免疫性疾病等引起。文献报道丘脑病变引起的舞蹈样动作多为偏侧舞蹈症。

该病例因先后双侧丘脑出血引起的不自主运动为舞蹈样动作，表现为全身性的，包括点头和头部的摇晃、颈部屈伸及手、腕、前臂不自主无节律的翻转、伸屈，肢体随意运动的速度、协调性障碍，且情绪激动时，其舞蹈样动作明显增多，症状加重。除舞蹈样不自主运动外，患者存在明显的躯干平衡障碍。通过全面的康复评价，设定康复目标，制订合理的康复计划，循序渐进。富马酸喹硫平为第二代非典型抗精神病药物，通过药物改善其情感障碍，不自主运动也明显减少；而随着不自主运动被有效控制，患者情绪亦逐渐稳定，康复信心不断提高。通过核心稳定性训练、悬吊训练及平衡训练逐步改善肢体对随意运动的控制及躯干平衡，加强姿势稳定，患者的生活质量明显提高。

因此，丘脑损伤导致的障碍较多，可产生严重的情感障碍，并发舞蹈样运动，且并不一定局限于对侧肢体，可累及头颈部。双侧丘脑病变，更是易引起言语、吞咽障碍及颈部、躯干控制不良。早期综合康复治疗，包括药物治疗，以及以核心稳定性训练、Frenkel 平衡训练法、悬吊训练法为主的康复训练，能明显改善患者的情绪，提高患者的平衡能力，提高患者的运动功能，最终提高患者的生活质量。

（刘　平　胡雪艳　何静杰）

参考文献

陈衍贵 .2003. 丘脑出血 78 例临床分析 . 临床神经病学杂志，（5）：307-308.

顾昭华，龚晨，伊文超，等 .2013. 多点多轴悬吊训练系统对脑卒中偏瘫患者平衡和步行能力的影响 . 中国康复医学杂志，（5）：452-454.

梁天佳，吴小平，龙耀斌，等 .2012. 核心稳定性训练对脑卒中偏瘫患者运动功能的影响 . 中华物理医学与康复杂志，(5)：353-356.

刘宝华，樊留博，邬伟，等 .2014.Frenkel 训练法联合针对性康复训练治疗脑损伤后共济失调患者 41 例 . 中华物理医学与康复杂志，(6)：457-459.

辛志强，牛平，朱瑜龄，等 .2012. 急性脑血管病致偏身舞蹈 - 投掷症的临床特点 . 临床神经病学杂志，(1)：20-22.

Lee MS，Marsden CD. 1994.Movement disorders following lesions of the thalamus or subthalamic region. Mov Disord，(5)：493-507.

Roberts RJ，Lohano KK，El-Mallakh RS.2015. Antipsychotics as antidepressants. Asia Pac Psychiatry. 2015，8 (3) :179-188.

三、出现 Stevens-Johnson 综合征的脑动脉瘤破裂出血患者早期康复对预后的影响

【摘　要】 本文介绍了 1 例动脉瘤出血的患者，早期行动脉瘤栓塞术治疗，后出现颅内再出血，去骨瓣减压，后期出现脑积水，行脑室腹腔分流，又出现颅内感染，期间还出现 Stevens-Johnson 综合征的病例。并介绍了动脉瘤蛛网膜下腔出血早期的一些处理建议。

【关键词】 动脉瘤；栓塞术；脑积水；蛛网膜下腔出血；Stevens-Johnson 综合征

（一）病历介绍

患者，男性，54 岁，主因“意识不清、左侧肢体无力 4 个月余”。门诊以“脑出血恢复期”于 2015 年 8 月 10 日收入我院神经内科病房。

病残史：患者主要表现为 4 个月前（2015 年 3 月 26 日）中午自觉身体不适，否认头痛，自行回宿舍休息，下午 6 点被人发现在宿舍床上意识不清，呼之尚可睁眼，可以简单言语交流，伴有剧烈头痛、恶心，无呕吐，无四肢抽搐，左侧肢体力量欠佳，双侧肢体均可以活动，具体不详。立即被送往当地医院，行头颅 CT 示右侧颞叶高密度影，破入蛛网膜下腔，CT 血管造影（CTA）发现右侧大脑中动脉分叉部动脉瘤、左大脑前动脉动脉瘤，立即行血管造影（DSA）给予动脉瘤栓塞术。术后第二天复查头颅 CT，出血较前增多，考虑颅内压高，行“去骨瓣减压术”。为了预防癫痫发作，加用抗癫痫药物拉莫三嗪，用量不详。术后患者进入重症监护病房（ICU）治疗，给予气切辅助通气。患者于术后 10 余天神志逐渐清醒，可以自主睁眼，左侧肢体完全不能活动，右侧肢体可以抬离床面。患者于发病 1 个月后皮肤黏膜逐渐出现散在红色斑疹，继而发展为布满全身的大小不等的水泡，予停用所有药物，给予抗过敏治疗后，水泡结痂、脱屑。后患者左侧肢体可见活动，可以在 2 位家属搀扶下拖行。发病 2 个月后患者左侧肢体力量较前下降，言语略少，复查头颅 CT 示脑积水。2015 年 6 月 16 日，给予脑室腹腔分流治疗。2015 年 7 月 2 日患者出现发热，行腰穿检查，考虑颅内感染，给予拔除脑室腹腔分流管，抗感染治疗。目前无发热，不能独自完成起坐，可以与他人简单交流，偶有胡言乱语，为进一步诊治，门诊以“脑出血恢复期”于 2015 年 8 月 10 日收入神经内科病房。

患者发病前无头痛、复视、一过性黑矇等病史。患者自发病以来，意识状态同上所述，精神弱，睡眠差，体重较前有所下降，尿频，大便基本正常。

既往史：高血压 1 年，血压多在 150/100mmHg，未规律服药。否认手术外伤输血史，

否认药物及食物过敏史。

个人史：生于原籍，否认长期外地居住史，否认疫区居留史，否认特殊化学品及放射线接触史。吸烟 30 余年，每日 40 ～ 60 支，饮酒 10 余年，每日半斤，近 3 年饮酒减少。

婚育史：已婚，配偶体健，育 1 女，体健。

家族史：父亲已故，母亲有高血压病史。家族中否认遗传性疾病及类似病史。

心理史：性格外向，无重大心理创伤史。

职业史：患者为公务员。

入院查体：血压（BP）130/90mmHg，心率 70 次 / 分。神志清楚，言语缓慢，反应迟钝，注意力差，计算力、记忆力、定向力、理解力减退，左侧空间忽略。双侧瞳孔等大等圆，直径 3mm，对光反射灵敏，双眼向右侧凝视，无眼震，双额纹对称，左侧鼻唇沟浅，伸舌居中。左上肢肌肉萎缩，肌张力低，肌力 0 级，左下肢肌张力略有增高，左侧髋关节肌张力改良 Asworth Ⅱ级，内收肌张力Ⅰ级，膝关节、踝关节肌力 0 级，左上肢布氏分期Ⅰ期，左下肢布氏分期Ⅱ期。右侧肌张力正常，右上肢肌力Ⅴ级，右下肢肌力$Ⅴ^-$。双侧腱反射（－），左侧病理征（+），右侧病理征（－）。左侧肢体针刺觉减退，左侧关节位置觉、音叉振动觉减退。共济不合作。颈软，脑膜刺激征阴性。左肩关节半脱位 2 横指。

【辅助检查】

（1）头颅 CT（2015 年 3 月 26 日）：右侧颞叶高密度影，破入蛛网膜下腔。

（2）头颅 CTA（2015 年 3 月 26 日）：CTA 发现右侧大脑中动脉分叉部动脉瘤、左大脑前动脉动脉瘤，双侧颈内动脉虹吸弯动脉粥样硬化改变。

（3）头颅 CT（2015 年 3 月 27 日）：右侧颞叶、左侧额叶金属影，右侧出血面积较前增大。

（4）脑脊液（2015 年 7 月 4 日）：常规：潘氏试验阳性，红细胞 1000×10^6/L，白细胞 2832×10^6/L，生化：葡萄糖 2.25mmol/L，蛋白 1015mg/L，氯 116.8mmol/L。

（5）脑脊液（2015 年 7 月 23 日）：常规：无色，外观清晰，潘氏试验阳性，红细胞 100×10^6/L，白细胞 52×10^6/L，生化：蛋白 553mg/L，氯 118.9mmol/L。

（6）肌电图（2015 年 8 月 16 日）：左腋神经 CMAP、左胫神经 H 反射未测出。左正中神经、左尺神经、左桡神经、左肌皮神经、左肩胛上神经 CMAP 波幅下降，左正中神经 F 波潜伏期延长。左第一骨间肌、左伸指总肌、左冈下肌小力大力收缩为无力收缩。

【治疗】

患者入院后给予苯磺酸氨氯地平片降压，腺苷钴胺营养神经，安理申改善认知，丙戊酸钠调节情绪，富马酸喹硫平改善精神症状，并进行电刺激诱发左侧肢体肌张力，进行肢体康复维持关节活动度及认知评价。患者于 9 月 6 日下午坐轮椅时出现双眼左侧凝视，意识不清，双下肢阵挛，2min 后好转，考虑癫痫发作，将丙戊酸钠加量抗癫痫治疗。目前患者坐位保持较前有所提高，但认知、肌力较前无明显变化。

（二）康复诊断

（1）脑出血恢复期（右侧颞叶动脉瘤），脑出血后脑梗死，动脉瘤栓塞术后，脑积水，高血压 3 级（极高危），周围神经病，症状性癫痫。

（2）认知障碍，左侧空间忽略，双眼右侧凝视，左侧肢体运动功能障碍。左侧肢体深浅感觉障碍。

（3）ADL 日常生活完全依赖。

（4）社会参与能力丧失。

（三）康复方面临床讨论

1. 定位诊断　患者言语缓慢，反应迟钝，高级皮质功能减退，定位于广泛大脑皮质；双眼向右侧凝视，左侧偏瘫，定位于右侧额叶侧视中枢，患者左侧空间忽略，定位于右侧顶叶；左侧肢体肌力差，病理征阳性，定位于右侧皮质脊髓束；左侧肢体肌张力低，肌萎缩，定位于周围神经；左侧肢体针刺觉减退，左侧关节位置觉、音叉振动觉减退，定位于右侧颞、顶相应皮质及其向下投射纤维；发作性癫痫说明右侧出血区仍具有刺激性质病灶。结合以上分析，定位于右侧大脑半球和周围神经。

2. 定性诊断　患者中年男性，急性起病，主要表现为头痛、意识不清、左侧肢体无力，头颅 CT 示高密度影，血管检查发现动脉瘤，诊断脑出血明确，病因为动脉瘤。

3. 问题小结

（1）脑出血恢复期。

（2）症状性癫痫：患者有发作性双眼左侧凝视，意识不清，双下肢阵挛，2min 后好转。

（3）认知障碍：患者目前言语缓慢，反应迟钝，定向力、记忆力、理解力均减退，左侧空间忽略。

（4）左侧凝视麻痹：患者双眼向右侧凝视。

（5）左侧肢体运动功能障碍：患者目前左侧肢体肌张力低，肌萎缩，肌力减退，病理征阳性。

（6）左侧肢体深浅感觉障碍：患者左侧肢体针刺觉减退，左侧关节位置觉、音叉振动觉减退。

（7）ADL 完全依赖。

（8）社会参与能力丧失。

4. 康复目标设定

（1）近期目标：维持、扩大各关节活动度，避免、减少关节挛缩、肌肉萎缩；促进肌张力恢复；改善坐姿。

（2）长期目标：回归家庭，减少护理量。

5. 康复治疗措施及手段

【治疗方面】

（1）继续丙戊酸钠抗癫痫治疗，注意复查丙戊酸钠血药浓度及肝肾功能。

（2）患者对拉莫三嗪曾有严重过敏史，严禁再次应用。

（3）继续使用富马酸喹硫平改善精神症状。

（4）继续监测血压，苯磺酸氨氯地平片降压，根据血压情况，调整降压药物使用。

（5）患者脑积水，可与神经外科沟通，是否可进行脑积水分流手术。

【康复方面】

（1）良肢位摆放。

（2）物理疗法：被动活动，防止关节挛缩，防止肌肉萎缩。

（3）站床训练：患者下肢肌张力出现，预防骨质疏松。

（4）多功能电刺激：患者左侧肢体肌张力低，诱发患者肌张力。

（5）针灸：诱发患者肌张力。

（6）高压氧舱治疗：待患者生命体征平稳，癫痫控制发作后，尽快进行高压氧舱治疗。

（7）气压助动循环治疗：患者长期卧床，容易出现双下肢静脉血栓。

（四）讨论

蛛网膜下腔出血，根据 Hunt-Hess 分级，Ⅰ级：无症状或头痛，颈阻明显；Ⅱ级：脑神经麻痹，中重度头痛、颈阻；Ⅲ级：嗜睡或意识错乱，轻度神经功能缺失；Ⅳ级：昏迷、中重度偏瘫，去脑强直早期；Ⅴ级：深昏迷、去脑强直、濒死。该患者应为Ⅲ级。

患者在发病 1 个月左右出现皮肤散在水泡、皮疹，考虑为使用拉莫三嗪所致的 Steven-Johnsons 综合征。皮疹是拉莫三嗪最常见的不良反应之一，其发病率约为 1%。一般在治疗的前 8 周出现，程度多为轻至中度，持续 1 ～ 2 周后消退，引起的重型药疹如 Steven-Johnsons 综合征的概率为 1/10 000 ～ 1/1000，如处理不当死率为 5% ～ 15%，如药物用量较小，逐渐加量，每 2 周中不超过 25mg/d，则发病率将减少到 0.3%。用药之前务必告知患者：用药期间必须密切关注皮肤等系统的反应，在皮肤反应最初的体征出现而未能发现其他的病因时即应停药，并及时就诊。

患者肌张力低，考虑与以下因素有关：①空间忽略；②周围神经损伤；③废用综合征：重度，并有肩手综合征。患者还存在一个问题，脑积水，需要头颅 CT 动态观察，必要时手术治疗，分流术后或进行颅骨修补。该患者康复预后较差。

脑积水的存在，多认为蛛网膜下腔出血后的红细胞分解产物（特别是含铁血黄素、胆红素等）对蛛网膜的刺激，从而引起蛛网膜纤维化、粘连，导致蛛网膜颗粒吸收脑脊液障碍。该患者早期进行干预较多，是符合和支持以上说法的。

动脉瘤蛛网膜下腔出血患者早期处理的推荐意见如下：

（1）预防再出血：在可能情况下，应进行早期动脉瘤修补，以防止再出血。在早期动脉瘤修补术之前应考虑进行早期、短程抗纤溶治疗（在诊断时开始，持续至动脉瘤修补或发病后 72h，以较短者为准）。当再出血风险被迅速降低时延迟（发病后＞ 48h）或长时间（＞ 3d）抗纤溶治疗不良反应增加，因此应予以避免。对于存在血栓栓塞并发症危险因素的患者，抗纤溶治疗相对禁忌，接受抗纤溶治疗患者应密切筛查下肢静脉血栓。抗纤溶治疗应在计划进行动脉瘤血管内栓塞术之前 2h 停止。对于未经安全处理的新发破裂动脉瘤患者，应治疗控制高血压、避免低血压和绝对卧床 6 周左右。

（2）抗惊厥药物应用、预防：不推荐 SAH 后常规应用苯妥英钠进行性预防抗惊厥治疗，可考虑常规应用其他抗惊厥药进行预防，短程使用（3 ～ 7 天）。但也有认为预防抗惊厥药是无效的。

（3）血容量状态管理：以等血容量为目标，避免预防性等血容量治疗，高血容量为目标液体输注是有害的。等张晶体液量容量替代治疗首选。对于持续液量负平衡患者，可考虑应用氟氢可的松或氢化可的松。

（4）血糖管理应避免低血糖（血糖水平小于 4.44mmol/L），血糖水平应维持在 11.1mmol/L 以下。

（5）深静脉血栓（DVT）的预防：在所有患者中常规使用贯序加压装置和药物治疗，包括普通肝素、低分子肝素或非肝素类抗凝药。对于动脉瘤未经安全处理且以外科手术治疗患者，应暂缓使用低分子肝素或普通肝素预防，可在外科手术后 24h 开始应用普通肝素预防 DVT，预防持续时间尚不确定，颅内手术前和（或）后 24h 内应暂缓使用普通肝素和低分子肝素。

（6）他汀类药物：病前已服用他汀类药物患者，在早期应继续他汀类药物治疗。先前未服用他汀类药物 SAH 患者，可考虑早期他汀类药物治疗，以减少动脉瘤性 SAH 后的迟发性脑缺血（DCI）。

（7）DCI 检测与干预触发点：DCI 高危患者应在整个高危期接受密切监测，在 SAH 后应给予尼莫地平口服（60mg，1 次 /4h）。应采用 DCI 检测和确定策略。① TCD 可用于大动脉血管痉挛监测；② DSA 是检测大动脉血管痉挛的金标准；③高质量 CTA 能用于血管痉挛的筛查，特异性高，可减少对 DSA 检查的需求；④ CTP 发现 MTT ＞ 6.4s 可辅助 CTA 结果预测 DCI。

对于临床表现强烈提示 DCI 的高危患者以及选择性 CTA/TCD 或 DSA 筛查已证实存在血管痉挛或 DCI 的患者，直接启动内科治疗而无需再进一步检查。

（8）DCI 血流动力学管理：治疗目标是维持等血容量，在其他干预前可考虑 0.9% 氯化钠溶液增加缺血区 CBF。对疑有 DCI 患者应进行诱导高血压试验，逐步方式进行增高血压，如果尼莫地平导致低血压，改变给药间隔，以降低剂量，再低，停药。如血压增高未能改善 DCI 病状，可考虑尝试性应用正性肌力药物治疗。具有明显 β_2 受体激动剂的正性肌力药物（如多巴酚丁胺）可能会降低动脉平均压，此时需增加血管加压药的剂量。

（9）DCI 的血管内治疗：可考虑动脉内灌注血管舒张药（或）对血管痉挛进行血管内治疗的时机和触发点仍不清楚，但当内科治疗无效时，通常考虑对缺血症状进行血管内治疗。

（10）低钠血症：不应通过限制液体来治疗低钠血症，早期氟氢可的松或氢化可的松可用于限制尿钠排出过多和低钠血症，低度高渗盐水可用于纠正低血钠发病。

（11）内分泌功能：当患者对血管加压药物治疗无反应时，应考虑到下丘脑功能障碍，不推荐在 SAH 急性期给予大量皮质类固醇治疗。在 SAH 急性期应考虑盐皮质激素代替治疗，以降低血容量和低钠血症。对于伴有血管痉挛且对诱导高血压无反应的患者，可考虑以应激剂量的皮质类固醇进行激素代替治疗。

（郭　鸣）

四、脑出血恢复期嗜睡患者的康复疗效观察

【摘　要】 患者主因“左侧肢体活动不利近 5 个月”以“脑出血恢复期”收入院。病程中出现继发性癫痫发作。入院时存在的主要功能障碍有：左侧肢体运动功能障碍；意识水平下降；继发性癫痫、日常生活自理能力重度障碍等。经过药物及康复训练综合治疗，患者意识水平、日间觉醒状态、肢体运动功能明显改善。

【关键词】 脑出血恢复期；康复训练；日间觉醒；嗜睡

（一）病历介绍

患者，男性，41 岁，主因“左侧肢体活动不利近 5 个月”以“脑出血恢复期”收入院。

病残史：患者于 2013 年 7 月 31 日下午 6 时许打麻将时无明显诱因突发左侧肢体活动不利，上肢不能持物，不能保持坐位，无明显头痛、呕吐及肢体抽搐，伴有大小便失禁。被家属送至当地医院，测血压 200/140mmHg。头 CT 检查示右侧基底节区脑出血，出血量大，无意识不清。急诊行右颅板去骨瓣减压及血肿清除术。术后 3 ～ 4 天意识转清，能够认识家人，无明显自发言语，左侧肢体活动不能。由于患者出现高热、痰多，呼吸困难，给予气管切开。病后 10 余天发现右侧硬膜外血肿，量约 40 ～ 50ml，再次行血肿清除术。之后给予腰大池引流治疗 4 次。病程 2 个月后，患者病情逐渐稳定，拔除气管插管，并给予床旁肢体被动活动及针灸等康复训练治疗。但患者一直呈嗜睡状态，唤醒后可回答简单问题，左侧肢体不能活动。2013 年 12 月 16 日行颅骨修补手术，术后意识水平及肢体运动功能无明显变化。患者病后曾数次出现突发意识障碍，四肢抽搐，双眼上翻，口吐白沫，考虑为癫痫发作，给予丙戊酸钠抗癫痫治疗。目前患者仍呈嗜睡状态，左侧肢体活动不能，坐位平衡不能维持，日常生活大部分依赖他人帮助，为求进一步康复治疗来我院。

自发病以来，精神状态较弱，睡眠较多，留置鼻饲 40 余天，目前进食尚可，饮水有呛咳，留置尿管 15 天，目前大小便可自行控制。

既往史：高血压病史 10 余年，最高血压 200/140mmHg，平素未规律监测及口服药物控制，有睡眠呼吸暂停史，否认糖尿病、心脏病及肾病病史，否认肝炎、结核等传染病病史，否认食物及药物过敏史。

个人社会生活史：生于原籍。吸烟 10 余年，20 支每天。饮酒 10 余年，平时应酬较多。适龄结婚，育有 3 个子女，配偶及子女体健。

家族史：父母健在，父亲有高血压病，有 2 个妹妹，体健，否认其他家族遗传性疾病病史。

职业史：从事个体经营，以脑力劳动为主。

心理史：病前性格外向，病后无明显改变，否认重大心理创伤史。

查体：神志清楚、言语流利、音量较小、精神状态差，多处于轻度嗜睡状态，反应淡漠、交流态度差，高级脑功能检查无法配合。言语听理解尚可，对答切题，能够执行一步指令。双侧瞳孔等大同圆，直径约3mm，对光反射灵敏，双眼外展、下视略受限，辐辏反射正常。双侧额纹对称，左侧鼻唇沟浅，示齿口角右偏。悬雍垂居中、咽反射灵敏、软腭动度正常，伸舌左偏。转颈对称有力、左侧耸肩力弱。余脑神经检查未见明显异常。关节活动无明显受限，左侧上肢及左手屈肌张力高，改良 Ashworth 评分 I⁺，余肢体肌张力未见异常。肢体运动功能 Brunnstrom 分期：左侧上肢及左手均为Ⅱ期，左侧下肢无明显随意运动，出现联合反应，Brunnstrom Ⅱ期。左侧肱二头肌、肱三头肌肌腱反射活跃，桡骨膜反射活跃，左侧膝腱反射、跟腱反射略活跃，髌阵挛、踝阵挛阴性。左侧 Hoffmann 征、Babinski 征阳性，双侧掌颏反射阳性、吸吮反射阳性，下颌反射阳性。感觉功能未见异常。右侧共济运动稳准，Romberg 征不能完成。左侧肩关节半脱位 1 横指。

【辅助检查】

见图 1-2 ～图 1-4。

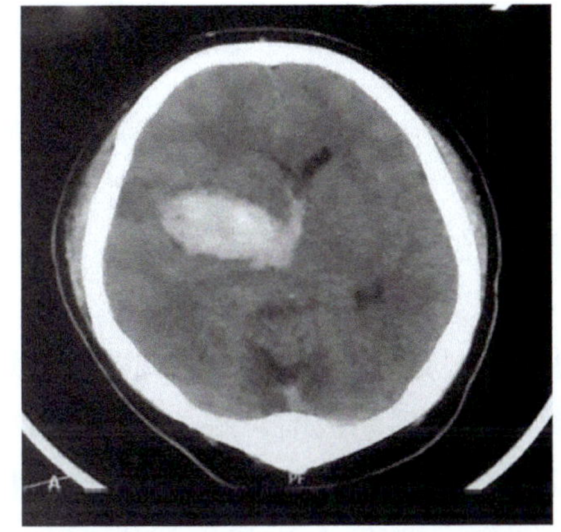

图 1-2 头颅 CT（2013-7-31）

右侧基底节区脑出血，破入脑室，中线结构向左侧偏移

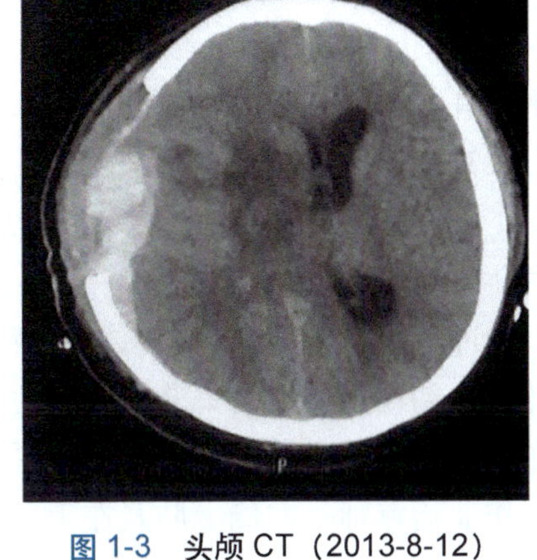

图 1-3 头颅 CT（2013-8-12）

右侧颅板去骨瓣减压术及血肿清除术后，中线结构居中，脑组织肿胀，右侧硬膜外血肿

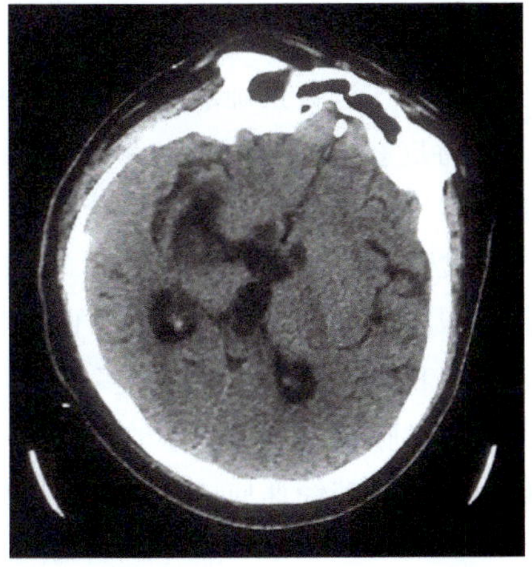

图 1-4 头颅 CT（2014-2-11）

右侧基底节区脑出血软化灶，幕上脑室扩大，颅骨修补术后

（二）康复诊断

（1）脑出血恢复期（右侧基底节区、左侧偏瘫，高血压性）；高血压病 3 级（极高危）；继发性癫痫；去骨瓣减压血肿清除术后；颅骨修补术后。

（2）意识水平下降，左侧肢体运动功能障碍，左肩关节半脱位。

（3）ADL 重度功能障碍。

（4）社会参与能力减退。

（5）轻度呼吸睡眠暂停综合征。

（6）高脂血症。

（三）康复方面临床分析

1. 主要问题点　入院时患者的主要表现：①意识障碍。觉醒程度较差，呈轻度嗜睡，言语刺激可唤醒，能够简单对答，随即又进入睡眠状态，对主动康复训练不能配合。②左侧肢体运动功能障碍。左侧上肢及左手屈肌张力较高，左侧上下肢主动运动力弱，随意运动困难，处于 Brunnstrom Ⅱ期，不能独自由坐位转移至立位，坐位平衡维持尚可，立位平衡控制较差。③ ADL 重度功能障碍，除大、小便可控制，余均需辅助。④社会参与能力丧失。

2. 康复目标　①在脑血管病的二级预防方面给予控制血压、降脂治疗，同时抗癫痫治疗；②在康复方面：改善意识状态，延长觉醒时间，提高主观能动性，并在此基础上改善运动功能；③尽可能提高 ADL 能力，减少看护者负担。

3. 康复治疗方法

（1）物理治疗师：患者左侧肢体被动活动无明显疼痛受限，左侧下肢无明显随意运动，在患者的康复初期主要给予关节被动活动，维持关节活动范围，站立床辅助站立，预防直立性低血压，改善心肺功能，提高患者主动活动的能力，提高头部控制和坐位平衡。

（2）作业治疗师：左侧上肢及左手屈肌张力高，改良 Ashworth 评分 I^{+}，左侧上肢及左手无明显主动运动，出现部分联合反应，处于 Brunnstrom Ⅱ期，坐位平衡稳定性差，保护性伸展反射未建立，转移、穿衣、如厕等日常生活均依赖他人帮助。给予被动 ROM 训练，抑制痉挛模式，诱发随意运动，指导正确的翻身、起坐姿势，用健侧上肢带动患肢完成动作训练。

（3）康复护士：患者日常生活自理能力重度障碍，进行正确的良肢位摆放和体位转移指导，Bobath 手的训练指导，搭桥训练指导，保持皮肤清洁干燥，患者有继发性癫痫，指导家属在患者癫痫发作时将压舌板缠绕纱布放入口中，避免舌咬伤，指导家属注意避免患者情绪激动、强烈声光刺激等，减少癫痫发作诱发因素。

（4）康复治疗措施及手段：在促醒、改善意识状态、延长觉醒时间方面：①开始给予左旋多巴 + 苄丝肼 250mg/d 和胞磷胆碱钠 0.6g/d 口服治疗，之后左旋多巴 + 苄丝肼逐渐加量至 500mg/d。多巴胺为儿茶酚胺转化为去甲肾上腺素、肾上腺素的前身，在脑中一半以上儿茶酚胺是以多巴胺形式存在，因此是脑中重要的神经递质，在记忆、唤醒与功能执行上发挥重要作用。②胞磷胆碱为乙酰胆碱的前身，口服可增加中枢神经系统中的乙酰胆碱。而乙酰胆碱在维持意识的清醒和在学习记忆的过程中具有重要的作用。③给予盐酸纳美芬静脉注射，该药属于阿片类受体拮抗药物，对 M 受体的亲和力较强，能够减轻神经功能的受损程度，抑制自由基的形成和花生四烯酸的代谢，促进血栓素与前列环素水平的平衡，可较好地保护脑神经细胞，同时不会导致呼吸抑制、低血压等现象。④给予高压氧治疗，高压氧治疗可以通过提高血氧分压和氧含量，改善病灶区域供氧，提高大脑皮质兴奋性。⑤指导患者家属多为患者播放病前喜欢的广播节目或家人的声音，减少卧床时间，增加室外活动时间，通过外部刺激的输入，改善意识情况。⑥发现患者体型较胖，脖子短粗，有睡眠打鼾的情况，经睡眠呼吸监测，发现最长呼吸暂停 / 低通气时间 117s，最低血氧饱和度 68%，存在睡眠呼吸暂停综合征，可能对癫痫发作、日间觉醒能力及意识水平维持均有不良影响，建议睡眠中侧卧位，并佩戴正压通气呼吸机，改善缺氧状态。

（四）讨论

脑血管疾病并发的意识障碍是指患者对自身状态、附近环境的觉察能力下降，属于脑功能紊乱，在脑干网状结构丘脑下部和大脑皮质间构成环路上任何一个部位的损害都可能造成意识障碍，觉醒需要正常的上行网状激活系统功能，从脑桥经中脑的中轴两旁到达间脑的中央部，然后弥散的向两侧大脑半球投射，按照意识障碍的临床特点可将功能平面自上而下分 6 级：①皮质-皮质下平面；②间脑平面；③间脑-中脑平面；④中脑平面；⑤脑桥平面；⑥延脑平面，平面越接近上端预后越好，该患者为基底节大量出血，破入脑室，考虑影响的平面主要在皮质-皮质下平面，预后相对较好。

按照调整的方案，将左旋多巴 + 苄丝肼剂量增加至 750mg/d，并增加步行训练。治疗 2 周后，患者面部开始出现表情，觉醒时间延长至 10 余小时，可以在辅助迈左腿情况下，在 2 人辅助下步行 10 余米，立位时躯干控制有较大改善，辅助下站立。治疗 4 周后，患者能够主动与人交流，情绪稳定，能够主动表达内心的想法，对答切题，对康复训练能够主动配合，左侧下肢负重能力改善，立位姿势控制稳定性提高，可独立站立，屈髋、伸膝力量提高，膝关节控制稳定性改善，可在少量辅助下完成平地步行约 20m，但运动耐力仍较差，分离运动欠充分，左侧上肢及左手屈肌张力较前降低，肩关节及肘关节出现小范围随意运动，抗重力动作不能完成，实用性较差，左手仍为废用手，日常生活自理能力提高，翻身、起坐及转移等动作对他人的介助量减少，能够在轮椅上独立活动，对康复的结局有一定的信心，能够接受可能无法回归工作的现实。

下一步继续加强步行训练，改善步态，尽量减少对护理人员的依赖，提高躯干核心控制能力，继续诱发主动运动，提高运动实用性，ADL 指导，争取达到回归家庭、部分生活自理的康复目标。

（杨宇琦　崔利华　何静杰　山　磊）

五、脑梗死所致交叉性失语康复

【摘　要】 报道1例54岁男性患者，脑梗死后引起左侧肢体运动功能障碍及交叉性失语症状，通过常规康复治疗及重复经颅磁刺激后语言功能改善。

【关键词】 脑梗死；交叉性失语；康复

（一）病历介绍

患者，男性，54岁，右利手，主因“左侧肢体活动不利伴言语不利1个月”，以“脑梗死恢复期”于2012年11月18日收住入院。

病残史：患者于2012年10月18日早8点被人发现答非所问，可自行上车，无明显肢体活动障碍，无头晕、头痛，无恶心及呕吐。3小时后左侧肢体活动不能，予抗血小板及抗凝等治疗。1周后患者可发出单字，10天后可发个别单词，且左上肢可于床面平移，左下肢可抬离床面，3周后可独坐并辅助下站立。目前患者言语流畅，复述可，但答非所问，偶能正确回答问题。左侧肢体活动不灵，ADL大部分依赖，为进一步康复收入院。

既往史：2010年患脑梗死，遗留左下肢轻度异常步态；有高血压、糖尿病、高脂血症、脂肪肝病史，泌尿系感染病史，否认食物药物过敏史。

查体：生命体征平稳，神清，言语为自发流畅性，复述可，命名及找词困难，文字理解困难，偶能正确回答问题及执行口头指令，抄写及自发书写不能，高级脑功能不配合。双侧瞳孔等大同圆，直径约3mm，光反射灵敏，眼动自如，视跟踪困难。双侧额纹对称，左侧鼻唇沟变浅，示齿口角右偏。听力粗测正常，双侧Rinne试验气导大于骨导，Weber试验居中。张口下颌居中，软腭活动正常，悬雍垂居中，咽反射灵敏，伸舌左偏。转颈对称有力，左侧耸肩力弱。关节活动度无明显受限，右侧肢体分离运动充分，肌力基本正常。左侧肢体肌张力上肢屈肌Ashworth Ⅰ$^{+}$级，手指Ⅱ级，左下肢伸肌张力Ashworth Ⅰ级。运动功能左上肢可共同屈伸，布式分期Ⅲ期，左手无主动运动，布式Ⅱ期，左侧下肢可屈髋伸膝，Ⅳ期，左侧肱二头肌、肱三头肌肌腱反射活跃，桡骨膜反射活跃，左侧膝腱反射活跃，跟腱反射亢进，髌阵挛阴性，踝阵挛阳性。左侧Hoffmann征阳性，左侧Babinski征阳性，右侧双划征阳性。双侧掌颏反射阳性，吸吮反射阴性。左侧偏身可疑浅、深感觉减退，指鼻试验、跟膝胫试验不配合，Romberg征不配合。日常生活大部分辅助。

【辅助检查】

于2012年10月31日在外院检查头颅MRI，显示右侧颞叶及顶叶急性梗死；MRA：双侧大脑中动脉M1段狭窄，右侧M2段局部管腔闭塞（图1-5）。

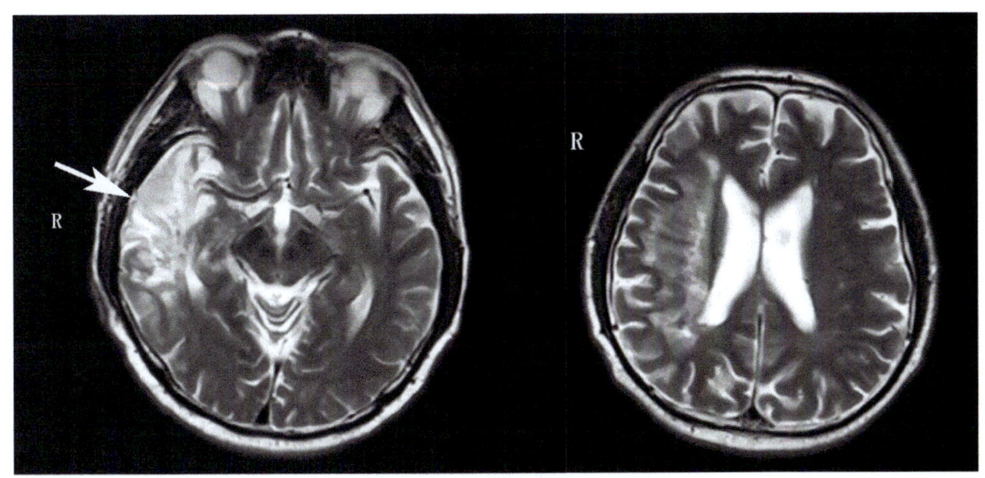

图 1-5 头颅 MRI T_2 加权像（2012-10-31）
右额、颞及顶叶长 T_2 信号，急性梗死

（二）康复诊断

（1）脑梗死恢复期（右额叶、颞叶、顶叶），左侧偏瘫，交叉性失语，动脉粥样硬化性，高血压病 3 级（极高危），2 型糖尿病，高脂血症。

（2）左侧肢体运动功能障碍，言语功能障碍。

（3）ADL 部分辅助。

（4）社会参与能力减退。

（三）康复方面临床讨论

1. 定位诊断　双侧额纹对称，左侧鼻唇沟变浅，示齿口角右偏，伸舌左偏，中枢性面舌瘫定位于右侧皮质核束。左侧偏瘫，左侧腱反射活跃，左侧 Hoffmann 征阳性，左侧 Babinski 征阳性，定位于右侧皮质脊髓束。左侧面部感觉减退和左侧偏身浅、深感觉减退定位于右侧顶叶皮质，语言障碍为交叉性失语即患者为右利手，脑病变部在同侧额叶、颞叶、顶叶，语言表现为经皮质混合性失语，病变广泛结合头颅 MRI 定位于右额、颞、顶叶。

2. 定性诊断　中年男性，高血压、糖尿病，高血脂病史，未规律服药，有糖尿病病史，有烟酒史，晨起后缓慢起病，病情逐渐达高峰，头颅 CT 示右颞叶大面积梗死，故定性为动脉粥样硬化性。

3. 主要问题点

（1）语言功能障碍：语言流畅，复述可，但语句杂乱，命名及找词困难，理解差，阅读不能，右利手，为交叉性失语。

（2）肢体运动功能障碍：左侧肢体共同运动期，左上肢旋前圆肌、指屈肌张力偏高，左手略肿胀；左下肢屈髋内收时髋关节疼痛；左足下垂，内翻。

（3）感觉功能障碍：左侧肢体痛、温觉及位置觉障碍。

（4）平衡功能障碍：坐位时向患侧偏斜。

（5）ADL 完全介助。

（6）社会参与能力减退。

4. 康复目标设定

（1）近期目标：维持并扩大各关节活动度，降低肌张力，注意良肢位摆放，改善交流能力及躯干控制。

（2）远期目标：回归家庭。

5. 康复治疗　入院后予阿司匹林抗血小板、阿托伐他汀降脂稳斑、苯磺酸氨氯地平控制血压及胰岛素降血糖，积极二级预防。予认知、语言及肢体功能训练，并予低频重复经颅磁刺激（Magstim 公司，英国）改善语言功能，选择刺激 Wernicke 及 Broca 右侧镜像区（此二区较为接近病变区）各 20 次。参数：刺激频率 1 Hz，100% 运动阈值，20 次脉冲 / 序列，30 序列。

6. 康复治疗效果　经语言训练及重复经颅磁刺激约 8 周后，患者语言功能改善，使用西部失语症评价量表（WAB）评价变化见表 1-1。经肢体功能训练后患者躯干控制及左侧肢体运动功能有所改善，上肢布氏Ⅲ期，下肢Ⅳ期，可 1 人辅助下行走。

表 1-1　重复经颅磁刺激前后语言功能评定

WAB	磁刺激前分值	AQ	刺激 Wernicke 镜像区后分值	AQ	刺激 Broca 镜像区后分值	AQ
流畅	8	8	11	11	13	13
听理解	45	2.25	82	4.1	97	4.85
复述	86	8.6	100	10	100	10
命名	0	0	2	0.2	35	3.5
总分		37.7		51.6		62.9

WAB：西部失语症评价量表（流畅性满分 20 分，听理解满分 200 分，复述满分 100 分，命名满分 60 分）；AQ：失语商。

（四）讨论

交叉性失语是指右利手患者右侧大脑半球损伤后的失语，发生率约占全部失语症的 3%，发病机制尚不清，主要有如下可能解释：①既往有左侧半球的非对称性损伤，再次损伤右侧半球后表现出症状；②利手的同侧控制；③语言功能区在双侧半球；④语言功能侧化的发展阶段。重复经颅磁刺激是在某一特定皮质部位给予重复连续刺激，进而产生累积效应，兴奋更多水平方向的神经元，刺激局部和远隔区域的大脑功能，且产生的生物学效应可持续到刺激停止后的一段时间，近几年应用于失语症的治疗，主要用于运动性失语患者。本例患者语言理解及表达均有障碍，选择先刺激 Wernicke 镜像区后听理解功能有明显改善，而刺激 Broca 镜像区后命名功能有明显改善，这是根据远隔效应使听理解和言语运动功能系统病变对侧抑制可能消除的结果。

（芦海涛　陈立嘉）

参考文献

窦祖林，廖家华，宋为群 .2012. 经颅磁刺激技术基础与临床应用 . 北京：人民卫生出版社 .

Bakar M, Kirshner HS, Wertz RT. 1996.Crossed aphasia. Functional brain imaging with PET or SPECT. Arch Neurol，（53）：1026-1032.

Chen Y, Luo Q, Xiong Z, et al.2012. Telmisartan counteracts TGF-beta1 induced epithelial-to-mesenchymal transition via PPAR-gamma in human proximal tubule epithelial cells. Int J Clin Exp Pathol,（5）：522-529.

Marien P, Paghera B, De Deyn PP, et al.2004.Adult crossed aphasia in dextrals revisited. Cortex,（40）：41-74.

Naeser MA, Martin PI, Treglia E, et al. 2010. Research with rTMS in the treatment of aphasia. Restor Neurol Neurosci,（4）：511-529.

六、脑梗死患者直立性低血压的康复

【摘　要】 本文介绍了1例以痫样发作起病的急性期脑梗死。患者在康复的过程中，出现短暂性意识丧失，对短暂性意识丧失的原因进行鉴别，以及介绍直立性低血压的康复方法。

【关键词】 康复；直立性低血压；短暂性脑缺血发作；癫痫

（一）病历介绍

患者，男性，58岁，主因“发作性意识不清、四肢抽搐35天，言语含糊、右侧肢体无力34天，加重伴吞咽困难、饮水呛咳33天”以“脑梗死”于2015年12月24日收入我院。

现病史：患者2015年11月19日18时晚饭后吸烟时突然出现右手烟掉地、意识丧失、头部后仰、双上肢屈曲、双下肢伸直样抽搐，无口吐白沫、双眼上翻、大小便失禁等。抽搐持续约40秒后意识转清，抽搐后无肢体无力。19：30左右去医院就诊，行头颅CT示：左侧尾状核区腔隙性脑梗死，轻度脑萎缩。给予奥扎格雷、丹红、依达拉奉、丁苯肽、羟乙基淀粉、复方氨基酸等静脉滴注治疗，抗血小板聚集药物使用情况不详。21时再次出现抽搐，发作形式同第一次，持续40秒。抽搐发作之后无肢体无力等。11月20日12时出现反复讲述某件事，言语略含糊，与家人对话时反应迟钝，仅用点头摇头表示，异常行为表现为口中食物未下咽仍不停往口中放食物，小便失禁1次，右上肢抬举、抓握均力弱，右下肢力弱，行走时无明显的拖步，呈醉酒步态，易前倾。11月21日上午饮水呛咳之后突发意识丧失、四肢抽搐、双眼上翻、小便失禁，持续1min后缓解。当日未曾进食，静脉输液治疗，具体用药不详，反应迟钝及右侧肢体无力加重。行头颅MRI示左侧枕顶叶、右侧颞枕叶、脑桥新发脑梗死。11月22日出现数次小便失禁，不语、不能按指令行事，右侧肢体无力加重至右上肢不能抬高，右下肢可回缩。11月23日给予留置胃管。11月24日发热，体温38.5℃，使用抗生素不详。12月2日睡眠增多，每天清醒5～6h。复查头颅CT示脑干低密度梗死灶，当时查体：血压150/90mmHg，嗜睡，构音障碍，双侧额纹对称，右侧鼻唇沟浅，咽反射消失、伸舌不能。左侧肢体肌力Ⅴ级，右侧上肢肌力Ⅱ级，右下肢肌力Ⅳ级，右侧巴氏征阳性。给予双联抗血小板聚集、立普妥40mg强化降脂等治疗。体温38℃，曾给予美罗培南抗炎。12月5日给予肝素钙皮下注射预防下肢静脉血栓（使用期间是否合用抗血小板聚集药物不详），12月7日清醒时间可至7h，并进行床旁肢体功能训练。12月7日及10日出现2次意识丧失、双眼上翻、小便失禁，持续10s，给予苯巴比妥及丙戊酸钠治疗。12月11日右手可抓握，右下肢抬高较前好转，不能站立，可发简单的“啊、喔”，言语含糊。12 月 16 日再次出现意识丧失、双眼上翻、四肢伸直、小便失禁，持续 10 秒。12 月 17 日、18 日胃液潜血阳性，停用肝素。12 月 19 日可讲整句话，仍有言语含糊。

既往史：糖尿病 2 年，长期服用盐酸二甲双胍，血糖控制在空腹 7 ~ 8mmol/L，餐后 2h 血糖不详。吸烟史 30 余年，每天 2 包，饮酒史 30 余年，每周饮酒 3 ~ 4 次，每次半斤以上，近年每天饮酒 2 ~ 3 两。

入院查体：体温 36℃，脉搏 62 次 / 分，呼吸 20 次 / 分，血压 124/76mmHg，神志清楚，言语含糊。高级皮质功能检查略减退。双侧瞳孔等大等圆，直径 3.5mm，直接间接对光反射灵敏，双眼活动自如，双侧额纹均浅，右侧鼻唇沟浅，示齿不能，鼓腮右侧漏气，双耳气导＞骨导，Weber 试验居中。悬雍垂居中，双侧软腭上抬差，咽反射消失，声音嘶哑，饮水呛咳，吞咽困难，伸舌不能，双侧转颈有力，右侧耸肩力弱。双侧掌颏反射阳性。双肱二头肌腱反射（++），双侧膝腱反射、双侧跟腱反射减弱。四肢肌张力不高，左侧上肢近端肌力Ⅳ＋级，左上肢远端肌力Ⅴ－级，左下肢肌力Ⅳ级，右上肢肌力Ⅲ级，右下肢肌力Ⅳ级，四肢及面部针刺觉对称存在，双侧深感觉对称存在。左侧指鼻试验不准、右侧指鼻试验及双侧跟膝胫试验不能完成。双侧病理征阳性。Romberg 征不能完成。

【辅助检查】

（1）头颅 MRI（2015-11-21）：多发性脑梗死（左侧枕顶叶、右侧颞顶叶、脑桥新发病变）。

（2）彩超（2015-11-21）：双侧颈动脉内膜增厚伴斑块形成，右侧颈动脉球部狭窄 50% ~ 69%，左侧颈内动脉近端狭窄 70% ~ 99%。

（3）头颅 MRA（2015-11-24）：双侧颈内动脉颅内段、双侧大脑中动脉、椎基底动脉、右侧大脑后动脉未见显影。双侧大脑前动脉明显纤细。双侧颞浅动脉显示。

（4）头颅 MRI（2015-12-7）：脑干、双顶枕叶及左侧脑室旁点片状急性缺血灶。

（5）头颅 MRA（2015-12-7）：双侧颈内动脉颅内段、双侧大脑中动脉、椎基底动脉、右侧大脑后动脉未见显影。双侧大脑前动脉明显纤细，上升段显示单支。双侧颞浅动脉显示。

【诊疗经过】

给予双抗、降糖、扩容、活血化瘀、改善循环、抗癫痫等治疗；给予站床、电刺激、针灸等康复治疗。12 月 26 ~ 28 日站床后，双下肢出现数个出血点，12 月 29 日暂停氯吡格雷口服。12 月 29 日站床时，出现 3 次突发意识丧失、双眼向左上凝视、头下垂，持续约 5s。丙戊酸钠每日 3 次口服剂量分别分 0.5g、0.25g、0.5g，丙戊酸钠血药浓度在正常范围内。2016 年 1 月 1 日患者行脑电图检查时，患者卧位血压 108/70mmHg，坐位血压 79/59mmHg，由卧位变为坐位后约 2min 出现呼之不应、双眼向右上方凝视、头部下垂，当时脑电图呈现弥漫性慢波，未见明显的癫痫波。考虑可能存在低血压导致脑灌注不足，引起后循环短暂性脑缺血发作，故调整入液量，并加用生脉饮。2016 年 1 月 4 日双下肢出血点明显减少。1 月 7 日加用泰嘉 50mg。1 月 14 日使用中药调理血压，调整丙戊酸钠剂量为 0.5g q12h 鼻饲。1 月 19 日血压最高可至 130/70mmHg，最低血压为 90/60mmHg，并将丙戊酸钠调整为 0.5g 1 次 / 天。1 月 20 日中午由半卧位转变为坐轮椅后 10min 再次出现双眼凝视前方，呼之不应的情况，数秒钟后恢复，当时无四肢抽搐、双眼上翻、口吐白沫等情况。至今日未再出现类似的发作。

目前查体：神清，言语含糊。高级皮质功能检查略减退。双侧瞳孔等大等圆，直径 3.5mm，直接间接对光反射灵敏，双眼左右活动自如，双侧额纹均浅，右侧鼻唇沟浅，示齿不能，悬雍垂居中，双侧软腭上抬差，咽反射消失，声音嘶哑，饮水呛咳，吞咽困难，伸舌不能，双侧转颈有力，右侧耸肩力弱。左侧上肢近端肌力Ⅳ⁺级，左上肢远端肌力Ⅴ⁻级，左下肢肌力Ⅳ级，右上肢肌力Ⅲ级，右下肢肌力Ⅳ级。四肢及面部针刺觉对称存在，双侧深感觉对称存在。左侧指鼻试验不准、右侧指鼻试验及双侧跟膝胫试验不能完成。双侧病理征阳性。Romberg 征不能完成。

（二）康复诊断

（1）脑梗死恢复期（脑桥、双侧中脑大脑脚、双侧桥臂、右侧杏仁核、双侧顶枕叶皮质）；动脉粥样硬化性；继发性癫痫。

（2）双侧肢体运动功能障碍。

（3）ADL 严重功能缺陷。

（4）社会参与能力下降。

（5）直立性低血压。

（三）讨论

1. *患者脑梗死的机制*　患者中年男性，急性起病，进行性发展，主要表现为癫痫样大发作、四肢力弱及后组脑神经症状，既往糖尿病及长期吸烟饮酒史，有血管病变危险因素，头颅 CT 无高密度影，考虑为脑梗死。需对患者大动脉粥样硬化性脑梗死的病因机制进行鉴别诊断。动脉 - 动脉栓塞：影像学主要表现为在动脉粥样硬化的颅内外大动脉分布区内皮质的小的梗死灶，在该病变血管分布区不存在与之相关的分水岭梗死。如为多发病灶，或者可检测到微栓子的单发梗死灶，可考虑为动脉-动脉栓塞。该患者暂不考虑动脉-动脉栓塞导致的动脉粥样硬化性脑梗死。载体动脉阻塞穿支动脉：多在动脉粥样硬化的基础上，上一级或载体动脉存在斑块或任何程度狭窄的证据，可考虑此种机制。该患者病灶累及双侧大脑半球、前后循环均有累及，头颅 MRA 示颅内双侧颈内动脉颅内段主干闭塞、双侧大脑中动脉闭塞、右侧大脑后动脉闭塞、基底动脉闭塞，故考虑右侧颞叶内侧病灶为载体动脉阻塞穿支动脉所致。低灌注和栓子清除下降：此种类型多表现为病变血管分布区无急性皮质梗死灶或区域性梗死灶。与临床症状相对应的颅内外血管狭窄程度常大于 70%，伴或不伴有低灌注及侧支代偿不好的证据。该患者颅内血管多发的闭塞，双侧顶枕皮质存在点状的梗死灶考虑此种机制所致。另外患者存在脑桥、双侧大脑脚等梗死，为基底动脉主干闭塞所致，发病后症状逐渐加重，考虑为原位血栓形成。因此该患者为多种发病机制导致的脑梗死。

2. *患者短暂性意识丧失为癫痫发作还是脑缺血*　患者发病为吸烟时突然出现右手烟掉地、意识丧失、头部后仰、双上肢屈曲、双下肢伸直样抽搐，无口吐白沫、双眼上翻、大小便失禁等。11 月 21 日血管检查示双侧颈内动脉仍存在，而 11 月 24 日血管检查示双侧颈内动脉颅内段、双侧大脑中动脉、椎基底动脉、右侧大脑后动脉未见显影。双侧大脑前动脉明显纤细。双侧颞浅动脉显示。由 2 次的血管检查可知全脑血管弥漫性动脉粥样硬化性改变，颅内前循环血管及后循环血管均存在明显多发严重的狭窄，平时可能为后循环通过前循环代偿，前循环通过颞浅动脉代偿，吸烟导致脑血管痉挛收缩进一步加重了脑缺血，脑皮质广泛缺血导致癫痫样发作。随着病情的进展，前循环失代偿的情况下，后循环亦出现失代偿，故在发病后数天出现脑干的梗死。2015 年 12 月 7 日～ 2016 年 1 月 20 日出现的数次短暂性意识丧失，均在体位变化的 5min 之内出现，行脑电图检查时患者卧位血压 108/70mmHg，坐位血压 79/59mmHg，由卧位变为坐位后约 2min 出现呼之不应、双眼向右上方凝视、头部下垂，当时脑电图呈现弥漫性慢波，未见明显的癫痫波。该患者发作时间很少超过 1min，多数为数十秒，发作时间太短，癫痫大发作多在数分钟以上考虑癫痫发作可能性不大。因此可能存在低血压导致脑灌注不足引起后循环短暂性脑缺血发作，给予扩容等治疗后，患者的短暂性意识丧失未再出现，进一步证实了短暂性意识丧失为脑缺血所致。

3. 直立性低血压治疗及康复

（1）直立性低血压治疗

1）生活习惯的改变：① 生活起居动作宜缓慢，不要突起突卧，转动体位的动作要慢；体育锻炼，长期坚持早晚慢跑或散步 20 ～ 30min；避免血管扩张或加剧液体流失的情况：热水浴、热环境、过饱饮食。② 适当选用高钠（每日 10g 钠盐）、高胆固醇饮食，提高血胆固醇浓度，增加动脉紧张度，使血压上升。如伴有红细胞过低、血红蛋白不足的贫血症，宜适当多吃富含蛋白质、铁、铜、叶酸、维生素 B_{12}、维生素 C 等食物，如猪肝、蛋黄、瘦肉、鱼虾、大豆、红糖等。通过改变生活习惯逐渐提高患者的身体素质，改善心血管功能，增加心肌收缩力，增加心脏排血量，提高动脉管壁紧张度，从而逐步使血压上升并稳定在正常水平。

2）药物方面：① 增加血容量，于体位变化前饮用 480ml 水，可最低限度地增加健康者的血压，但是可显著增加自主神经功能紊乱者的血压，起效快，并可持续 60 ～ 90min；去除引起低血压的药物如利尿剂、交感神经阻滞剂、抗心绞痛药物、抗抑郁药物。② 醋酸氟氢可的松，可从 0.1mg/d 开始，逐渐加量，最大量不超过 0.4mg/d。③ 拟交感类升压药：盐酸米多君 2.5 ～ 10mg，每天 2 ～ 3 次服用，但是急性冠脉综合征及充血性心力衰竭者避免使用。④较少使用的有 α 受体激动剂：麻黄碱、伪麻黄碱、苯丙醇胺；可用静脉注射去甲肾上腺素治疗难治性直立性低血压导致的晕厥。⑤其他有升压作用但应用较少的药物有：血管加压素受体激动剂、双氢麦角胺、可乐定、β 受体阻滞剂、选择性 5-HT 再摄取抑制剂、5-HT、去甲肾上腺素再摄取抑制剂、多巴胺拮抗剂、溴比斯的明、单胺氧化酶抑制剂。⑥中药人参、五味子、生脉饮等对治疗低血压也有较好效果。以上药物可选择使用，该患者选择了生脉饮、中药等治疗。

（2）直立性低血压康复：康复治疗之前先进行血压测量。为预防直立性低血压发生，长期卧床的病人和患有高血压的老年人在站立时动作应缓慢。在站立前先在床上进行准备动作，有助于促进静脉血向心脏回流，升高血压。床上运动具体做法：仰卧位双臂上举，双手叉握，牵拉对抗，拉时吸气，恢复时呼气，重复 3 ～ 4 次；双臂从身体两侧向头上方举起，双手相握再慢慢伸直手指，随后吸气，同时双臂从两侧放下还原；仰卧位双臂放于体侧，吸气，双膝弯曲并拢上举，尽量触及胸部，恢复时呼气。也可双腿轮流屈膝上举做，呼气时上举一条腿，吸气时放下，再呼气时上举另一条腿，吸气时放下。每天可重复 4 ～ 5 次。呼气时坐起，立即向右转身 1 次，躺下，恢复预备姿势。第二次呼吸时再坐起，立即向左转身 1 次，躺下，恢复预备姿势，可重复数次。

可使用弹力袜、使用腹带来收缩腹部；还需要做好体位转换的过度动作，即卧位到坐位，坐位到站立位，从而避免直立性低血压发生。一旦发生直立性低血压，立即将病人抬放在空气流通处，或将头放低、松解衣领，适当保温。严格筛选进行直立床训练的病人。进行站立训练康复治疗应遵循循序渐进的原则，严禁长时间站立。治疗时随时询问患者的感受并观察患者面部表情。

4. 康复目标设定

（1）短期目标：通过以运动训练、饮食及药物治疗为主的综合措施，达到防治直立性低血压并发症，促进自主神经功能恢复，充分发挥残余功能，调整心理状态，学习使用辅助器具，指导家庭适应。

（2）长期目标：争取患者达到生活自理。

5. 康复治疗手段　以 OT、PT 训练为主，配合悬吊训练及理疗、文体治疗等。

（四）预后

该患者在出院后 2 个月内，在体位变化时发生过一次短暂性意识丧失，发作持续数秒钟，无四肢抽动、无大小便失禁情况，说明上述处理是有效的。

（赵圣杰　吴章薇　赵　军）

七、卵圆孔未闭所致脑栓塞严重失语症的康复评价与治疗

【摘　要】 对1例脑栓塞合并卵圆孔未闭患者进行康复评价，找出问题点，该患者以言语障碍及右侧肢体运动功能障碍为主要障碍。通过言语治疗、物理疗法及作业治疗等多种手段。通过言语康复治疗方法提高患者的言语表达与理解力；采用利手交换训练、核心控制训练、重心转移训练等诱发右手的主动运动，并提高左手的实用性；提高右下肢负重，提高步行的稳定性。康复治疗1个月后再次评价，患者言语理解明显改善，言语口语表达能力及书写能力明显提高，患者由经皮质混合性失语转变成非流畅性运动性失语，可完成简单日常交流。左手成为实用手，右手达辅助手B，肢体运动的协调性提高，独立步行，步行稳定性明显改善。

【关键词】 脑栓塞；卵圆孔未闭；经皮质混合性失语；康复

（一）病历介绍

患者，男性，27岁，主因“右侧肢体活动不利伴言语不利25天”于2014年11月2日收住院。

病残史：患者于2014年10月8日晚上无明显诱因下出现右上肢麻木伴力弱，当时能正常行走，当地医院考虑颈椎病予颈椎牵引治疗，症状无缓解；发病6天后（2014年10月14日）出现一过性言语不清，未行特殊处理，症状自行缓解；发病7天后（2014年10月15日）再次出现口语表达不清，且不能理解他人言语，右上肢完全不能活动，搀扶下行走。查头颅MRI示左侧额颞顶叶脑梗死（图1-6），行经胸及经食管心脏彩超检查示卵圆孔未闭，左心耳附壁血栓（11.2mm×5.2mm团块样回声）。予抗凝、降脂、改善循环等治疗。入院时患者右侧肢体活动不利，言语不利，一人辅助下步行，日常生活部分依赖。自发病以来，患者饮食、睡眠良好，大小便正常。患者平素身体健康，此次发病发现血糖高，糖尿病诊断明确。

入院查体主要阳性体征：神志清楚，言语不利，言语表达仅能完成序列语表达，听理解简单一步指令水平，复述单词水平。双侧额纹对称，右侧鼻唇沟变浅，示齿口角左偏。伸舌右偏。右侧耸肩力弱，右上肢布氏分期Ⅳ期，右手布氏分期Ⅱ期，右侧下肢布氏分期Ⅴ期。右侧肢体肌张力适中，右侧肱二头肌、肱三头肌肌腱反射、桡骨膜反射活跃，右侧膝腱反射、跟腱反射活跃。右侧Hoffmann征阴性，右侧Babinski征阳性。感觉检查不合作。

入院后予降糖、抗凝、营养神经、降脂等药物治疗。

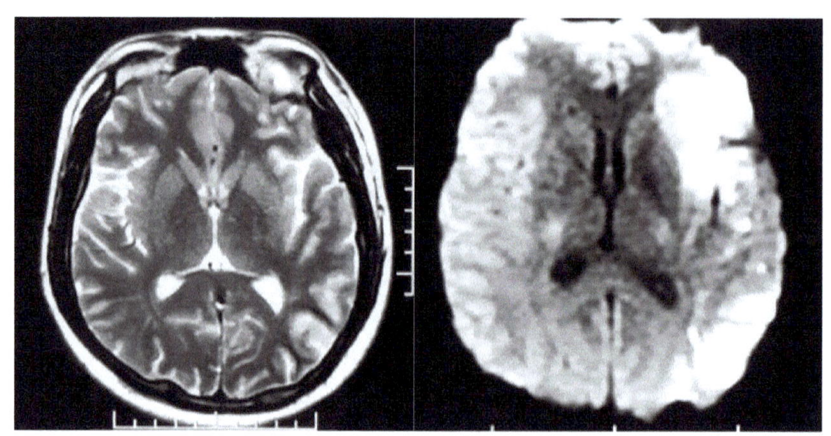

图 1-6　头颅 MRI（2014-10-15）T_2 相及 DWI 像
左侧额颞顶叶长 T_2 信号、高弥散信号（前、后分水岭区）

（二）康复诊断

（1）脑梗死恢复期（左侧额颞顶叶），右侧偏瘫，心源性栓塞，卵圆孔未闭，心脏附壁血栓。

（2）言语障碍，右侧肢体运动功能障碍。

（3）ADL 部分依赖。

（4）社会参与能力减退。

（5）糖尿病，高脂血症。

（三）康复方面临床讨论

1. 主要问题　患者以言语障碍及右侧肢体运动功能障碍为主要障碍点。言语方面，患者自发语非流畅性，按照中国康复研究中心汉语标准失语症检查量表检查，患者听、说、出声读、抄写、描写、听写、计算均存在明显障碍，无实用交流能力，有刻板语。听理解中，词理解正答率 20%；复述中，词复述正答率 65%；命名正答率 20%；阅读中文字理解正答率 30%；其余均为 0。考虑患者为经皮质混合性失语。肢体运动功能障碍以右上肢远端功能差为主，患者右肩关节存在分离运动，右手无明显主动运动，为废用手。右下肢分离运动相对好，仅运动耐力、持久力下降。

2. 康复目标

（1）近期目标：改善言语表达、理解、复述、阅读以及书写能力；改善右侧肢体运动功能，提高右肩的稳定性，诱发右腕关节及右手主动运动，提高右下肢负重能力，提高步行稳定性。

（2）远期目标：有条件下回归社会。

3. 康复治疗方法　针对患者的障碍给予言语治疗，主要采用失语症治疗方法，改善患者的言语理解、表达、复述、阅读及书写能力；予作业疗法及物理疗法提高患者的右上肢及右手的运动功能，诱发右手的主动运动，提高右手的实用性，并做好利手交换训练，提高日常生活能力；提高右下肢负重，提高全身耐力及运动的持久力，提高步行的稳定性。

4. 康复治疗措施　逐步予听理解训练，命名训练，复述训练，书写训练，阅读训练及交流训练。右上肢运动功能方面，予扶球、举单棒等常规作业疗法，提高右肩关节的稳定性，并通过手法诱发右腕关节及右手的主动运动，提高右手的实用性。右下肢运动功能方面，主要通过骑功率自行车，跑台训练等提高全身耐力及右下肢单腿负重能力为主。

治疗 1 个月后再次予康复评价：言语方面，患者在听、说、读、写、计算方面均有一定程度的改善。听理解中，词水平正答率由 20% 提高至 80%，句子水平正答率由 0 提高至 100%；复述中，词复述正答率由 65% 提高至 90%，句子水平正答率由 0 提高至 10%；命名正答率由 0 提高至 40%，动作说明正答率由 0 提高至 30%，列举得 1 分；词水平正答率由 0 提高至 90%，句子水平正答率由 0 提高至 10%；词水平正答率由 30% 提高至 90%，句子文字理解水平正答率由 0 提高至 100%；词抄写正答率由 0 提高至 40%；词听写正答率由 0 提高至 40%；计算由 0 提高至 4/20（表 1-2）。右上肢运动功能方面，患者右肩关

表 1-2　康复治疗前后言语听理解、复述、表达、阅读、书写及计算正答评分

项目	名词理解	动词理解	句子理解	口头命令	名词复述	动词复述	句子复述	命名	动作说明	画面说明	漫画说明	列举	名词音读	动词音读	句子音读	名词文字理解	动词文字理解
	听				复述			说					出声读			阅读	
初评	1	3	0	0	5	7	0	2	0	0	0	0	1	0	0	3	3
中评	8	9	10	0	9	9	1	4	3	0	0	1	10	9	1	10	9

项目	句子文字理解	文字命令	名词抄写	动词抄写	句子抄写	命名书写	动作描写	画面描写	漫画描写	名词听写	动词听写	句子听写	计算
	阅读		抄写			描写				听写			计算
初评	0	0	0	0	0	0	0	0	0	0	0	0	0
中评	10	0	0	2	0	3	0	0	0	3	1	0	4

节的稳定性明显提高，右手集团屈曲充分，集团伸展欠充分，右手大拇指和食指出现部分分离运动，右手达辅助手 B 水平。右下肢运动功能方面，患者右下肢单腿负重明显提高，运动耐力及持久力改善，运动的协调性提高，可自行上下楼梯。

（四）讨论

该患者为青年卒中，既往有糖尿病及心脏卵圆孔未闭，此次心源性栓塞后出现失语及右侧偏瘫，发病近 1 个月后开始康复训练，康复进展较快，康复预后良好。患者病灶位于左侧额颞顶叶皮质，经汉语失语症检查，患者的失语症类型为经皮质混合性失语。经皮质性混合失语病灶多位于优势半球分水岭区大片病灶，这类患者口语表达为非流畅性，听理解严重障碍，存在命名障碍，阅读障碍，书写障碍，复述相对好，常合并有偏瘫或伴有偏身感觉障碍。结合该患者康复训练后的评价，预后相对好，也与诊断相符。因此，对于严重失语症患者，正规的康复评价对患者的康复训练及预后判断有重大意义。

（刘 平 胡雪艳 何静杰 秦江天）

参考文献

张庆苏，纪树荣，李胜利，等 .2005. 中国康复研究中心汉语标准失语症检查量表的信度与效度分析 . 中国康复理论与实践，(9)：703-705.

八、嗜铬细胞瘤切除术后大面积脑梗死后血管完全再通康复

【摘　要】 介绍了 1 例曾有嗜铬细胞瘤切除患者突发大面积脑梗死，右侧颈内动脉闭塞，出现左侧肢体偏瘫，后复查血管完全再通的病例，提示临床虽切除嗜铬细胞瘤，也要定期复查，并且监测血压，维持血压的稳定。该患者已经发病有 1 个月余，左侧肢体运动感觉障碍，肌张力低，介绍康复的方法。

【关键词】 嗜铬细胞瘤；脑梗死；血管再通；康复

（一）病历介绍

患者，男性，44 岁，主因“头晕恶心，左侧肢体无力 26 天”，门诊以“脑梗死恢复期”于 2015 年 11 月 17 日收入神经内科病房。

病残史：患者主要表现为 26 天前（2015 年 10 月 22 日）上午无明显诱因出现头晕，不伴视物旋转，伴有恶心呕吐，非喷射性，呕吐物为胃内容物，言语正常，可以正常行走，无视物成双，就诊于北京天坛医院，行头颅 CT 未见异常，给予输液治疗（具体治疗不详），输液后回宾馆休息，当天晚上出现左侧肢体无力，不能行走，逐渐达高峰，轮椅到北京天坛医院就诊，行头颅 MRI 示小脑蚓部、双侧小脑半球，右侧额颞叶高弥散信号，给予抗血小板聚集、改善循环治疗。患者最重时当天凌晨 12 点，左侧肢体完全不能活动，后逐渐开始出现睡眠增多，尚可以唤醒，无饮水呛咳及吞咽困难。患者于 2015 年 10 月 26 日行右额颞开颅去骨瓣减压术，术后保留胃管、尿管。患者神志逐渐清楚，可以正确对答，左侧肢体仍无力，偶有烦躁。

患者发病前，无劳累、过度饮酒史，无发热病史。

患者自发病以来，神志同上所述，精神弱，目前经口进食，无尿管，大小便基本正常。体重无明显变化。

既往史：有高血压病史 10 年，最高血压 220/120mmHg，否认糖尿病、冠心病史。5 年前行嗜铬细胞瘤切除术，术后血压基本平稳。偏头痛史 7 年，左侧胀痛，不伴视物不清及闪光，多于晨起时出现，1 周出现 1 次，每次 2 ~ 3h。行嗜铬细胞瘤术后偏头痛好转。否认药物及食物过敏史，预防接种按时完成。否认传染病及其接触史。

个人史：否认长期外地居住史，否认疫区居留史，否认特殊化学品及放射线接触史。吸烟 10 余年，平均每日吸烟 30 支。饮酒 10 余年，主要饮白酒，平均每日半斤，近 1 年

饮酒减少。

婚育史：离异，前配偶体健，育 1 子，体健。

家族史：父亲已故，死于心肌梗死。母亲体健。家族中否认遗传性疾病及类似病史。

职业史：政府公务员。

心理史：性格外向，未有心理重大创伤史。

入院查体：体温 36.5℃，呼吸 18 次 / 分，脉搏 78 次 / 分，血压 147/107mmHg。神清，语利，对答切题，100 － 7=93，93 － 7=？，地点、空间定向力减退，人物定向力基本正常，记忆力减退。双侧瞳孔等大等圆，直径约 3.0mm，对光反射灵敏，眼动充分，无眼震。双额纹对称，左侧鼻唇沟浅，伸舌左偏。左侧肢体肌张力低，左上肢联合反应，左下肢肌力 1 级，左侧肢体布氏分期Ⅱ期，右侧肢体肌力 5 级，左侧腱反射（+++），右侧腱反射（++），左侧踝阵挛（+），左侧病理征（+），右侧病理征（－）。左侧面部针刺觉、左侧偏身针刺觉、左侧关节位置觉减退，右侧指鼻、轮替稳准，左侧不合作。颈软，脑膜刺激征阴性。

【辅助检查】

（1）头颅 CT（2015-10-22）：未见明显异常。

（2）头颅 MRI（2015-10-22）：小脑蚓部，双侧小脑半球，右侧额颞叶 DWI 高弥散信号。右侧颈内动脉末端未显影。右侧大脑中动脉未显影。右侧胚胎大脑后动脉。

（3）头颅 MRI（2015-11-10）：双侧血管未见明显异常。右侧胚胎大脑后动脉。小脑蚓部、双侧小脑半球、右侧额颞叶脑梗死。

【入院诊疗经过】

患者入院后给予患者拜阿司匹林抗血小板聚集、瑞舒伐他汀降脂，胞磷胆碱胶囊、丁苯肽治疗，给予申捷、腺苷钴胺营养神经治疗，患者入院后血压略高，（140 ～ 150）/（100 ～ 107）mmHg，给予患者科素亚治疗后血压下降到（115 ～ 130）/（76 ～ 88）mmHg。患者夜眠差，偶有烦躁，给予米氮平治疗后有所好转。复查颈部 CTA，双侧颈内动脉虹吸弯段有钙化。

【目前情况】

患者目前血压基本平稳，情绪可，睡眠可，坐位平衡好，左侧肢体肌张力有所恢复，左下肢肌力略有改善。

（二）康复诊断

（1）脑梗死恢复期（右侧颈内动脉系统，椎基底动脉系统），左侧偏瘫，左侧偏身感觉障碍，右额颞去骨瓣术后，高血压 3 级（极高危），嗜铬细胞瘤术后。

（2）左侧肢体运动功能障碍，左侧肢体感觉功能障碍。

（3）ADL 严重功能缺陷。

（4）社会参与能力减退。

（5）肝功能不全，左下肢肌间静脉血栓形成。

（三）康复方面临床讨论

1. 定位诊断　患者计算力减退、定向力减退，定位于广泛大脑皮质；双额纹对称，左侧鼻唇沟浅，伸舌左偏，定位于右侧皮质脑干束；左侧肢体肌力减退，腱反射活跃，病理征阳性，定位于右侧皮质脊髓束；左侧肢体针刺觉减退、音叉振动觉、关节位置觉减退，定位于右侧脊髓丘脑束。结合以上分析及影像，定位于右侧大脑半球。血管为右侧颈内动脉系统，椎基底动脉系统。

2. 定性诊断　患者中年男性，急性起病，主要表现为头晕伴恶心呕吐，进行性左侧肢体无力，嗜睡，既往有高血压、吸烟史、嗜铬细胞瘤切除术，发病时头颅 MRI 示新发脑梗死，MRA 示右侧颈内动脉末端未显影，考虑脑梗死诊断明确。之后复查头颅 MRA，患者血管再通，血管再通多数考虑栓塞可能性大，血管虽已再通，但体征上并未明显改善，此外，要考虑患者既往有嗜铬细胞瘤，虽已切除，但可能有残留，有血压波动可能，血流动力学因素使血管再通，已行嗜铬细胞瘤相关血压检查，尿儿茶酚胺：24h 尿多巴胺 483μg/24h，24h 尿量 2050ml/24h，24h 尿去甲肾上腺素 60μg/24h，24h 尿肾上腺素 3μg/24h。血儿茶酚胺：多巴胺 26.7ng/L，去甲肾上腺素 296ng/L、肾上腺素 37.8ng/L、尿香草苦杏仁酸 5.1mg/24h，均在正常范围内。

3. 主要问题

（1）脑梗死恢复期。

（2）左侧肢体运动功能障碍：左侧肢体肌张力略有恢复，但整体肌张力仍较低，左下肢出现伸膝动作，余肌力较差。

（3）左侧肢体感觉障碍：患者左侧肢体深浅感觉均减退。

（4）ADL 严重功能缺陷。

（5）社会参与能力减退。

4. 康复目标设定

（1）近期目标：维持左侧肢体各关节活动度，良肢位摆放，诱发左侧肢体肌张力，诱发左侧上下肢共同运动。

（2）远期目标：回归家庭。

5. 康复治疗措施及手段

（1）穿弹力袜，预防下肢静脉血栓形成。

（2）物理疗法：继续维持关节活动度，增加站床训练次数及时间，刺激下肢肌张力，预防骨质疏松及下肢静脉血栓形成。

（3）患者左侧肢体肌张力较低，可使用针灸、电针刺激诱发患者左侧肢体肌张力。

（4）患者主要为非优势半球损伤，包括顶叶、枕叶、额叶、颞叶，测试是否有半侧空间忽略，若存在也需要治疗。

（5）目前患者去骨瓣不到 2 个月，可择期完善骨瓣修补术，可以改善患者肢体肌张力及肌力情况。

（6）严格控制高血压于正常水平。

6. 肌张力低下　脑卒中偏瘫早期即软瘫期，表现为迟缓性麻痹，即没有随意肌肉收缩，也不出现联合反应，主要为肌张力减退或丧失。原因为上位神经元对低级中枢失控，使并没有受到损害的脊髓中枢“休克”，以致患侧出现软瘫，软瘫期越长，预后越差。

治疗方法：①运动疗法；②肌电生物反馈疗法及功能性电刺激疗法；③针灸；④药物治疗，可使用增加肌张力的药物。

（四）讨论

本例患者康复前，要弄清以下几个问题。

1. 关于嗜铬细胞瘤问题　人体嗜铬细胞组织发源于肾上腺髓质、交感神经节、旁交感神经节或其他部位的嗜铬组织中，其中以位于肾上腺髓质者易癌变，由于瘤细胞阵发性或持续性地分泌多量去甲肾上腺素（NA）和肾上腺素，临床上呈阵发性或持续性高血压等代谢紊乱综合征。

本例患者 5 年前曾行肾上腺髓质肿瘤切除术，由于病前有偏头痛，术后消失，可能与术前肿瘤有阵发性分泌去甲肾上腺素和肾上腺素有关。术后患者对血压波动等未再注意，此次犯病是否与嗜铬细胞瘤复发，或其他部位嗜铬组织病变有关，值得探查。以免影响康复和康复预后。

本病是一种少见的继发性高血压病，占高血压病 0.1% ～ 1.0%，男女患病率相等，各年龄组均可发病，以 20 ～ 40 岁组为最多。

国内内科学教科书上多有描述，其临床简介如下。

临床上，由于不同比例的肾上腺素及去甲肾上腺素阵发或持续分泌增多引起，可分 3 组。

（1）高血压综合征组：肾上腺素作用与心肌、心内血液输出量增加使收缩压上升。去甲肾上腺素作用于周围血管，促使收缩压和舒张压均升高。使临床上可分为阵发性和持续性血压升高两型，国内阵发性者约占 26%，持续性者占 60%，其中半数有阵发性加剧。

阵发性者体征在精神刺激、剧烈运动、腹背部按摩肿瘤被挤压可引起发作。收缩压可达 300mmHg，舒张压也可达 180mmHg，一般在（200 ～ 250）/（100 ～ 150）mmHg。心悸、心动过速、剧烈头痛、头晕、四肢头部震颤、皮肤苍白、全身多汗、手足发冷、全身乏力、有时伴以恶心、呕吐、中上腹痛、瞳孔散大、视力不清、精神紧张、自觉濒于死亡……一般发作历时数秒、数分钟，甚至 1 ～ 2h，长者可达 16 ～ 24h，早期发作较少，2 ～ 3 个月一次，2 ～ 3 年后发作越来越频，时间加长加重，一日之间可复发数次，甚至 10 ～ 20 次，还可转化为持续性高血压，伴阵发性加剧，重时可脑出血或休克死亡。

持续性高血压，酷似高血压病，发展快更似急进性高血压，不同之处是持续性高血压患者可有肾上腺素和（或）去甲肾上腺素分泌过多表现，如头痛、畏热、多汗、肌肉颤动、疲乏、焦虑、低热、瞳孔散大、心动过速、心律不齐、站立时低血压或血压波动较大。儿童及青年患者尤宜注意本病。本患者自手术切除嗜铬细胞瘤术后未再有上述阵发或持久性血压升高，此次脑梗死可能与以往动脉硬化有关。

(2) 代谢紊乱组：肾上腺素可作用于 CNS 及交感神经控制下的全身代谢过程，耗氧增加，BMR 可上升达 100%，部分病状似甲状腺功能亢进。阵发高血压综合征时，产热多于散热，体温可升高 1 ～ 3℃，有时大汗淋漓。糖原加速分解及抑制胰岛素分泌，血糖可升高，高于正常者达 60%。由于长期糖原分解加速，产生乳酸较多，有肌肉消耗、四肢无力等。由于脂肪分解加速，游离脂肪多，持续高血压、脂肪代谢紊乱，可诱发动脉硬化等。本患者病程中未见上述表现，无明显代谢紊乱。

(3) 其他特殊临床表现组：低血压及休克，见于少数病人，或出现高血压与低血压交替综合征，有时有直立性低血压。原因：①肿瘤坏死、释放儿茶酚胺锐减或骤停；②大量儿茶酚胺、诱发心肌炎、心律不齐、心脏排血量锐减，引发心源性休克；③肿瘤主要分泌肾上腺素和兴奋肾上腺素能 β 受体，周围血管扩张所致；④并发心肌梗死；⑤大量儿茶酚胺使血管强烈性收缩、缺氧、通透性增加，血浆渗出、血容量下降、血压下降所致。

患者有交替性血压升降者，特别是青年高血压，要怀疑本病可能。根据对嗜铬细胞临床分析，本病人由于以往血压高，动脉硬化存在也不排除交替性血压升降存在，故肢体康复时要注意。

2. 关于血管再通问题　近代单光子 CT 等扫描发现栓子可能解聚，也可能迁移，Olsen 做了 29 例连续血管造影，约 1/3 患者在几天内血管再通，即栓子本身可以解聚，血管即可再通。Olsen 观察的患者中，3 年内有 8 例死亡，尸检发现 6 例有血管是通的，只有 1 例堵塞部位无变化，1 例栓子迁移到小动脉分支。问题是血管的再通是溶栓的结果，还是解聚?

脑梗死后闭塞血管自然开通十分常见，但在数小时内再通却十分少见，有些报道称自然开通率约为 20%，其中约 1/5 开通在发病后 24 h 以内，约 1/3 在发病 2 天以内，约 4/5 在发病 1 周以内，一般脑栓塞发病 3 天以内，即可出现栓子移动，脑血栓再通则较迟且多为部分的。

本例患者 2015 年 10 月 22 日头颅 MRI 示右侧颈内动脉末端和右侧大脑中动脉未显影，18 天后 MRI 示双侧血管未见明显异常，说明病变血管已再通，血流已恢复正常，这可能与栓塞自身解聚或治疗有关，对肢体运动功能障碍治疗已无大碍。

由于对以上存在问题的认识，不影响肢体运动功能的康复，应按既定的康复办法进行康复。患者于 2016 年 2 月 1 日行骨瓣修复术，修复后左侧肢体肌张力逐渐恢复，患者于发病 5 个月时，左侧肢体肌张力改良 Asworth Ⅰ$^{+}$，左上肢肌力 3 级，左上肢远端肌力 0 级，左下肢近端肌力 3^{+}，远端肌力 0 级，左上肢布氏分期Ⅲ期，左下肢布氏分期Ⅲ期，可以独自起坐、站立，但仍不能独自行走。

（郭　鸣）

参考文献

郭玉璞，王文志，李允得 .1995. 中国脑血管病治疗专家论集，沈阳：沈阳出版社 .

九、左侧颈内动脉夹层导致失语患者康复治疗

【摘　要】 患者因左侧颈内动脉夹层导致脑梗死，经早期静脉溶栓及介入治疗后，左侧颈内动脉再通，但遗留以运动性失语为主要表现的临床症状，予抗血小板聚集、强化降脂治疗，以及言语治疗联合音乐治疗后，患者症状好转。

【关键词】 颈内动脉夹层；脑梗死；失语；康复治疗

（一）病历介绍

患者，男性，41 岁，右利手，主因“右侧肢体活动不灵伴言语不利 16 天”以“脑梗死恢复期”于 2016 年 1 月 29 日收住入院。

病残史：患者于 16 天前（2016 年 1 月 13 日）活动时突发右侧肢体活动不利，不能站立，伴言语不能，意识下降，呼唤可睁眼，约 10min 后就诊，当时测血压正常（具体不详），右侧肢体肌力 0 级，行头 CT 未见明显异常。发病 1 小时后行静脉溶栓（rT-PA 50mg，5mg 静脉注射，余半小时内静脉滴注），后复查头颅 MRI+MRA，可见左侧大脑中动脉供血区 DWI 高弥散信号，左侧颈内动脉未显示。遂行 DSA 检查，提示左侧颈内动脉起始端闭塞，予支架置入。术后予阿司匹林、氯吡格雷双联抗血小板聚集、40mg 阿托伐他汀钙片强化降脂治疗。发病 1 天后，患者右侧肢体肌力 4 级，言语不清，仅能发“a、o”，可部分理解语言。2 天后，患者右侧肌力正常。6 天后行高压氧治疗，10 天前行言语康复治疗。目前患者肢体活动基本正常，言语理解略差，书写及阅读能力差，能发“a、o、e、yi”“那个、对”等。本次发病前 5h 前曾有左侧剧烈头痛。为进一步康复治疗收入院。

患者自发病以来，精神可，睡眠正常，饮食正常，大小便正常，体重无明显变化。

既往史：平素身体健康，患有高血压 5 年，血压最高 150/110mmHg，目前未用药；高脂血症 3 年，此次发病后口服他汀类药物。否认糖尿病、冠心病等。无头痛、TIA 及头颈部外伤史。既往大量饮酒史 20 年，每天半斤，每周 3 ～ 4 天。

入院查体：神清，失语，理解部分保留，仅可发“a、i、u、o”音，书写不能，阅读理解部分保留，饮水无呛咳。左侧眼裂小，右侧瞳孔直径约 3.5mm，左侧直径 2.5mm，光反射灵敏，眼动自如，辐辏反射正常。右侧面部感觉减退，无洋葱皮样感觉减退，咬肌、颞肌对称有力，下颌无偏移，角膜反射存在。双侧额纹对称，右侧鼻唇沟稍浅。双侧听力粗测正常，双侧 Rinne 试验气导大于骨导，Weber 试验居中。悬雍垂居中，咽反射灵

敏，软腭动度正常，双侧转颈、耸肩对称有力。伸舌居中。关节活动度无明显受限，右侧肢体肌力 5 级，布氏分期Ⅵ期。轻瘫试验阴性。右侧肢体肌张力正常，左侧肢体肌力、肌张力正常，右侧肱二头肌、肱三头肌肌腱反射活跃，桡骨膜反射活跃，右侧膝腱反射、跟腱反射活跃，髌阵挛、踝阵挛阴性。右侧 Hoffmann 征阴性，右侧 Rossolimo 征阳性，右侧 Babinski 征阴性，双侧掌颏反射阴性，吸吮反射阴性。双侧指鼻试验、跟膝胫试验稳准。颈软、无抵抗。

【辅助检查】

（1）头颅 CT（2016-1-13）：未见明显异常。

（2）头颅 MRI（2016-1-13，图 1-7）：左侧大脑中动脉供血区急性梗死灶；头 MRA（2016-1-13，图 1-8）：左侧颈内动脉，左侧大脑前动脉水平段，左侧大脑中动脉未显示。DSA（2016-1-13，图 1-9）：左侧颈内动脉起始段狭窄呈笔尖样，远端未显示，考虑为动脉夹层；头颅 CT（2016-1-20，图 1-10）：左侧额顶叶低密度灶。

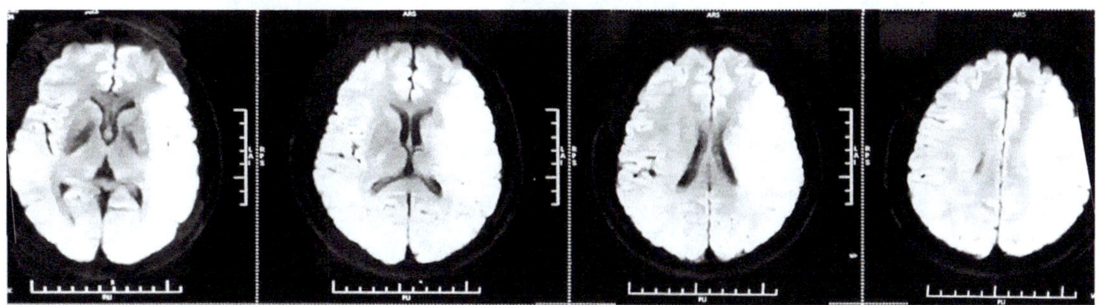

图 1-7　头颅 MRI（2016-1-13）

DWI：左侧岛叶、放射冠区、额颞顶叶（大脑中动脉供血区）急性梗死灶

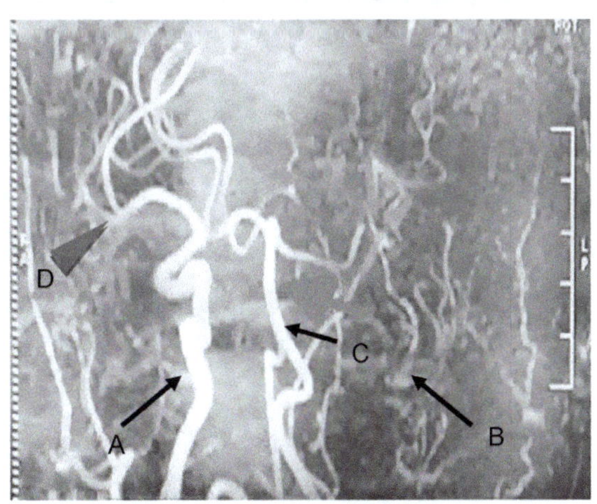

图 1-8　头颅 MRA（2016-1-13）

左侧颈内动脉、左侧大脑前动脉水平段及左侧大脑中动脉栓塞，右侧大脑前动脉水平段狭窄（箭头 A：右侧颈内动脉；箭头 B：左侧颈内动脉未显示；箭头 C：基底动脉；箭头 D：右侧大脑中动脉）

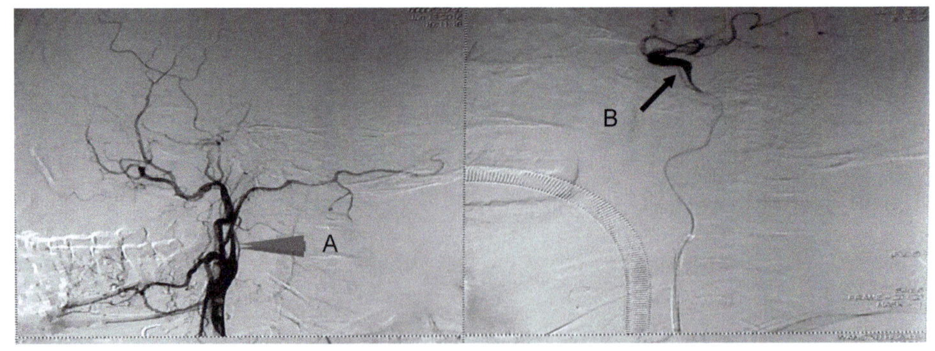

图 1-9 DSA（2016-1-13）

左侧颈内动脉起始段笔尖样狭窄（箭头 A），远端未显示，考虑为动脉夹层。导丝通过真腔后注射造影剂可见夹层远端的大脑中动脉显影（箭头 B）。

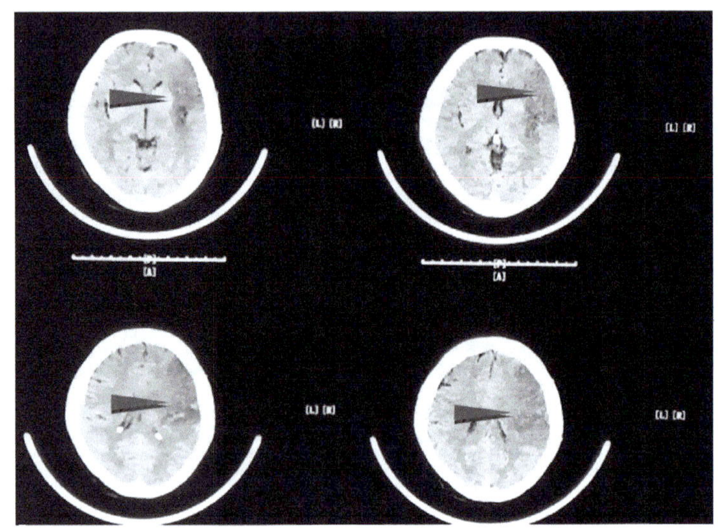

图 1-10 头颅 CT（2016-1-20）

左侧额颞顶叶脑梗死

（3）颈部血管超声（2016-1-20）：左侧颈内动脉（颅内段）支架植入术后，双侧颈动脉、椎动脉未见明显异常。

（4）超声心动图（2016-1-20）：左室舒张功能减低。

（二）康复诊断

（1）脑梗死恢复期（左侧颈内动脉系统），失语，颈动脉夹层，高血压病 3 级（极高危），高脂血症，左侧颈内动脉支架置入术后。

（2）认知功能障碍，言语障碍。

（3）ADL 小部分依赖。

（4）社会参与能力减低。

（三）康复方面临床讨论

1. **定位诊断**　患者言语不清，言语理解差，表达障碍，考虑定位于优势半球额颞叶，患者右利手，故考虑为左侧额颞叶皮质及皮质下纤维受累；双侧额纹对称，右侧鼻唇沟变浅，示齿口角左偏，中枢性面瘫定位于左侧皮质核束。右侧面部感觉减退，定位于三叉丘系经丘脑向皮质投射纤维；右侧偏瘫，右侧腱反射活跃，右侧病理征阳性，定位于左侧皮质脊髓束。左侧霍纳征定位于沿左侧颈内动脉壁向颅内走行的颈交感神经传导通路。结合头颅 MRI，左侧额颞顶叶病灶，故定位于左侧颈内动脉系统。

2. **定性诊断**　青年男性，急性起病，起病前曾有左侧剧烈头痛，查体可见霍纳综合征，结合患者 DSA 检查可见颈内动脉起始处笔尖样改变，术中可见真假腔，故考虑诊断颈内动脉夹层。追问患者病史，发病前无头颈部剧烈活动，无颈部按摩、外伤史。结合患者既往高血压、高脂血症病史，入院后血尿酸偏高，大量饮酒史，为动脉粥样硬化危险因素，故动脉粥样硬化所致可能性大。

【问题小结】

（1）脑梗死恢复期。

（2）认知功能障碍：结构性失用，记忆障碍，思维障碍。

（3）失语：运动性失语。

（4）肢体运动功能障碍：右侧上肢精细动作略差，右侧下肢活动略欠灵活。

（5）ADL 小部分依赖。

（6）社会参与能力减低。

【康复目标】

（1）近期目标：提高言语理解能力，发音练习，提高表达能力。

（2）远期目标：部分回归社会。

【康复治疗方法】

入院完善常规检查，给予阿司匹林、氯吡格雷双联抗血小板聚集、阿托伐他汀钙片降脂稳定斑块，神经节苷脂、鼠神经营养因子营养神经、胞磷胆碱钠胶囊改善脑细胞功能，提高认知等药物治疗。

康复方面，入院 1 周后言语评价：自发语表达非流畅，伴错语、语法错误及找词困难。经中国康复研究中心汉语失语症检查显示：听理解正答率 0，复述名词正答率 80%，动词 90%，句子 0；命名名词正答率 20%，动词 10%。画面说明及漫画说明不能完成。出声读名词正答率 20%，动词 100%，句子 0，阅读名词正答率 100%，动词 100%，句子 50%，计算 18 分。诊断为运动性失语。康复训练内容以短语到句子水平听理解，记忆跨度训练，短语复述训练，命名训练等训练为主。认知评价：LOTCA 75/91 分。康复治疗方面：予以言语、音乐、认知治疗及作业治疗改善精细运动能力等。经 1 个月余康复治疗，患者言语理解较前好转，二步指令完成可，可复述词汇，自发语单字、词水平，错语较多，书写能力较前明显好转。再次行言语评价：听理解达句子水平，正答率在 90% 以上，口头命令由 0 改善至 50%；复述达单词水平，正答率 100%，句子正答率由 0 改善至 40%；表达达单词水平，正答率 90%；动作说明正答率 0 改善至 90%；画面说明正答率由 0 改善至 20%，漫画说明不能完成；列举由 0 改善至 6 分；阅读达句子水平，正答率 100%，文字命令正答率由 0 改善至 20%；抄写达句子水平，正答率 80%；描写达单词水平，正答率 90%，画面描写正答率由 0 改善至 40%，漫画描写不能完成；听写达单词水平，正答率 100%，句子正答率由 0 改善至 40%，计算 20/20。

（四）讨论

该患者为左侧颈内动脉夹层导致左侧颈内动脉闭塞，从而导致左侧大脑中动脉供血区缺血导致失语、偏瘫等症状，经及时静脉溶栓及介入干预，颈内动脉的血管再通，避免了大面积脑梗死发生，但该患者仍遗留了以运动性失语为主的言语障碍。在康复治疗过程中，予以失语症治疗配合音乐治疗，在听理解、复述、表达、画面说明、出声读、阅读理解、听写、计算水平等都有很大提高。近年来多项研究通过将音乐治疗引入失语症患者的康复治疗中，发现对患者言语表达恢复具有改善作用。目前失语症常用的音乐治疗方式包括旋律音调治疗（melodic intonation therapy，MIT），定向音乐支持训练（directed music-supported training，SIPART），以及用于失语症的语音音乐治疗（speech-music therapy for aphasia，SMTA）等，目前国内以采用 MIT 为主。旋律音调治疗通过旋律和节奏的作用帮助失语症患者提高语言流畅性，MIT 利用患者右侧半球未受到损害的能力来唱歌，目的在于促进患者自发地和自主性地说话，通过把日常生活中常用的简单语言段落和句子配上旋律唱出来以重新形成自然说话来发音的模式。MIT 对运动性失语的效果较好。SIPART 通过将唱歌、语调、韵律被嵌入在生理学上合适的呼吸中，还采用器乐嗓音节奏练习及音乐即兴练习交流方案，对失语症患者进行干预。通过对上述方法的综合应用，促进患者语言功能的恢复。

（王艺铮　芦海涛　陈立嘉）

参考文献

蔡丽娇，陈锦秀 .2012. 音乐疗法在失语症康复中的应用 . 中华护理杂志，(8)：766-768.

十、小脑出血致共济失调患者的康复

【摘　要】 报告1例小脑出血的病例，介绍小脑出血所导致共济失调患者的康复方案及预后情况。

【关键词】 小脑出血；共济失调；康复

（一）病历介绍

患者，女性，70岁，主因“站立不稳、右手动作不协调5个月余”以“小脑出血恢复期”于2014年11月20日收入院。

病残史：患者5个月多前（2014年6月1日上午8：30）被家人发现意识丧失，对疼痛刺激无反应，伴有小便失禁，1h后就诊于当地医院，急行头颅CT检查示“小脑出血，量约45ml”，予以鼻饲、留置导尿，脑室穿刺引流3天，引流量及具体治疗不详，期间意识逐渐转清，伴有站立不稳、右手动作不协调、全身乏力，无口角歪斜、复视、头痛、恶心、呕吐、眩晕、失语等症状，予以补充营养后乏力好转。20天后（2014年6月20日）拔除胃管，仍有动作不协调、站立不稳，开始接受肢体功能训练及高压氧治疗。4个半月前（7月中旬）患者出现精神行为异常，主要表现为烦躁、易怒、骂人，予以阿普唑仑、苯海索、阿力哌唑小剂量治疗（具体剂量不详），因效果不佳，故先后停用阿普唑仑、阿力哌唑及苯海索。今为进一步诊治及康复收入我科。发病以来，神志由昏迷转清，精神逐渐转好，鼻饲饮食，期间留置尿管，于入院前10天拔除，现小便正常，大便需借助开塞露，近期体重无明显改变。

既往史：6年前发生脑梗死，未遗留后遗症。高血压10余年，最高150/90mmHg，此次发病前2个月自行停用降压药物，未再监测血压。冠心病3年，平素服用波立维、辛伐他汀治疗。余病史无特殊。

职业史：家庭主妇。

家族史：否认家族性高血压、冠心病或遗传病等病史。

心理史：此次发病后患者性情急躁，易激惹。

查体：体温36.4℃，脉搏84次/分，呼吸20次/分，血压150/80mmHg，神志清楚，精神可，留置胃管，烦躁，查体欠配合，高级皮质功能检查欠配合，双侧瞳孔等大等圆，直径为2.5mm，对光反射灵敏，余脑神经检查不配合。四肢肌力5级，四肢肌张力正常。双侧腱反射（++），右上肢轮替动作差、指鼻试验不稳，反击试验不配合，左侧稳准，双下肢跟膝胫试验不配合。Romberg试验阳性，双侧病理征阴性。感觉查体不配合。坐位、站立均不稳。

【辅助检查】

（1）头颅 CT（2014 年 6 月 1 日）：小脑高密度影。

（2）头颅 CT（2014 年 10 月 27 日）：小脑、双侧基底节区多发低密度灶。

（3）血常规、生化、凝血功能：未见明显异常。

（二）康复诊断

（1）小脑出血恢复期，高血压 1 级（极高危）。

（2）右侧肢体及躯干共济失调。

（3）日常生活依赖。

（4）社会参与能力下降。

（三）治疗原则

（1）予以营养神经药物治疗。

（2）患者血压水平波动在（130 ~ 150）/（70 ~ 80）mmHg，故未应用降压药。

（3）患者烦躁，易怒，予以调节情绪治疗，并请心理科协助诊治。

（4）予以肢体功能训练、平衡功能的评定和康复训练。

（四）康复评定会

参加人员：主任医师、康复医师、物理治疗师、心理治疗师、护师。

（1）主管康复医师：定位诊断患者右侧指鼻试验不稳，定位于右侧小脑及联系纤维；患者坐位、站立不稳，定位于小脑蚓部。患者老年女性，急性起病，突发意识障碍，结合头颅 CT 诊断为小脑出血。需与脑梗死相鉴别，脑梗死患者也为急性起病，可有共济失调症状及体征，但头颅 CT 示颅内低密度灶，以该患者病史特点及辅助检查可除外。

患者目前主要问题包括：①右侧肢体及躯干共济失调，平衡功能障碍，予以申请平衡功能评估及训练。②心理障碍：烦躁，易怒，予以思瑞康、米氮平联合应用调节情绪。

（2）物理治疗师（PT）：患者现坐位、站位均不稳定，故需先提高患者坐位的平衡能力，并在坐位位置上，练习向各个方向转移重心，探取及抓放物品。一旦患者双上肢有力活动无需支持时，可进一步借助体操棒进行站起训练。另外可在治疗师陪护下让患者在体操球上练习向各个方向转移重心。下一步站立训练稳定性时，治疗师指导患者对自身躯干的稳定进行控制。治疗师指导患者练习在窄基底上行走和使步距对称，患者可在地板上预先标好的脚印上行走练习。为训练步行和推进步态活动，让患者走和越过障碍物，弯腰拾物或探取物品。

（3）心理治疗师：患者病前喜安静，此次发病后耐心较差，易怒，可进行心理疏导，家人护理及医务人员治疗过程需兼顾病人情绪，也可予药物干预。

（4）护师：患者老龄，ADL 评分 25 分，有严重功能缺陷，日常生活依赖。有平衡功能障碍，易跌倒、摔伤的高危患者，需密切关注患者安全问题，及时协助患者进行转移，取物等。

（5）主任医师：患者小脑出血恢复期诊断明确。小脑是维持躯干平衡、共济运动和肌张力的重要皮质运动调节中枢。蚓部病变会出现躯干平衡障碍，小脑半球病变会出现同侧肢体共济失调。共济失调是肌力正常情况下运动的协调障碍，肢体随意运动的幅度及协调发生紊乱，从而不能维持肢体或躯干的姿势和平衡。该患者主要问题为右侧肢体及躯干共济失调，已做平衡功能评定和巴氏指数测定，由此可观察康复功效。针对该患者症状体征，应用 Frenkel 方法训练该患者逐步达到对肢体及躯干的控制，改善患者静态、动态协调平衡功能及精细灵巧运动的能力，可配合以本体感觉神经肌肉促进法（PNF）、弹力绷带法、负重法。Frenkel 训练法是利用障碍部位残存的感觉系统，特别是利用视觉、听觉和触觉的代偿强化反馈机制，一方面确认身体位置、动作，另一方面反复进行运动，从简单到复杂慢慢进行，逐步进展到日常生活动作、步行。患者现坐位平衡仍不能保持，故具体训练应包括以下方面：①仰卧位练习。患者平卧在表面光滑的床或垫子上，头略高，能看到小腿与足，双下肢伸展位。双下肢单独、交替沿床面滑动做各式屈曲运动。双下肢单独、交替抬离床面 10cm（悬浮状态）后做各式屈曲运动。联合各种下肢运动，使患者足跟随着治疗师手指所指位置运动。②坐位练习。练习维持正确坐位姿势 2min。在坐姿正确的前提下，练习向各个方向转移重心，探取及抓放物品。用粉笔在地下划 2 个“十”字，轮流使足顺着所划的“十”字向前、后、左、右滑动。按照治疗师的节奏，练习从不同高度椅子上起身和坐下。③站立练习。立位，两足分开，身体向前后、左右晃动。两足靠近，身体向前后、左右晃动。两足并立站立，治疗师用手前后、左右推患者，让患者保持平衡而不倒（注意保护患者安全）。左右交替单足站立保持平衡。④步行训练。步行训练是日常生活能力独立的必要条件。应练习横步走、前进、后退、原地转、左右转弯练习。进一步可跨越障碍训练，走“8”字训练，在平衡台、平衡板、直线上行走。⑤右上肢训练。应让患者进行指鼻训练，捡物训练等以提高 ADL 能力。

该患者病后有情绪变化，请心理科予以心理疏导，可继续目前药物治疗，家属及医务人员在护理或治疗过程中需照顾病人情绪。

对患者的康复目标是日常生活活动独立，步行稳定，能够完成家务。经过上述康复措施，患者肢体和躯干共济失调障碍有明显好转，患者 Fugl-Meyer 平衡功能评定由 2 分提高到 8 分，日常生活指数由 25 分提升至 75 分，患者满意出院，回归家庭。

（梅利平）

十一、小脑梗死致共济失调合并吞咽功能障碍患者的康复

【摘　要】　通过报告 1 例小脑梗死的病例，介绍有共济失调合并吞咽功能障碍患者的康复方案及预后情况。

【关键词】　小脑梗死；共济失调；吞咽障碍；康复

（一）病历介绍

患者，男性，64 岁，主因“眩晕伴右手笨拙 1 个月，发热伴幻觉 14 天”，以“小脑梗死，颅内感染”于 2015 年 1 月 16 日收入院。

病残史：患者 1 个月前（2014 年 12 月 15 日）低头洗漱时发作眩晕，伴心悸、耳鸣，无黑矇，无恶心、呕吐，无头痛，无肢体无力，持续约 5 分钟后完全缓解。次日（2014 年 12 月 16 日早 7：00）早饭时再次发作，性质同前，故就诊于我院急诊，给予改善循环治疗，后症状反复出现。12h 后（2014 年 12 月 16 日晚 7：00）患者出现右手笨拙、动作不协调。2 天后（2014 年 12 月 17 日）患者输液治疗过程中，突发右侧肢体无力，无法独立行走，右上肢不能抬起，查头颅 CT 示小脑梗死，后收入我科，予以波立维、拜阿司匹林抗血小板聚集、活血化瘀、脱水治疗，6 天（2014 年 12 月 23 日）后因头晕加重，伴言语含糊，查头颅 MRI 提示“右侧小脑病灶较前范围扩大，向前压迫脑干”，停用拜阿司匹林，予以低分子肝素联合波立维治疗。9 天后（2014 年 12 月 26 日）患者出现进行性意识障碍，眩晕逐渐加重，伴头痛、恶心，复查头颅 CT 示：“小脑梗死区出血，向前压迫脑干”，转入神经外科行脑室穿刺引流术及后颅窝减压术，术后患者意识转清，眩晕好转。术后 2 天（2015 年 1 月 2 日）患者开始出现发热，最高 38.6℃，伴幻觉、被害妄想，定向力、记忆力、计算力明显下降，为发作性，每次持续 3 ～ 30min，考虑为颅内感染，予以万古霉素抗感染治疗，脑脊液细菌培养结果示为头状葡萄球菌。术后 1 周（2014 年 12 月 31 日）拔除引流管，抗感染治疗共 2 周后停用，未再发热，眩晕明显好转，幻觉及认知功能障碍略有好转，为进一步诊治及康复收入我科。

发病 9 天时，意识昏迷，术后转清，精神弱，留置导尿，鼻饲，体重无明显改变。

既往史：发现血压升高、血脂代谢异常半月。3 年前发生脑梗死，遗留右侧面部及肢体感觉障碍。无菌性尿路炎症 1 年（未治疗），前列腺增生 1 年（未治疗）。强直性脊柱炎病史 5 年余（目前无治疗）。对磺胺类药物过敏。

个人史：有吸烟史 30 余年，1 ～ 2 包 / 天，戒断 8 年。有饮酒史 40 余年，3 ～ 4 两 / 天，

戒断 5 年。

职业史：系一公司销售经理。

家族史：无特殊。

查体：血压 116/78mmHg，心率：80 次 / 分，呼吸 20 次 / 分，体温：36.2℃。心、肺、腹查体无特殊。神志清楚，语音低沉，语速慢，理解力正常，定向力、记忆力、计算力明显下降。双侧瞳孔等大，直径 2.5mm，对光反射灵敏，右眼呈内收位，视物模糊，眼动时有水平眼震，右侧面部感觉较左侧减退，双侧咀嚼有力对称，闭目力弱，双侧额纹对称、示齿口角无偏斜，鼓腮无漏气，双侧气导 > 骨导，Weber 居中，饮水有呛咳，悬雍垂居中，双侧软腭上抬对称有力，咽反射减弱，伸舌居中，双侧转颈受限，双侧耸肩有力，四肢关节活动无受限，双侧肢体肌张力正常，双上肢肱二头肌腱反射（+++）、肱三头肌腱反射（+++）、双桡骨膜反射（+++）、双膝腱反射（+）、双跟腱反射（+），左侧肢体及右上肢肌力 5 级，右下肢伸肌肌力 5 级，屈肌肌力 4 级，双侧巴氏征未引出，双侧 Hoffmann 征阴性，双侧掌颌反射阴性。右侧肢体针刺觉、音叉振动觉减退，关节位置觉对称正常。右侧指鼻试验慢、不稳准，左侧指鼻试验及双下肢跟膝胫试验稳准，右手轮替试验较左侧差。Romberg 征阳性，不能独立站立，脑膜刺激征阴性。

【辅助检查】

（1）头颅 CT（2014-12-17）：双侧小脑半球低密度病灶，左侧小脑半球病灶边界清楚。

（2）头颅 MRA（2014-12-17）：弥散像可见右侧小脑半球、蚓部高弥散信号，MRA 提示脑动脉硬化改变。

（3）头颅 MRI（2014-12-23）提示右侧小脑病灶较前范围扩大，向前压迫脑干。

（4）头颅 CT（2014-12-26）：小脑梗死区出血，向前压迫脑干，考虑脑疝前期。

（5）头颅 MRI（平扫，增强，2015-1-22）：右侧额部脑室穿刺术后改变，右侧额叶穿刺道区小囊肿灶，病灶周围伴少许出血灶，右侧额部脑膜轻度炎症改变。

（6）头颅 MRI（平扫，增强，2015-3-9）：右侧小脑半球术后，右侧额叶环形强化灶，较前明显缩小。

（7）电子喉镜检查：吞咽功能障碍（咽期）。

（8）VF 检查：吞咽功能障碍（口腔前期、口腔期、咽期）。

（二）康复诊断

（1）小脑梗死伴出血（椎基底动脉系统），动脉粥样硬化性，脑室穿刺引流术后，后颅窝减压术后，颅内感染，器质性精神障碍，双肺感染，感染性休克，高血压 2 级（极高危），肠道菌群失调，肝功能异常，血脂代谢异常。

（2）共济失调，吞咽功能障碍。

（3）日常生活部分依赖。

（4）社会参与能力下降。

（5）前列腺增生。

（6）强直性脊柱炎。

（三）治疗原则

（1）患者小脑梗死伴出血已1个月余，头颅CT示出血已完全吸收，已予以抗血小板聚集和营养神经药物治疗，并同时予以肢体功能训练。

（2）患者颅内感染，怀疑器质性精神障碍？予以抗感染治疗2周后停用，现精神症状明显好转，无发热，继续予以富马酸思瑞康控制精神症状治疗。

（3）患者肺部感染，予以抗感染、化痰及勤翻身、扣背、呼吸功能训练。

（4）肠道菌群失调，予以调整肠道菌群治疗。

（5）患者窦性心动过速，予以降心率治疗。

（6）患者前列腺增生，予以药物对症治疗。

（7）患者高血压，现血压110/70mmHg左右，暂不予降压药物。

（8）患者血脂代谢异常，予以调脂治疗。

（9）患者饮水呛咳，予以留置胃管鼻饲饮食及吞咽功能训练。

（10）患者肝功能异常，予以保肝治疗。

（11）患者强直性脊柱炎病情稳定，无特殊处理。

（12）根据病情变化，随时调整治疗方案。

（四）康复评定会

参加人员：主任医师、康复医师、物理疗法师（PT）、言语治疗师（ST）、护师。

（1）康复医师：①定位诊断。患者右眼呈内收位，定位于右侧外展神经复损；患者眩晕，有水平眼震，右侧指鼻试验不稳准，右侧轮替试验笨拙，定位于右侧前庭小脑系统受累；结合头颅MRI综合定位于右侧小脑及脑桥。患者右侧面部及偏身感觉减退为3年前脑梗死遗留。②定性诊断。患者老年男性，长期吸烟，合并血脂代谢异常、高血压，有动脉粥样硬化基础；此次发病急性起病，数天达到高峰，故为动脉粥样硬化血栓形成性。须与动脉瘤破裂脑出血或脑栓塞鉴别，根据患者病史及影像学，本患者无房颤及上述栓子来源病因，故可排除上述诊断。

患者小脑梗死伴出血、颅内感染、肺部感染明显好转，生命体征平稳。目前主要问题是因脑干受损所致的吞咽功能障碍及小脑性共济失调。针对该两方面的功能障碍，相应处理如下：①患者吞咽功能障碍，予以吞咽功能训练，应指导患者继续每日进行面部表情训练，按摩面部及冷刺激咽部、面颊部感觉；②患者小脑性共济失调，主要为右侧肢体及躯干共济失调，继续予以Frenkel法训练平衡功能。

（2）物理治疗师（PT）：患者现坐位平衡可，但站立不稳，并存在右侧肢体共济失调，以右手为主。训练的方法是Frenkel法。针对该患者可从站立训练开始，治疗师指导患者练习躯干的控制及步行训练，包括前进、后退、横“8”字、直线行走。进一步提高步行质量，例如速度训练和姿势转换训练。患者右手共济失调，可让其进行指鼻训练和捡物训练。

（3）言语治疗师（ST）：该患者存在吞咽功能障碍，口腔前期、口腔期及咽期均有障碍。

需继续鼻饲饮食，鼻饲时注意体位不应低于 30°，鼻饲后半小时内不宜平卧。可指导患者每日进行微笑、皱眉、面部按摩及空吞咽训练，每日 3 次，每次 10 ~ 20 次。指导家属对患者咽部、面颊内侧进行冷刺激，每日 3 次。同时配合咽喉部表面电刺激促进吞咽功能恢复。1 个月后复查吞咽功能。

(4) 护师：患者老龄，ADL 评分为 75 分，日常生活部分依赖。有平衡功能障碍，是跌倒、摔伤的高危患者，需密切关注患者的安全，主动协助患者进行转移、取物。患者吞咽功能障碍，护理进食时尤其需注意患者进食的体位，预防误吸及反流。

(5) 主任医师：经过综合治疗后，该患者目前颅内感染、肺部感染均明显好转，生命体征平稳。该患者此次病变部位是右侧小脑半球及蚓部，病程中累及脑干，既往有左侧小脑半球脑梗死病史，导致该患者的主要功能障碍是共济失调和吞咽功能障碍。同意目前治疗方案，继续上述治疗，以进一步提高 ADL 能力。

（五）讨论

在康复功能训练上，针对患者吞咽功能障碍，具体康复策略如下。

1. 基础训练　指导患者每日进行面部表情训练，包括鼓腮、微笑、示齿、伸舌及面部按摩，为改善口、面、舌、下颌的运动功能，促进主动收缩。

2. 吞咽训练

(1) 门德尔松（Mendelsohn）手法：该患者喉部可上抬，按摩患者颈部，轻捏上推喉部固定 5s，嘱患者配合吞咽的动作，此时声门闭合，咽与食道通畅。

(2) 咽部冷刺激：提前将蘸水的棉棒进行冷冻，使用时将冷冻的棉棒轻轻刺激患者的软腭、舌根、咽部，嘱患者配合吞咽，每日 2 次。

3. 进食训练　该患者 VF 检查结果示患者饮水及进食无呛咳，故可对其进行进食训练。该患者身体坐直，稍向前倾，颈部向前弯曲。选择密度均匀又不易出现误咽的胶冻样或顺滑的食物，如蛋羹、豆腐、香蕉或果冻，也可以使用食物增稠剂。用小而浅的勺子送至舌根，嘱其略低头进行吞咽，之后再空吞咽 2 ~ 3 次。进食速度不宜过快。

患者目前坐位平衡可以保持，针对患者站立及步行不稳和右侧肢体共济失调，依据 Frenkel 训练原则，具体康复策略如下。①站立训练：立位，两足分开，身体向前后、左右晃动。两足靠近，身体向前后、左右晃动。两足并立站立，治疗师用手前后、左右推患者，让患者保持平衡而不倒（注意保护患者安全）。左右交替单足站立保持平衡。②步行训练：步行训练是日常生活能力独立的必要条件。应练习横步走、前进、后退、原地转、左右转弯练习。进一步可跨越障碍训练，走“8”字训练，在平衡台、平衡板、直线上行走。③右上肢训练：针对该患者病情，应让患者进行指鼻训练、木插板训练、捡物训练。

该患者的康复目标是日常生活独立，步行稳定，回归家庭。经过上述措施，患者可经口进食和进水，无呛咳，在 1 个人轻微辅助下能独立步行 50 米，满意回家。

（梅利平）

十二、脑出血伴椎基底动脉扩张延长症患者的康复治疗

【摘　要】 本文探讨了1例年轻男性脑出血伴椎基底动脉扩张延长症患者的诊断经过、经过康复训练效果良好，可以部分回归社会。

【关键词】 椎基底动脉扩张延长症；脑出血；康复

（一）病历介绍

患者，男性，36岁。主因“突发头痛伴右侧肢体无力、言语不利23天”以“脑出血”于2015年9月11日收入我院神经内科。

病残史：患者入院前23天（2015年8月19日）17时左右无明显诱因突然出现左侧枕部疼痛，疼痛性质不详，2分钟后出现词不达意，右侧肢体轻度力弱，尚可自行行走。无头晕、视物旋转、言语含糊、面部麻木、视物双影、视物模糊、听力变化、口角歪斜等。就诊于深圳市人民医院，急查头颅CT示“左侧颞叶脑出血，考虑脑血管病”。之后出现睡眠增多，呼之不能睁眼，痛刺激后立即再次入睡，行DSA示“椎基底动脉延长扩张，椎基底动脉夹层动脉瘤？”（图1-11），8月20日7时就诊于广州某医院，给予乌拉地尔强化降压（当时血压不详），镇静、丙戊酸钠预防癫痫等治疗。复查头颅CT示左侧侧脑室受压、中线结构稍向右移位，于8月23日气管内全麻下行左颞叶血肿内镜下清除术，术后逐渐引流血肿。8月25日痰多，痰培养示金黄色葡萄球菌，给予头孢吡肟抗炎治疗。8月28日复查头颅CT示：左侧颞顶叶脑出血引流术后改变，左侧颞叶血肿范围较前吸收缩小，左侧颞顶叶脑组织水肿。头颅CTA示：左侧大脑中动脉远端分支较对侧增多、增粗，再灌注所致。双侧椎基底动脉迂曲（图1-12，图1-13）。后逐渐撤离呼吸机、拔出气管插管后转入康复理疗科行言语、认知、运动功能、平衡功能等评估，行认知功能、言语训练、肢体运动训练、低频脉冲电治疗、肺部超短波、紫外线等综合康复治疗。9月4日复查头颅CT示左侧颞叶血肿已基本吸收，仍存在右侧肢体轻度无力及认知障碍。现为进一步诊疗，门诊以“脑出血”收入我院。

自发病以来曾有睡眠增多的情况，饮食可，大小便如常，体重无变化。

既往史：2015年8月1日体检发现血压升高，最高180/？mmHg，不规律服用拜新同，血压控制不详。否认糖尿病、冠心病、外伤及手术史。否认传染病及其接触史。吸烟10年，每日半包左右。饮酒每周2～3次，每次3～4两。母亲在40多岁突发“脑出血”去世，

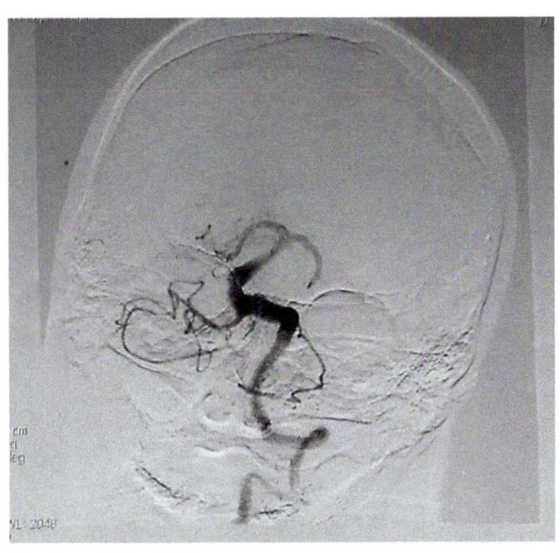

图 1-11　DSA（2015-8-19），示椎基底动脉延长扩张，椎基底动脉夹层动脉瘤？

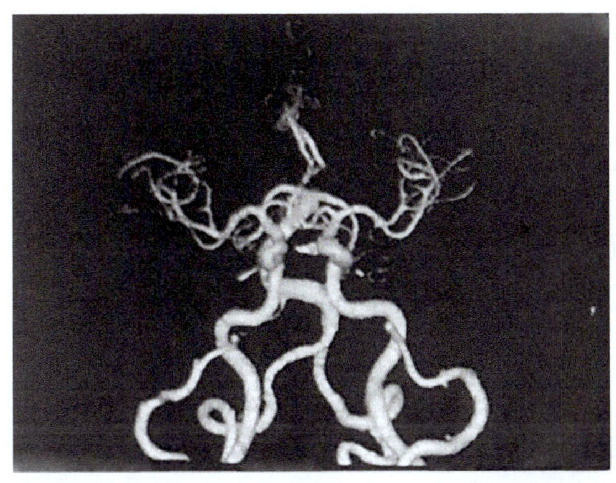

图 1-12　头颅 MRA（2015-8-28），示椎基底动脉延长扩张

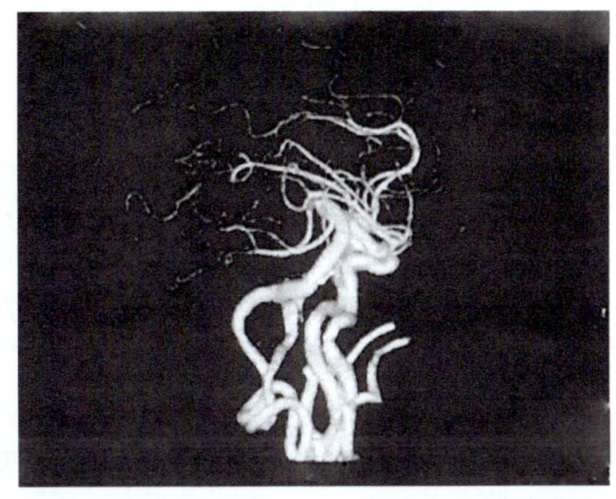

图 1-13　头颅 MRA（2015-8-28），示椎基底动脉延长扩张

具体死因不详。其他家族史无特殊。平时工作紧张劳累，出差频繁。

入院查体：神志清楚，混合性失语。高级皮质功能检查不合作。颈部血管杂音：未闻及。视力粗侧正常、视野检查不合作。眼底视乳头略水肿。双侧瞳孔等大等圆，直径 2.5mm，直接间接对光反射灵敏，双眼活动自如，双侧鼻唇沟对称，吞咽无困难，余查体不合作。未见肌肉萎缩，未见肌肉肥大，未见肌纤维颤动，左侧上下肢肌力Ⅴ级，右侧上下肢肌力$Ⅴ^-$级。肌张力（改良 Ashworth 分级）：四肢肌张力不高。共济运动：不合作。深浅感觉检查不合作。腹壁反射两侧对称存在。上肢腱反射右高于左。下肢腱反射两侧对称活跃。无阵挛。右侧锥体束征阳性。颈软，无脑膜刺激征。大小便如常，汗腺分泌正常。皮肤划痕征阴性。

【辅助检查】

（1）头颅 CT（2015-8-19）：左侧颞叶脑出血。

（2）胸片（2015-8-25）：左肺炎症，主动脉硬化，心影增大，符合高血压病心脏改变。

（3）脑电图（2015-9-2）：正常脑电图。

（4）TCD（2015-9-2）：全脑血管血流速度减慢，血管阻力及频谱相对正常。

（5）头颅 CT（2015-9-4）：血肿基本吸收。

（6）DSA：椎基底动脉延长扩张，椎基底动脉夹层动脉瘤？

（7）头颅 CT（2015-11-10）：左侧颞部钻孔引流术后，左侧颞顶部软化灶。基底动脉明显迂曲扩张。

（二）康复诊断

（1）脑出血恢复期（左侧颞叶，高血压性），右侧偏瘫，高血压病 3 级（极高危），椎基底动脉延长扩张，椎基底动脉夹层动脉瘤？

（2）右侧肢体运动功能障碍，言语功能障碍。

（3）ADL 大部分辅助。

（4）社会参与能力下降。

（三）讨论

1. 定位诊断　患者右侧上下肢轻度力弱，右侧腱反射活跃，右侧病理征阳性，定位于左侧皮质脊髓束；混合性失语，右利手，定位于左侧额下回后部、额中回后部、颞上回、颞中回、颞下回后部；发病时意识不清，考虑病变范围较大，同时累及皮质及皮质下。结合头颅 CT 定位于左侧额颞叶。

2. 定性诊断　患者青年男性，突发起病，主要表现为右侧肢体力弱，言语不利等神经系统功能缺损的症状及意识障碍等颅高压表现，头颅 CT 可见高密度影，考虑为脑出血。患者既往高血压病史，血压控制不佳，故脑出血的病因为高血压性。但患者在外院检查示：基底动脉扩张延长症，椎基底动脉夹层动脉瘤？

3. 基底动脉扩张延长症　基底动脉扩张延长症（vertebrobasilar dolichoectasia，VBD）是一种正处于研究和探索阶段的脑血管变异性疾病。目前病因尚未明确。男性、高血压、外伤和吸烟可能是其危险因素。VBD 的病理学基础可能为内弹力膜广泛缺陷及中膜网状纤维缺乏，导致动脉管壁在长期血流冲击下发生迂曲扩张，高血压能加速这一过程。VBD 的诊断主要依靠 CT、MRI 和血管造影。20 世纪 80 年代，Smoker 等以高分辨率 CT 扫描检查为基础制定了 VBD 的诊断标准。基底动脉位于脑桥腹侧至鞍上池上方，直径约 4.5mm。以鞍背、鞍上池和第三脑室为界，在长度上被分为 4 级（基底动脉分叉低于或平鞍背水平 0 级，低于或平鞍上池和第三脑室之间为 1 级，位于鞍上池和第三脑室之间为 2 级，达到或高于第三脑室为 3 级）；以鞍背和斜坡正中、旁正中，边缘和边缘以外或脑小脑脚为界在偏移度≥ 2 级或位置偏移度≥ 2 级且直径≥ 4.5mm，即可定义为 VBD。Ubogu 和 Zaidat 以 MRA 为基础，对 VBD 进行了半定量定义：基底动脉长度＞ 29.5mm，横向偏离超过基地动脉起始点到分叉之间垂直连线 10mm 为异常；椎动脉颅内段长度大于

23.5mm 即延长，而椎动脉任意一支偏离超过椎动脉颅内入口到基底动脉起始点之间连线 10mm 即为异常。从影像结果看该患者符合这一诊断标准，椎基底动脉扩张延长症的诊断成立。另外，患者母亲 40 余岁时死于脑出血，而 VBD 存在遗传基础，故也支持此诊断。

4.VBD 患者可出现脑梗死和脑出血，但主要出现在后循环　此患者出血出现在前循环，故考虑此次出血不是由椎基底动脉扩张延长症导致，此次脑出血考虑为长期高血压未良好控制，且工作劳累，发病前到高原地区等综合因素所致。但患者此次查出存在 VBD 病变，在治疗脑出血的同时，应考虑到 VBD 的Ⅱ级预防。此患者在治疗上重点是控制好血压。在 VBD 的预防方面，VBD 造成脑梗死的概率较高，也可出现压迫症状造成脑神经损害。VBD 造成的出血相对少见。还可以造成脑积水。有学者指出，VBD 患者即使无临床症状也应该长期抗凝治疗以预防脑梗死。但此患者目前处在脑出血急性期，不适用进行抗凝或抗血小板治疗。在外科治疗方面，针对畸形血管本身，仍然缺乏有效的干预手段。

5. 康复方面　此患者目前存在的主要障碍为认知及语言障碍。

（1）语言障碍：患者注意力可集中，交流态度好，自发语表达流畅，伴错语，语法错误及找词困难，汉语标准失语症检查：听理解正答率 0，复述名词 80% 正答。动词 90%，句子 0。命名名词正答率 20%，动词 10%，画面说明及漫画说明不能完成。列举 0 分。出声读名词正答率 50%，动词 100%，句子 0。阅读名词正答率 100%，动词 100%，句子 0。阅读名词正答率 100%，动词 100%。句子 50%，计算 18 分。训练方面以短语到句子水平听理解训练。听记忆跨度训练，听指令训练。短语复述训练，命名训练，综合表达训练。近期目标为改善语言理解能力，促进命名及找词能力。远期目标为回归社会。

（2）认知障碍方面：对患者进行了 MOCA 及 LOTCA 全套认知测评。MOCA8/30 分。LOTCA64/91 分。通过检测患者对三维和思维空间理解，以及拼图能力，检测到患者有轻度结构性失用。有记忆力障碍。思维障碍较重。拟安排认知训练，予结构能力、记忆力及思维能力训练。

6. 患者药物治疗方面　以替米沙坦片、非洛地平缓释片降压。并予高压氧舱及经颅磁刺激治疗。

7. 康复训练方面　以短语到句子水平的听理解训练，听记忆跨度训练，听指令训练，短语复述训练，命名训练，综合表达训练、短段落水平阅读理解训练，造句及画面说明训练，交流训练。经过近 3 个月康复训练患者听理解水平正答率从 0 增加到 100%，听指令 10% 正答。复述单词 80% 正答到 100% 正答。复述句子 0 正答到 20% 正答。命名单词 20% 正答到 100% 正答。画面说明由 40% 提高到 90%。出声读及阅读理解句子水平 100% 正答。经过认知功能训练，患者 MOCA 得分从 8 分提高到 30 分，LOTCA 得分从 64 分提高到 84 分。记忆广度提高两个单元。思维障碍由中度改善至轻度。

经过以上治疗，患者认知及言语情况可完成日常生活应用，建议患者回归家庭，继续定期到医院康复训练。建议患者监测血压，将血压控制在正常水平。定期进行影像学检查，监测 VBD 的进展情况。抗凝或抗血小板药物需待脑出血急性期过后再衡量利弊考虑是否应用。

（四）结论

本例为青年卒中患者，经头颅影像学检查发现存在基底动脉扩张延长症。此次患者的脑出血部位为左侧颞顶叶，而基底动脉扩张延长症主要累及后循环，故考虑此次脑出血为高血压所致。患者主要功能障碍为言语及认知障碍，经过康复训练，3 个月后认知及言语功能恢复良好，可能与患者年轻，早期正确治疗有关。患者基底动脉扩张延长症，易发生脑梗死及脑出血等并发症。指导患者做好预防工作。

（张　伟）

十三、风湿性心脏病导致急性脑栓塞康复疗效分析

【摘　要】　本文通过康复评定会的形式，介绍了 1 例典型风湿性心脏病患者所致脑栓塞的临床表现，了解所存在的主要障碍，重点分析了这一类患者的康复要点及康复疗效。

【关键词】　康复；脑栓塞；风湿性心脏病；梅毒

（一）病历介绍

患者，女性，66 岁。主因“突发睡眠增多，口角右歪、左侧肢体无力 14 天”于 2015 年 7 月 16 日以“脑栓塞”收入院。

病残史：2015 年 7 月 2 日 22 时突然出现头痛伴非喷射样呕吐。无意识不清、口角歪斜、肢体无力等。23 时睡眠增多，呼之可应，简单对答后再次迅速进入睡眠，伴双眼不能向左侧转动、口角右歪、言语含糊、左侧上下肢完全不能活动。头颅 CT 无高密度影。拒绝静脉溶栓，给予抗凝、清除自由基等治疗。7 月 3 日上午睡眠增多好转，左下肢抬离床面时足后跟距床面约半拳。7 月 15 日左上肢肘关节有屈伸动作、左下肢可轻松抬离床面。为进一步诊治及康复入院。

既往史：50 年余前患风湿性心脏病、二尖瓣狭窄、心房颤动，近 4 年口服“华法林、地高辛、呋塞米、螺内酯”。近 5 年劳累后有心前区疼痛，时有夜间阵发性呼吸困难。高血压 30 余年，最高血压 180/100mmHg，长期服用络活喜降压，血压控制在 140/90mmHg。否认糖尿病。2015 年 6 月 26 日患者因“阑尾炎”就诊于北京宣武医院普外科，给予“奥硝唑、舒普深”消炎治疗，未行手术治疗。曾停用华法林 4 天，入普外科后改为低分子肝素皮下注射。20 年前因“腰椎滑脱”行“椎体固定术”（有 2 枚内置钢钉）。对某种抗生素过敏（具体不详），对海鲜过敏史，预防接种史不详。

婚育史、家族史：无特殊。2011 年曾患梅毒，在首都医科大学附属北京佑安医院正规治疗，患者丈夫同时也进行了完全的抗梅毒治疗，已治愈。

心理史：性格内向，无重大心理创伤史。

职业史：务农。

入院查体：神志清楚，言语欠流利。高级皮质功能减退。双侧瞳孔等大等圆，直径 3mm，直接间接对光反射灵敏，双眼球活动自如，左侧鼻唇沟浅，示齿口角右偏，鼓腮无漏气，双耳气导＞骨导，Weber 试验居中。悬雍垂居中，双侧软腭上抬有力，咽反射减弱，声音

无嘶哑，饮水无呛咳，吞咽无困难，双侧转颈有力，左侧耸肩力弱，伸舌向左偏斜。左肱二头肌腱反射（+++），右侧肱二头肌腱反射（++），左侧膝腱反射（+++），右侧膝腱反射（++），左侧跟腱反射（++），右侧跟腱反射（+）。四肢肌张力不高，左侧上肢近端肌力 2 级，远端肌力 0 级，左侧下肢肌力 3 级，右侧肢体肌力Ⅴ级，左侧肢体及面部针刺觉减退，双侧深感觉对称存在。右侧指鼻试验、跟膝胫试验稳准。左侧指鼻试验、跟膝胫试验不能完成。左侧病理征阳性，右侧病理征未引出。

【辅助检查】

（1）头颅 CT（2015-7-3）：右侧基底节、岛叶低密度影，考虑脑梗死。

（2）头 + 颈 CTA（2015-7-6）：头颈血管动脉硬化，右侧颈内动脉起始部中 - 重度狭窄，以远血管闭塞，右侧椎动脉起始部中度狭窄，右侧大脑中动脉狭窄。颈部及颅内血管超声：右侧大脑中动脉狭窄（轻度），右侧椎动脉颅外段病变，双颈内动脉内膜增厚伴斑块，右椎动脉Ⅵ段狭窄 70% ～ 99%。

（3）心脏超声：风湿性心瓣膜病变，二尖瓣狭窄（轻 - 中度）伴轻度反流，左房扩大，房颤。

（4）梅毒血清特异性抗体测定（2015-7-6）：阳性。

（5）快速梅毒反应素试验（原倍）（2015-7-6）：阳性。

（6）右下腹部超声（2015-7-6）：右下腹低回声。

（7）血沉及血常规（2015-7-16）：正常范围内。

（二）康复诊断

（1）脑梗死恢复期，风湿性心脏病（二尖瓣狭窄、心房颤动）。

（2）左侧肢体运动功能障碍，左侧肢体感觉功能障碍。

（3）日常生活完全依赖。

（4）社会参与能力丧失。

（5）阑尾炎（已治愈）。

治疗经过：入院行头颅 CT（2015 年 7 月 16 日）检查示梗死部位伴渗血，凝血常规 INR = 1.71，停用华法林，给予活血、改善循环、营养神经、扩张冠脉等治疗。2 周后复查渗血基本吸收，加用华法林抗凝。凌晨 2：00 ～ 4：00 易出现胸闷、气短、心前区不适，给予硝酸酯类对症，多次发作行心电图无异常。每 2 ～ 3 天发作一次，频繁时每天均有，每次持续数分钟至半小时不等，可自行缓解。

申请运动疗法、心理治疗、社会康复评定科的评定及治疗。进行肢体功能、心脏功能康复等康复训练，提高残余肌力，改善手功能、行走能力、心脏功能，减少日常生活介助量。

（三）康复评定会

参加人员：主任医师、主管康复医师、物理治疗师、心理治疗师、社会康复师、护理人员。

（1）主管康复医师：患者老年女性，急性起病，迅速达高峰，表现为左侧肢体感觉运动障碍，头颅 CT 可见右侧基底节区、岛叶的低密度影，考虑为脑梗死。既往存在风湿性心脏病、心房颤动，长期服用华法林。此次出现阑尾炎后自行停服华法林，且发病后 14 天复查头颅 CT 可见梗死区渗血，故考虑为心源性栓塞导致的红色脑梗死可能。因为患者既往基础疾病较多，故需对脑梗死的病因进行鉴别。①动脉粥样硬化性脑梗死：多于安静状态或睡眠中起病，存在高血压病、糖尿病、吸烟等动脉粥样硬化的危险因素。患者发病时曾行颈动脉超声右侧颈内动脉未见明显的狭窄。发病后 2 天行头颅 MRA 可见右侧颈内动脉闭塞，但由于起病迅速、栓塞较梗死可能性大，可暂排除动脉粥样硬化性脑梗死。②梅毒性血管炎导致的脑梗死：发病率低，据报道仅占梅毒 3%，男女性别比（3∶1），多在初染后 2 ～ 10 年（也有报道为 5 ～ 30 年）发病，主要累及脑和脊髓血管，致动脉内膜炎。好侵犯中等或较大动脉，发生偏瘫，偏身感觉障碍等。但由于梅毒患者已经正规治疗，治疗后发病可能性不大。③风湿性血管炎导致的脑梗死：风湿性心脏病是甲组乙型溶血性链球菌感染引起的变态反应的部分表现，属于自身免疫性疾病。心脏部位的病理变化主要发生在心脏瓣膜部位。二尖瓣为最常见受累部位。该患者既往风湿性心脏病，已行换瓣手术，此次发病后血沉、CRP 正常范围内，风湿病不是活动期，暂不考虑该种病因导致的脑梗死。但该患者由于风心病后，有心房颤动，一直服用华法林等，此次疑有阑尾炎，在停用华法林期间发病，故栓塞可能性最大。

根据患者的病史和病情变化分析，相应处理如下：梗死区存在较多渗血，故暂停华法林等抗凝。待颅内渗血吸收后给予华法林抗凝治疗。心脏功能较差，给予扩张冠状动脉、营养心肌、控制心率等治疗。给予气压助动、穿弹力袜防止下肢深静脉血栓形成。给予肢体功能训练、心脏功能康复训练、针灸等。

（2）物理治疗师：患者左侧肢体无力，上肢肌力 2 级，下肢肌力 3^{+}，主动活动不充分，可保持坐位平衡，不能站立。具体拟采取的治疗方法：①左上肢关节被动活动，左下肢主动活动，维持关节活动度；②站立床训练；③预防出现肩关节半脱位；④左侧肢体电刺激及针灸康复；⑤可进行虚拟现实法治疗；⑥轮椅操作技巧训练。

（3）心理治疗师：患者青年时患风湿性心脏病，病情较重，近 5 年内出现心衰的情况，病情易反复，日常生活存在焦虑、恐惧，入院后此种心理更加明显，患者常感觉疲乏、心烦意乱、胸闷。存在猜疑、抑郁心理，对周围事物异常敏感常怀疑医生或家人对自己隐瞒病情，联想过多，经常主诉胸痛、疲劳，并常有焦虑等情况。住院期间需保持病室整齐、清洁、安静、舒适，使患者心情舒畅。向患者介绍风湿性心脏病和房颤的有关知识，使其对疾病有正确的认识，了解疾病的注意事项，解除思想顾虑，消除恐惧心理。可行生物反馈松弛训练治疗。

5 年前检查发现梅毒，已完全治愈，患者仍担心被歧视，思想负担重。要主动与患者交谈，解除心理顾虑。

（4）社会康复师：作为梅毒患者，对社会的理解支持尤其渴望，由于道德的因素，他们的内心承受着很大的压力和罪恶感，在住院期间，医护人员与患者接触最密切，可适当通过交谈、观察、在了解患者的内心体验，劝导患者正确看待自己；目前梅毒已治愈，要注意的是不要再有不良接触再次感染，或再感染他人。要按照规定的时间治疗，定时复查血液转阴的情况。肢体功能可再有一定的康复，要有锻炼的信心，要适当参加社会活动，从焦虑的困境中解脱出来。通过疏泄的方法使患者倾吐抑郁情绪，使心情安静、心理平衡。

（5）护师：患者日常生活大部分依赖，运动、感觉功能障碍，可能出现跌倒、摔伤等风险，护理时需注意不要出现烫伤等意外，在患者翻身、转移、取物时给予帮助，协助患者进行日常生活的完成。同时要要在日常生活中，注意心理方面的疏导，给予战胜疾病的信心。

（6）主任医师：患者近期康复目标是增加上肢力量，维持下肢关节活动度，提高站位平衡及转移能力。远期目标是生活自理，部分回归社会。

具体有以下两方面：①运动障碍及心脏康复评定。患者心功能Ⅲ期，进行肢体功能康复时需首先评估心脏功能是否可以耐受。临床评定主要是借助心电图、心脏超声、24h 动态心电图、必要时冠脉造影等进行评估。个体的活动能力水平与心脏功能水平不一定平行。临床上可先测定运动时的心脏功能容量，从而较精确和定量的判断体力活动能力，并根据所得的心功能容量数值与表中活动的能量需求对照，确定患者可以安全进行的身体活动和康复训练。恰当的运动量应当是在最大心率的 60% ～ 85% 或最大耗氧量的 50% ～ 75%。每次主动运动持续时间：达到个体最大心率 80% 时维持 20 ～ 30min 即可。或者达到个体最大心率 60% 维持 45 ～ 60min 也可取得同样的康复效果。这种较低运动强度而较长时间的运动方案更易于为老年心脏病患者所接受。本患者属于高危层患者，故需要在连续监测下进行康复运动训练。②心功能不全的康复。康复运动对心血管系统的作用有：a. 外周效应。提高骨骼肌对氧的摄取能力，改善骨骼肌氧利用能力，提高机体的最大摄氧量，血流动力学改善；b. 心脏本身。促进冠脉侧支形成和冠脉舒缩，增加心搏量和冠脉血流量，增加心脏射血分数，增加电稳定性；c. 降低危险因素。改善脂、糖代谢，降低血压，降低血小板聚集。

运动是常用的改善心功能的方法。可采用如下方法：①心脏功能不良的偏瘫患者做抗阻运动时，施加阻力可以在时程上加以变化，当患者开始运动时，患者的力量逐渐增加，治疗师的阻力逐渐增加，当患者的力量达到高峰之前提前减少阻力，也就是让施加的阻力始终不超过患者的力量，这一技术方法既有心理治疗的作用，也是利用了精神心理与运动功能之间的因果循环作用；②心功能不良的偏瘫病人做上肢的抗阻运动时，同时让患者做胸廓的呼吸运动。做有利于患者胸廓扩大的运动如扩胸、肩外展时让患者吸气，做有利于胸廓缩小的运动如肩内收肘让患者呼气。有利于整体心肺功能的改善；③可让患者仰卧位，做伸膝屈髋的运动，在脚背施加阻力，双下肢肌肉较发达，可以起到肌肉泵的作用，在做抗阻运动的同时又增加了血液循环的动力。

患者经过康复治疗后，目前可自行站立及步速较慢的行走。

（赵圣杰　吴章薇　赵　军）

十四、脑出血术后伴另一侧周围神经损伤康复疗效分析

【摘　要】 报道1例55岁女性患者，脑出血去骨瓣减压术后，有意识障碍、双侧肢体运动障碍、一侧中枢性、另一侧周围性感觉障碍，长时间卧床后导致废用综合征。通过个体化康复治疗方案，患者功能改善。

【关键词】 脑出血去骨瓣减压术后；周围神经损伤；康复

（一）病历介绍

患者，女性，55岁。于2015年6月4日收入院。

主诉：突发左侧肢体活动不能、意识障碍55天，发现右侧肢体力弱20余天。

病残史：55天前（2015年4月8日下午2：00左右）患者与家属闲聊时，突发左侧肢体力弱、口角歪斜（具体不详），无意识障碍，无头痛、头晕、恶心、呕吐等，无言语不利。0.5～1小时后肢体力弱较前加重，并逐渐出现意识障碍，大声呼叫不能叫醒。120急救人员测血压具体不详。就诊于北京军区总医院，查头颅CT提示右侧基底节区高密度影，出血量约70ml。诊断为“脑出血破入脑室、脑疝形成”，急诊行“右颅去骨瓣减压＋血肿清除术”，术中自体输血。术后2天复查头颅CT提示：去骨瓣减压术后，右侧基底节区、中脑、脑桥高信号，中线结构左移。术后3天因呼吸困难，行气管切开；住院期间多次发热，予以抗炎及物理降温对症处置后体温正常。20余天前转入我院ICU行肢体功能训练、高压氧舱等康复治疗；同时患者家属发现患者右侧肢体无力。为求进一步诊治，门诊以“脑出血恢复期”收入神经内科。

自发病来，患者意识同前所述，鼻饲饮食，留置导尿，大便2天1次；体重较前减轻，具体不详。

既往史：高血压病史5年余，最高达200/？ mmHg，规律服用降压药（具体不详），家属代诉血压控制可；此次于我院住院期间，出现双下肢静脉血栓。对“青霉素、磷霉素”过敏；否认其他药物及食物过敏史。否认脑梗死、糖尿病、冠心病等病史。否认肝炎、结核等传染病病史。否认其他手术、外伤史。预防接种史不详。

个人史：生于陕西省榆林市，此次来京陪伴爱人就医。否认长期外地居住史，否认疫区居留史，否认特殊化学品及放射线接触史。否认吸烟史，否认饮酒史。

婚育史：已婚，配偶有肝癌。育1子1女。均体健。

月经史：16 岁月经初潮，月经周期 25 ～ 28 天，约 50 岁绝经。

家族史：父母已逝，原因不详。有 1 姐 2 弟 2 妹，均体健。家族中否认有家族遗传病病史及其类似病史。

入院时查体：体温 37.5℃，脉搏 81 次 / 分，呼吸 12 次 / 分，血压 117/71mmHg。双肺呼吸音粗，未闻及干湿罗音。心律齐，未闻及杂音。腹软，按压无痛苦表情。右颞部可见陈旧马蹄形手术瘢痕，皮瓣张力可。保留胃管及尿管，颈部气管切开；右上肢 PICC 置管术后。右手骨间肌萎缩明显。双下肢轻度水肿。神经系统查体：浅昏迷，高级皮质功能检查无法完成。双侧瞳孔不等大，左侧瞳孔直径约 3mm，直接及间接对光反射灵敏；右侧瞳孔直径约 4.5mm，直接及间接对光反射消失。双眼向右侧凝视，右眼可疑轻微外展。左下肢踇长伸肌肌力 1 级，左下肢其他肌肉肌力 0 级、右侧肢体肌力 0 级。四肢肌张力低下，双下肢肌张力改良 Ashworth 分级 0 级；左旋前圆肌肌张力稍高。四肢深浅感觉无法完成检查。左上肢腱反射（++）、左下肢腱反射（+++），右侧肢体腱反射（+）。双侧掌颏反射、左侧霍夫曼征（+），双侧巴氏征（－）。共济运动无法检查。脑膜刺激征（－）。

【辅助检查】

（1）头颅 CT（2015-4-8）：右侧基底节区高密度影，破入脑室，脑干组织结构不清晰，中线结构左移。

（2）头颅 CT（2015-4-10）：右侧基底节区、中脑、脑桥高密度影，中线结构左移。

（3）头颅 CT（2015-4-22）：右侧基底节区、脑干出血后改变；同 2015-4-10 相比，脑疝消失，蛛网膜下腔出血、脑室系统积血及右颞硬膜下血肿基本吸收，左侧脑室前角软化灶变化不明显。

（4）头颅 CT（2015-6-4）：去骨瓣减压术后颅骨缺损；右侧额颞叶硬膜下积液；右侧基底节区、右侧脑桥低密度影。

（5）化验（2015-6-4）：血常规：血红蛋白浓度 97g/L，白细胞数目 4.92×10^9/L，中性粒细胞百分比 64.0%，中性粒细胞数目 3.15×10^9/L。尿常规示：红细胞 23 个 /μl。胃内容物潜血阴性。凝血功能：D- 二聚体 0.92mg/L，余未见明显改变。

（二）康复诊断

（1）脑出血恢复期（右侧基底节与丘脑区出血破入脑室、脑干出血、左侧偏瘫、高血压性），去骨瓣减压术后颅骨缺损（右额颞顶叶），高血压 3 级（极高危），双下肢静脉血栓，轻度贫血。

（2）意识障碍，双侧肢体运动障碍，右侧肢体感觉障碍，废用综合征。

（3）ADL 极严重功能缺陷。

（4）社会参与功能减退。

（5）气管切开术后 。

（三）康复临床方面讨论

1. 定位诊断　浅昏迷定位于脑干网状结构及上行激活系统，结合影像学资料考虑右侧丘脑、脑干损伤面积大导致意识障碍。右侧瞳孔较对侧大，直接及间接对光反射消失（左侧瞳孔直接及间接对光反射灵敏），定位于右侧动眼神经受损；双眼向右侧凝视，右眼可疑轻微外展，定位右侧脑桥侧视中枢损伤。左侧肢体肌力下降、肌张力低、腱反射活跃、病理征（+），定位于右侧皮质脊髓束。结合头颅 CT，综合定位于右侧基底节区、中脑、脑桥。右侧肢体肌力减弱、肌张力低、腱反射减弱，呈下运动神经元损伤体征。

2. 定性诊断 患者为中年女性，既往有高血压病史，此次急性起病，病情迅速达高峰，存在持续神经功能缺损症状，头颅 CT 提示基底节区高密度影，为脑出血常见部位，故定性为高血压性脑出血。患者发病后 1 个月发现右侧肢体力弱，结合查体与 EMG 证实为周围神经损伤。

3. 问题小结

（1）脑出血恢复期：脑出血病史 2 个月余，目前病情相对稳定。

（2）意识障碍。

（3）右动眼神经损伤。

（4）双侧肢体运动功能障碍：左下肢踇长伸肌肌力 1 级，左下肢其他肌肉肌力 0 级、右侧肢体肌力 0 级；四肢肌张力下降，右侧肢体腱反射（+），双侧掌颏反射、左侧霍夫曼征（+），左侧查多克征（+）。

（5）废用综合征：长期卧床致体力、耐力下降，呼吸、排痰费力、四肢肌肉萎缩；关节活动度受限。

（6）气管切开状态：影响发声，肺部感染风险大。

（7）ADL 极严重功能缺陷。

（8）社会参与能力减退。

4. 康复目标设定

（1）近期目标：维持、扩大各关节活动度，注意良肢位摆放，避免、减少关节挛缩、肌肉萎缩；促进神经功能恢复；促醒。

（2）远期目标：减少辅助，回归家庭。

5. 康复治疗措施及手段

【治疗方面】

（1）监测生命体征；鼻饲饮食；留置导尿。

（2）患者有双下肢肌间静脉血栓，D- 二聚体高，予以抗凝治疗。

（3）同时予以雾化祛痰、控制血压、控制心率等治疗。

（4）予以营养神经、促醒等治疗。

（5）患者病情平稳，逐步封堵气管切口，复查纤维支气管镜后，转变为经鼻吸氧；间断夹闭导尿管，如条件成熟可拔出导尿管。

（6）患者有硬膜下积液，且去骨瓣减压后 2 个月余，请神外科会诊后，考虑处理硬膜下积液和颅骨修补。

【康复方面】

（1）床边物理疗法被动活动，诱发肌肉主动收缩，2 次 / 天，30 分 / 次，5 次 / 周。

（2）呼吸训练 1 次 / 天，15 分 / 次，5 次 / 周；包括胸廓松动技术、深吸气、呼气训练、腹式呼吸训练等，意识好转后加缩唇呼吸训练。

（3）高压氧舱辅助治疗。

（4）神经肌肉电刺激生物反馈治疗四肢，1 次 / 天，15 分 / 次，5 次 / 周。

（5）气压助动循环治疗四肢，1 次 / 天，30 分 / 次，5 次 / 周。

（6）站起立床训练角度 30 °～ 60 °，1 次 / 天，10 ～ 20 分 / 次，5 次 / 周。

目前气管切口封堵已 4 小时 / 天，鼻导管吸氧情况下，氧饱和度正常范围。声音刺激后，双侧眼球活动次数及程度较前增加，左侧眼球可见自主活动，可见咀嚼，舌可见不自主活动，疼痛刺激后，双下肢可见回缩。左侧股四头肌、左侧胫前肌肌力 2 级，右侧股四头肌、右侧胫前肌肌力 3 级。肌电图示右上肢臂丛神经损伤可能。

（四）讨论

患者脑出血诊断明确，定位及定性诊断明确。既往认为脑出血去骨瓣减压术后半年再行颅骨修补术，但目前神经外科也有学者认为可在半年内行修补术，结合该患者，讨论关于颅骨修补时机。该患者出血量较大，行去骨瓣减压窗口偏大，根据病人的情况，要慎重考虑颅骨修补时机。

有关该患者如何促醒，呼吸、吞咽康复及防治并发症以及康复治疗方案讨论如下。

（1）关于右侧肢体运动、感觉功能障碍，如前所述，可能同时伴有右侧周围神经损伤，患者术后长时间在监护室抗感染治疗，双手小肌肉萎缩（主要是右手骨间肌），不能完全除外危重病性多发性神经病所致周围神经损伤；也可能存在在体位转换时，过度、不恰当牵拉等导致肩关节半脱位、肘腕关节损伤所致的周围神经损伤。肌电图结果提示臂丛神经损伤，出现右上肢肌肉神经源性损害，此种损伤应积极干预防止萎缩进一步加重。除营养神经药物治疗，可使用理疗、功能电刺激等，促进神经及本体感觉恢复。注意护理，在行各项检查及治疗时，避免再次损伤。

（2）目前意识状态同入院前相比，有如下好转，左眼可见自主睁眼，咀嚼及舌不自主活动次数较前增加，主要是中午时间出现较多。对声音刺激反应较前敏感。双眼球仍向右侧凝视，但可见水平活动、不能过中线。在已有的睡眠—觉醒周期上，最小意识状态有所好转。治疗上适当予以胞磷胆碱钠、盐酸舍曲林片提高脑细胞活性及代谢，试用纳美芬促醒。

（3）关于颅骨修补术时机的问题，虽然目前患者病情相对稳定，但病情仍较重，承受二次手术打击后，能否临床获益待定，故建议暂不行颅骨修补，必要时建议请神经外科会诊，决定手术时机。

（4）尽量避免肺部感染、深静脉血栓形成、低蛋白血症、电解质紊乱、尿路感染等并发症；患者肺功能差，继续呼吸功能康复，并加强训练，可开始逐渐延长堵管时间，提高机体耐受。无法自主进食，长期留置胃管易出现反流、腹泻等，建议行胃造瘘。

患者出院时病情：神志清楚，家属暂不同意胃造瘘故仍鼻饲饮食，拔除导尿管后能自行排尿，残余尿量 19ml；无外力辅助下，能独自坐位约 2min，在护工及家属保护下，长坐位靠床坐 1 ~ 2h。封堵气管切开处不吸氧时，不能维持 24h，每日需间断开放切开处 2 ~ 3 次。查体：生命体征平稳，神清，一步指令能够完成。双下肢肌力 3 级，右上肢远端肌力 2 级，左上肢肌力 0 级。左上肢肱二头肌及旋前圆肌肌张力 1 级。双下肢肌张力低下。左上肢腱反射（++）、左下肢腱反射（+++），右侧肢体腱反射（+），脑膜刺激征（–）。

建议转回当地康复医院，继续行康复治疗。如条件成熟可试着堵管。

（周　昊）

十五、脑出血后遗症所致肢体痉挛患者的康复疗效分析

【摘　要】 通过报告 1 例脑出血后遗症的病例，介绍针对肢体肌痉挛患者的康复治疗方案及预后情况。

【关键词】 脑出血后遗症期；肌痉挛；康复

（一）病历介绍

患者，男性，54 岁，右利手，主因“口角歪斜、左侧肢体无力 14 个月”以“脑出血后遗症”于 2014 年 07 月 21 日收入院。

病残史：患者 14 个月前（2013 年 5 月 7 日 5:30）晨起用力排大便后，突发左侧肢体麻木、无力，行走向左歪斜，上肢可抬起，有轻度口角歪斜，无头痛、恶心、呕吐，无视物成双，无黑矇，无意识障碍，无言语不清，无饮水呛咳、吞咽困难等症状，休息后无好转，就诊于当地医院。查头颅 CT 示脑出血，量约 20ml。予以甘露醇脱水降颅压治疗，5 个半小时后（11:00）病情达到高峰，口角明显歪斜，左侧肢体完全不能活动，复查头颅 CT 示“出血量较前无显著变化”，继续同前治疗。20 天后（2013 年 5 月 27 日）上下肢均可抬离床面，后开始接受肢体功能训练、针灸、功能电刺激、站床训练，肌力情况进一步增强，但肌张力逐渐增高，给予妙纳治疗（具体不详），效果欠佳。10 个月前（2013 年 9 月 25 日）上肢可持轻物（馒头）不落，在 1 人轻微帮助下可步行。9 个月前（2013 年 10 月）患者左侧肢体张力增高明显，清醒及活动时明显，影响患者日常生活及步行，予以巴氯芬 10mg，3 次 / 天，卡马西平 0.2g，3 次 / 天，氟西汀 20mg，qd，口服治疗，肌张力逐渐下降。6 月前患者肌张力再次逐渐增高，停用氟西汀改为劳拉西泮 0.5mg，2 次 / 天，口服，并逐渐增加巴氯芬用量至 25mg，3 次 / 天，口服，患者肌张力无明显下降。现无法独立步行，左手不能持物，为进一步诊治及康复入院。

患者自发病以来，神清，精神可，饮食睡眠可，大小便正常，体重无明显变化。

既往史：有高血压病史 6 年，缺血性心脏病 5 年，余病史无特殊。

职业史：小麦育种师。

心理史：病前患者性格温和，精神、情绪和行为无异常。病后患者有焦虑情绪。

查体：血压 110/80mmHg，脉搏 70 次 / 分，心、肺、腹部查体无特殊。神清，面部表情减少，语速较慢，高级皮质功能正常。双侧瞳孔等大等圆，直径 2.5mm，对光反射灵敏。

眼动充分。双侧面部感觉对称，双侧额纹对称，左侧鼻唇沟变浅，示齿口角偏右，双侧气导＞骨导，Weber 居中，悬雍垂居中，双侧软腭上抬有力，饮水无呛咳，吞咽无困难，咽反射灵敏，伸舌居中，双侧转头、耸肩有力。四肢关节活动无受限。左侧上肢肢体肌张力增高，呈折刀样改变，改良 Ashworth 分级：3 级，轴性肌张力增高、旋后困难，左上肢伸肌、左下肢、右侧肢体肌张力正常。左侧肩关节、肘关节、腕关节肌力 5 －级，指关节屈肌肌力 4 级，伸肌肌力 3 级，左下肢髋关节伸肌肌力 3 级，屈肌肌力 4+ 级，膝关节、踝关节肌力 5 －级，左侧肱三头肌腱反射（+++），右侧肱三头肌、双侧肱二头肌、桡骨膜、膝腱反射、跟腱反射（+），双踝阵挛、髌阵挛（－），双侧 Hoffmann 征阴性，双侧巴氏征、Chaddock 征、Oppenheim 征、Gordon 征均阴性，左侧双划征阳性，双侧深、浅感觉正常对称。左侧指鼻试验配合欠佳，右侧指鼻试验、双下肢跟膝胫试验尚稳准。脑膜刺激征阴性。坐立位睁闭眼平衡较差，不能维持姿势，缓慢向左后方倾倒。1 人辅助下可以步行，动作迟缓，起步较慢。

【辅助检查】

（1）头颅 CT（2013 年 5 月 7 日）：右侧丘脑、基底节区高密度影。

（2）头颅 MRA（2014 年 7 月 22 日）：右侧基底节脑出血囊变期，局部血管减少。

（3）血液检查（2014 年 7 月 22 日）：未见明显异常。同型半胱氨酸：8.4μmol/L，维生素 B_{12}：＞ 2000ng/L，叶酸：16.81μg/L。

（二）康复诊断

（1）脑出血后遗症，高血压 3 级（极高危）。

（2）肌张力痉挛状态，左侧肢体运动功能障碍。

（3）日常活动部分依赖。

（4）社会参与能力下降。

（5）缺血性心脏病。

（三）治疗原则

（1）患者脑出血后遗症期，予以抗血小板聚集、营养神经、改善循环药物与对症治疗。

（2）患者左侧肢体屈肌张力增高，予以降肌张力药物治疗。

（3）患者高血压，予以降压治疗。

（4）患者缺血性心脏病，患者现无胸闷、胸痛等不适，无特殊处理。

（5）患者高同型半胱氨酸血症诊断明确，予以补充叶酸及 B 族维生素治疗。

（6）患者有焦虑情绪，予以抗焦虑药物治疗及心理治疗。

（7）进行运动疗法。

（四）康复评定会

参加人员：主任医师、康复医师、物理治疗师（PT）、心理治疗师、护师。

（1）康复医师

1）定位诊断：患者双侧额纹对称，左侧鼻唇沟变浅，示齿口角右偏，为中枢性面瘫，定位于右侧皮质核束；患者左侧肢体无力，左侧肢体屈肌、伸肌肌张力均增高，呈折刀样改变，左侧肱三头肌腱反射活跃，病理征阳性，定位于右侧皮质脊髓束。定性诊断：患者中年男性，急性起病，迅速达到高峰，头颅 CT 示丘脑底节区高密度影，既往高血压 6 年，用力排便后发病，故考虑为高血压性脑出血，现发病 14 个月，为后遗症期。需与帕金森病和肌肉紧张症相鉴别。帕金森病为原发性黑质 - 纹状体通路变性疾病，其肌张力增高为非选择性，均衡地累及一个关节的所有肌肉，肌张力呈铅管样或齿轮样增高，该患者肌张力增高在脑出血后出现，且主要表现单一肢体屈肌张力增高，且呈折刀样改变，故可除外。肌肉紧张症是一种神经精神综合征，表现为姿势异常、张力过强和蜡样屈曲，该患者体征可除外。

2）患者目前主要问题：左侧肢体运动功能障碍，针对此问题，相应处理如下：①降低肌张力药物治疗。患者左上肢和躯干屈肌张力增高，呈折刀样，为锥体系受损所致，故予以逐渐加用盐酸替扎尼丁至 6mg，3 次 / 天口服，氯硝西泮 2mg，睡前口服，并将巴氯芬减量至 20mg，3 次 / 天，患者肌张力较前有降低。②肢体功能训练。左侧肢体运动障碍，左下肢负重略差，需在一人辅助下站立及行走，故予以患者负重及重心向患侧转移的立位训练，上下肢交替屈曲伸展训练及步行训练。③器具辅助。患者现左手屈肌肌张力增高明显，予以分指板防止肌肉过度挛缩。④心理疏导：患者平卧时左下肢肌张力不高，步行时肌张力增高明显，为牵张性姿势性肌张力增高，有焦虑情绪因素参与，对肢体运动功能的康复造成不利影响，需进行心理疏导和药物辅助治疗。

（2）物理治疗师（PT）：患者现为 Brunnstrom Ⅳ ~ Ⅴ期，故以改善患者立位平衡、提高立位稳定性训练、促进患者肢体各关节分离运动、步行训练为主。具体内容如下：①在治疗师的保护下，进行身体重心向前后、左右移动的立位平衡训练。②双膝交替屈曲伸展：双上肢 Bobath 握手上举至肩关节 90°，躯干左右旋转平衡训练。③患者在双杠内做重心向患侧转移与患肢负重训练。④手膝位跪位、单膝立位跪位或双膝立位跪位的姿势下进行重心转移或躯干旋转动作，促进下肢关节分离运动训练。⑤步行训练：双杠内步行、持拐步行及上下阶梯的练习。患者左侧及躯干肌肉痉挛明显，予以适当方法缓解痉挛。

（3）心理治疗师：焦虑是常见的卒中后情感障碍。患者既往体健，此次脑出血后肢体功能障碍使患者失去原有的工作和地位，失去行为能力，忍受疾病的痛苦，心理上不能承受和适应，加上目前该患者及家属对康复期望过高，对残疾已成定局不能接受而出现焦虑情绪。患者汉密尔顿焦虑量表评分＞ 21 分，结果提示有明显焦虑，已影响到康复的实施及效果，故需要对患者进行心理疏导及药物干预。

（4）护师：患者 ADL 评分 55 分，为中度功能缺陷，日常生活部分依赖，运动功能存在障碍，可能出现跌倒、摔伤，护理时需注意：在患者翻身、转移、取物时给予帮助，协助患者进行日常生活的完成。

（5）主任医师：患者脑出血后遗症期。目前主要障碍为肢体肌张力增高、运动功能障碍。痉挛是以速度依赖性的张力牵张反射（肌张力）增强，伴随牵张反射兴奋性增高所致的腱反射亢进为特征的一种运动障碍。是上运动神经元损伤后的主要临床表现之一。痉挛性肌张力障碍是无诱因下，张力性肌肉过度活动，是自主运动或反射活动后，运动单位不能停止发放冲动所致，可引起肢体位置异常和挛缩。其临床特征为，特异性的累及抗重力肌群（上肢、肩关节内收肌群，屈肘、腕、指关节的肌群及前臂旋前肌，下肢以髋内收肌群、屈膝肌群、踝跖屈和内翻肌群，趾长伸肌为主）。肌张力增高可改变运动的速度、牵伸愈快阻力愈大，起始阶段可表现为“折刀样”，该患者左上肢折刀样的肌张力增高为锥体束上运动神经元受损所致。患者左上肢肌张力呈齿轮样增高，考虑与基底节病变、锥体外系损伤有关，因其引起肌张力增高为非选择性，均衡的累积一个关节的所有肌肉，故全部运动范围内均可感到被动运动的阻力。另外，患者平卧位下肢肌张力不高，下地步行时出现肌张力增高，足趾呈巴宾斯基征，为牵张反射引起运动障碍。因病变部位在丘脑、基底节区，锥体系及锥体外系均有损伤。患者肌张力障碍在脑出血后逐渐出现，且主要累及左上肢，故变性病帕金森病诊断依据不足。从患者目前药物应用情况及职业史可除外药源性运动障碍。

患者目前肢体及躯干的肌肉痉挛已经影响到肢体及躯体功能、体位摆放、日常生活，并且给患者造成了极大的不适，所以必须积极进行针对肌肉痉挛的治疗。该患者现左上肢呈痉挛模式，远端关节仅有很小范围的活动，根据 Oswestry 等级量表的评判标准，患者上肢属于中度痉挛。针对该患者的情况，必须通过联合应用口服药物、支具和手法治疗的方法治疗痉挛，同时进行肢体功能的物理训练。

（五）讨论

1. *药物治疗*　常用临床抗痉挛药物有多种，该患者肌张力增高早期应用巴氯芬有效，巴氯芬为 GABA 衍生物，不能通过血脑屏障，但在 β 碳原子处置代以对位 - 氯苯核，为亲水性变为亲脂性物质而可以进入大脑。作用部位是对传入脊髓的神经的终末端突出前抑制改变中间神经元活动，使 α 运动神经元活动正常化。对脊髓损伤痉挛状态效果较好。随着病情加重，该药已效果不明显。入院后调整为替扎尼定联合氯硝西泮，此两种药更适合该患者，对脑病所致的痉挛优胜于巴氯芬，为中枢性骨骼肌松弛药，且已经开始见效，之后应根据患者病情的需要而作剂量调整，同时需逐渐减停巴氯芬。若患者应用上述药物无明显好转后，可考虑其他治疗痉挛状态的方法，包括：神经松解术（酚、乙醇、麻醉剂周围神经阻滞），肉毒毒素局部肌内注射的化学去神经疗法，外科治疗（脊神经后跟切断术、骨科治疗）。解除该患者痉挛状态后有利于下一步康复的顺利进行。

2. *矫形器辅助治疗*　患者现腕屈、手指屈曲痉挛明显，可给予佩戴合适的左腕手矫形器及分指板矫正异常的屈曲痉挛姿势。

3. *功能性电刺激*　功能性电刺激主要是应用电极表面刺激肌肉的隆起部位，通过刺激拮抗剂的收缩来交互抑制主动及痉挛的过程。针对该患者，可对患者上肢伸肌进行电刺激，使其伸展上肢、伸腕。

4. *手法治疗*

（1）牵拉训练：被动牵拉是物理治疗缓解痉挛手法技术中最常用的手法。被动、缓慢、长时间地牵拉痉挛的肌群可通过作用于关节内的压力感受器、肌梭和Golgi腱器，激化出对痉挛的抑制反应。针对该患者，治疗师可被动牵拉肩关节的伸展肌群，被动地进行腕关节背伸，指关节的被动伸展。

（2）肌腱挤压法：当外力缓慢地、长时间地挤压肌腱时，可通过皮肤、肌梭等感受器的作用，引起Golgi腱器的兴奋，激发抑制反应，从而使痉挛的肌肉张力降低，肌肉松弛。针对该患者可让其在坐位下，把患手支撑于身体一侧。

（3）轻刷法：轻刷法是通过刺激拮抗剂的收缩，交互抑制主动肌痉挛的手法。治疗师或家属可徒手或借助毛刷、软棒等器械进行。针对该患者可用手由近端到远端地轻刷刺激桡侧伸腕的肌群，诱发患者腕关节的背曲。

5. 肢体功能训练

（1）应继续做好良肢位的摆放：良肢位的摆放不但给患者提供了稳定、舒适的体位，也会给缓解肢体的痉挛带来好处。针对该患者的情况，重点要让其在卧位时，上肢保持肩胛骨向前、肩前伸、伸肘。

（2）进行站起及立位平衡训练站起：治疗师在该患者端坐位的体位下，先加强躯干在静态和动态下对痉挛的控制能力之后，治疗师从患者的前方被动地控制患者左侧（瘫痪侧）膝关节，通过手或患者的躯干诱导患者缓慢地把身体重心向前、上方移动。立位：患者静态站立时重心偏右，步行时头偏向瘫痪侧（左），躯干明显向瘫痪侧（左）倾斜，身体中线向非瘫痪侧（右）偏移，呈典型的倾倒综合征（pusher综合征）征象，为脑出血后异常行为模式，需进行恢复中线训练，需治疗师指导矫正，并且及时用言语提醒患者注意双足平行，双下肢均等负重。进一步要求患者在保持立位平衡的基础上，将重心向前、后、左、右方向转移，并用上肢带动躯干做前伸、外展、旋转的动作，下肢做向前、后、左、右的迈步训练或上下不同高度的台阶等动作的训练。

（3）步行训练患者在1人轻微辅助下可行走，但起步缓慢、行走时左下肢会出现肌张力增高。针对该患者的情况，应诱导患者去主动地控制痉挛的同时，练习单足立位的稳定，及下肢分离运动。随着上述3点能力的提高，最终让患者以正常的方式完成步行。

6. 心理治疗　患者有明显的焦虑，对康复训练的效果会造成不利的影响，可每周进行一次心理疏导，同时需给予抗焦虑药物治疗（苯二氮䓬类）。

该患者经过上述各种康复措施后，肌肉痉挛较前有明显缓解，异常的姿势得到了改善，可以独立步行，生活基本自理。已满意出院，回归家庭。

（梅利平）

十六、脑梗死后过用综合征的康复

【摘　要】 患者于3年半前和3年前发生2次脑梗死，经治疗上肢能持物，下肢能独立上下楼梯。出院后患者坚持锻炼，每天步行3～4h，伴关节疼痛时仍坚持，站立、步行时屈髋屈膝的姿势越来越明显，并行走困难，基底增宽，步幅减小，需推轮椅方可行走。来我院经系统正规康复治疗及药物治疗，患者关节疼痛减轻，改善了核心控制能力，纠正了异常姿势，提高了平衡功能，改善了步态。

【关键词】 脑梗死；过用综合征；康复

（一）病历介绍

患者，男性，64岁。因"左侧肢体无力3年余伴行走困难1年余"于2014年10月13日入院。

病残史：患者于3年半前（2011年4月3日）无明显诱因出现左侧肢体无力，上肢能抬起，但持物不能，能独立行走，言语欠清晰，无头晕、头痛。于外院行头颅MRI，诊断为"脑梗死"，予改善循环等对症治疗。患者左侧肢体无力较前改善，左手能持物，但力量未恢复正常，言语清晰。患者每天自行进行爬山等锻炼。3年前患者出现左侧肢体无力加重，步行距离缩短，不能上下楼梯，但能持物。入院行头颅MRI示腔隙性脑梗死，予药物治疗，具体不详。患者肢体无力较前改善，步行时左下肢髋膝关节稍屈曲，能独立上下楼梯。出院后患者坚持锻炼，每天步行3～4小时，伴关节疼痛时仍坚持，站立、步行时屈髋屈膝的姿势越来越明显。1年前患者再次出现左侧肢体无力加重，并出现左手发僵，行走困难，基底增宽，步幅减小，需推轮椅方可行走，行头颅MRI检查未见新发病灶，予改善脑循环等治疗。治疗后症状未见明显改善，患者步行困难逐渐加重，为进一步康复入院。

既往史：双侧膝关节疼痛3年余，右侧髋关节疼痛2年余，未诊治。高血压病10年，最高180/100mmHg，目前服用络活喜、安博诺，血压控制在（150～160）/（90～100）mmHg左右。高脂血症10余年，目前服用力平之，未监测血脂水平。糖尿病20年，目前服用拜糖平，注射胰岛素控制血糖，血糖控制欠佳。有糖尿病肾病病史3年。否认冠心病病史。否认手术外伤史、输血史。否认传染病病史。否认食物、药物过敏史。

个人社会生活史：生长于黑龙江哈尔滨。病前吸烟30余年，40～60支/天，饮酒15年，2两/次，3～4次/周，已戒烟戒酒。已婚，适龄婚育，育有1女，孩子和爱人均体健。

家族史：无特殊。

职业史：退休前从事行政管理工作，否认毒物及放射线接触史。

心理史：病前性格外向，病后无明显改变，否认重大心理创伤史。

查体：神清语利，血压 180/91mmHg，脉搏 94 次 / 分，认知功能检查正常。脑神经检查未见异常。左肩关节前屈 120°，右肩关节前屈 130°，双侧肩外展 90°。四肢肌张力正常，左上、下肢及左手布氏分期Ⅴ期，左侧肢体腱反射（++），右侧肢体腱反射（+），髌阵挛、踝阵挛阴性。双侧 Hoffmann 征（－），Babinski 征（－），Chaddock（－），双侧掌颏反射（+），吸吮反射（+），下颌反射（－）。左侧偏身浅、深感觉减退。指鼻试验、跟膝胫试验稳准，Romberg 征（－）。

【辅助检查】

（1）头颅 MRI（2011-4-5）：右侧侧脑室旁、基底节区脑梗死（图 1-14）。

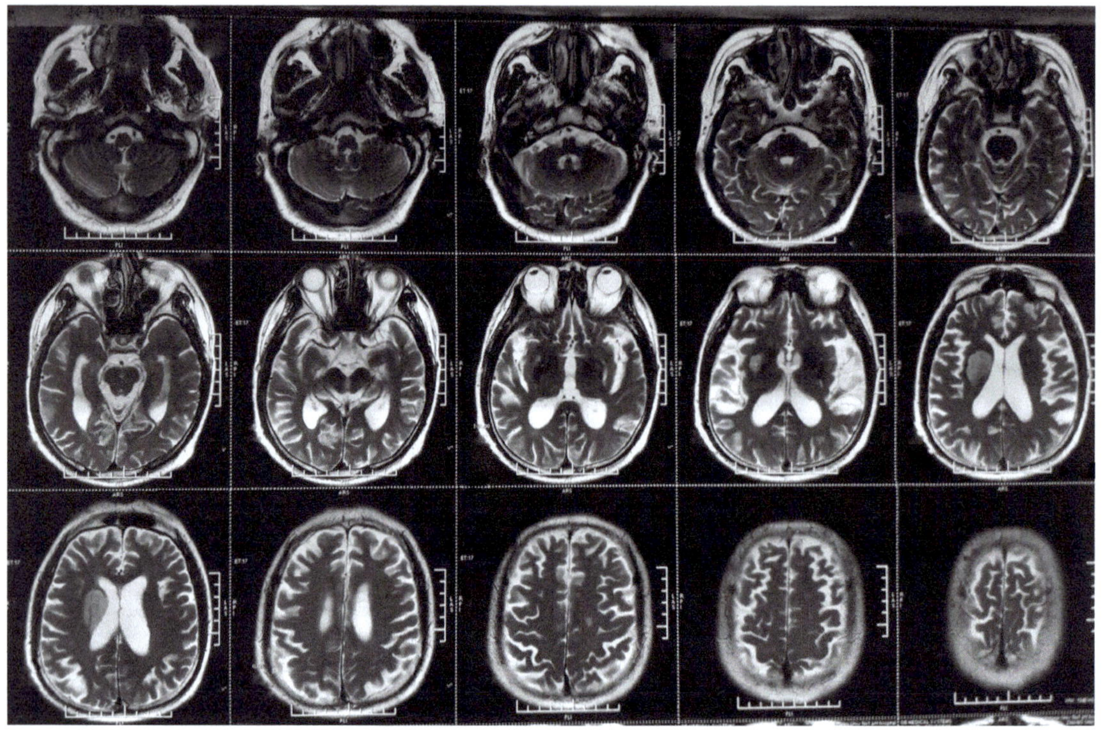

图 1-14　右侧侧脑室旁、基底节区可见脑梗死灶

（2）头颅 MRI（2013-9-8）：脑内多发梗死灶，病灶较陈旧，幕上脑室扩大（图 1-15）。

（3）颈部血管彩超（2011-10-13）：双侧颈总动脉、左侧颈外动脉硬化性狭窄。

（4）右膝关节 MRI（2014-10-28）：右膝半月板内外侧后角退变，关节内少量积液；右膝关节轻度退行性变。

（5）X 线检查：骨盆、双髋及左膝关节边缘骨质增生。

【诊疗经过】

入院后完善常规检查，给予抗血小板、改善循环、营养神经等药物治疗及物理治疗、作业治疗、理疗、按摩、中医熏蒸等治疗。经治疗，患者运动较前改善，目前患者可独立完成起坐，可在辅助下行走，但行走耐力差，步态异常。

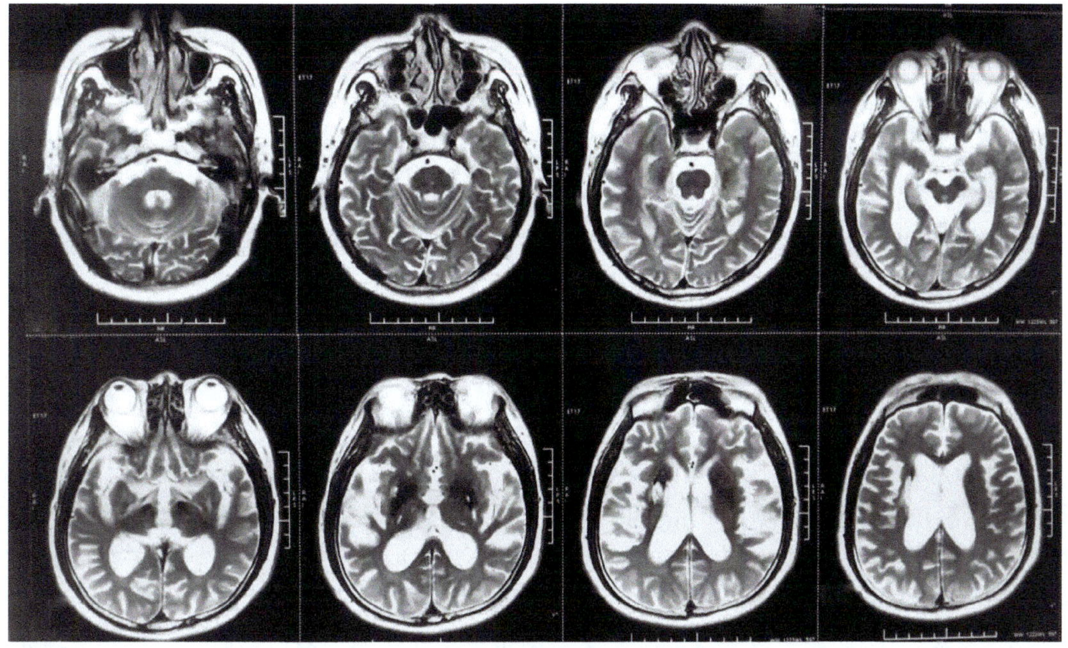

图 1-15 脑内多发陈旧梗死灶，幕上脑室扩大

（二）康复诊断

（1）脑梗死后遗症期（右侧侧脑室旁、基底节区），左侧偏瘫，动脉粥样硬化性，高血压病 3 级（极高危），高脂血症，多发性陈旧性腔梗，2 型糖尿病。

（2）左侧肢体运动功能障碍，左侧肢体感觉功能障碍，肢体关节活动受限。

（3）日常生活能力减低。

（4）社会参与能力减低。

（5）糖尿病肾病，肾动脉硬化，脂肪肝，胆囊结石，前列腺增生，肩痛，右膝关节炎。

（三）康复方面临床讨论

1. 主要问题点

（1）关节活动范围受限：左上肢肩前屈 120°，右上肢前屈 130°，双侧肩外展 90°，左侧伸膝 − 10°，右侧伸髋 − 15°，右侧伸膝 − 20°。

（2）左侧肢体运动功能障碍：左侧上、下肢及左手布氏分期Ⅴ期。

（3）左侧肢体感觉功能障碍：左侧肢体浅、深感觉减退。

（4）平衡障碍：行走困难，宽基底、小步幅，屈髋屈膝的异常步行姿势。

（5）情绪障碍：抑郁状态。

（6）ADL 中度功能缺陷：日常生活活动部分依赖，更衣、洗漱，转移等需要家属辅助。

（7）社会参与能力减退。

2. 康复目标设定

（1）近期目标：扩大关节活动度，提高左手灵活性，提高核心控制能力，提高下肢负重能力及转移能力，提高 ADL 能力。

（2）远期目标：ADL 部分自理，回归家庭。

3. 康复治疗方法

（1）运动疗法：包括物理治疗和作业治疗，维持及扩大肩关节活动度，缓解疼痛；改善前臂旋后功能；提高左侧肢体灵活性。改善髋关节活动范围，改善站立、行走时屈髋屈膝异常姿势，提高核心控制能力，增强双下肢负重能力及重心转移能力，提高平衡功能，改善步态。

（2）理疗：改善肩关节及膝关节疼痛。

（3）中医：按摩、熏蒸改善肩关节及膝关节疼痛。

4. 康复治疗措施及手段（包括药物）

（1）药物治疗：①降压、降糖、降脂：替米沙坦氢氯噻嗪片、硝苯地平控释片、富马酸比索洛尔片；阿卡波糖片、精蛋白生物合成人胰岛素注射液；阿托伐他汀钙片、普罗布考片。②抗血小板聚集：拜阿司匹林肠溶片。③营养神经、改善循环：曲克芦丁脑蛋白水解物注射液、注射用硫辛酸、注射用腺苷钴胺、注射用鼠神经生长因子、胞磷胆碱钠胶囊。④治疗微血管病变：羟苯磺酸钙胶囊。⑤改善运动功能：多巴丝肼片。⑥改善情绪：盐酸帕罗西汀片、劳拉西泮片。⑦改善前列腺功能：非那雄胺片、盐酸坦索罗辛缓释胶囊。⑧改善关节炎：盐酸氨基葡萄糖胶囊、双氯芬酸二乙胺乳胶剂。

（2）物理疗法：改善髋关节活动范围，改善站立、行走时屈髋屈膝异常姿势，提高核心控制能力，增强双下肢负重能力及重心转移能力，提高平衡功能，改善步态。

（3）作业疗法：维持及扩大肩关节活动度，缓解疼痛；改善前臂旋后功能；提高左侧肢体灵活性。

（4）理疗：改善肩关节及膝关节疼痛。

（5）中医按摩、熏蒸：改善肩关节及膝关节疼痛。

（6）康复护理：良肢位摆放和健康生活方式指导；ADL 动作指导。

（四）讨论

患者曾 2 次患脑梗死，致左侧肢体偏瘫，病后经恢复能完成左手持物，能行走。患者每日运动量过大，出现关节损害且伴有疼痛时仍坚持运动，导致骨关节退行性变加重，出现屈髋屈膝异常姿势，步行困难加重。出现异常姿势后，未进行合理有效的康复训练，导致身体力线发生变化，腰背肌、腹肌、大腿肌群肌纤维长度及力量发生改变，且因关节疼痛不愿进行康复训练，加重异常姿势，平衡功能下降，步态异常。患者目前的功能障碍是明显的过用以及误用引起的。

此次住院经药物治疗、肢体功能训练、理疗、按摩后，患者关节疼痛减轻，改善了核心控制能力，部分纠正了屈髋屈膝的异常姿势，提高了双下肢负重及重心转移能力，提高了平衡功能，改善了步态。

（王　强　宋鲁平）

十七、一侧扩大性脑出血术后大面积脑梗死病例的康复

【摘　要】 脑出血术后合并大面积脑梗死导致病情严重恶化，增加了致残率和病死率。本文讨论1例扩大性脑出血术后合并大片脑梗死病例的康复治疗。

【关键词】 脑出血；脑梗死；康复

（一）病历介绍

患者，女性，57岁。右利手。主诉：左侧肢体活动不能伴言语不能10个月余。

病残史：患者于10个月余前（2014年10月15日）活动后自觉头晕，左侧肢体无力，伴恶心呕吐，无意识不清及肢体抽搐、无言语不利。半小时内送至外院一，行头CT示"右侧基底节区脑出血，量约20ml"，予脱水降颅压等对症治疗。发病10小时后患者左侧肢体无力加重、出现呼之不应伴右侧瞳孔散大，复查头颅CT示"脑内血肿明显增大，量约60ml，破入脑室，脑疝"，急行"右额颞顶血肿清除术＋去骨瓣减压术""气管切开术"，术后病理检查示脑血管畸形（未见报告）。发病1周（2014年10月22日）复查头CT示"右侧大面积脑梗死"，予改善循环及针灸、肢体功能训练等康复治疗。发病后19天（2014年11月3日）复查头CT示"右侧额颞顶枕、基底节区多发梗死合并脑出血，左侧额颞顶部硬膜下积液增多"，患者转至外院二，予"左侧额颞顶部硬膜下积液钻孔引流术"，并因脑积水于2014年11月13日行左侧脑室腹腔分流术，术后给予高压氧等治疗。患者发病后2个月能自主睁眼，不能认人，无主动言语，于发病3个月余拔除气管套管。于2015年3月5日在我科加强营养，予改善认知、营养神经、肢体功能训练、高压氧等康复治疗1月余，患者偶可与家属说简单字词，体力耐力较前好转。患者于4月10日转至我院神经外科，术前将分流阀压力上调至2.0，于4月20日行颅骨修补术，术后分流阀压力下调至1.5，并行血管造影示"左侧颈内动脉眼动脉段动脉瘤"，术后预防癫痫、抗炎、保肝等药物治疗，并先后于多个康复科室予药物治疗、肢体功能训练、针灸等4个月。目前患者脑分流阀压力1.0，左侧肢体活动不利，情绪淡漠，偶可与家人表达少量语言，ADL完全依赖，为求进一步康复治疗收入院。

患者自发病以来，鼻饲饮食为主，部分经口进食，小便留置尿管，拔除后失禁，大便借助开塞露。

既往史：否认高血压、糖尿病、冠心病病史，发病后诊断"高脂血症"，口服阿托伐他汀，

否认肝炎、结核等传染病史，否认其他手术、外伤史，否认食物、药物过敏史。

个人社会生活史：生于福建省。否认吸烟饮酒史。月经史正常。已婚，育有 2 子 1 女，子女体健。

心理史：病前性格平和。

查体：血压 120/80mmHg，脉搏 80 次 / 分，神清，表情淡漠，查体欠配合。MMSE 量表不能配合。主动表达少，不能配合完成应答、命名、复述及阅读等，可理解及配合完成睁闭眼、握手等一步指令，认知功能检查不配合。双侧瞳孔等大同圆，直径约 3mm，光反射灵敏，双眼向右侧凝视，眼动不配合检查，角膜反射存在。双侧额纹对称，左侧鼻唇沟略浅。听力检查不配合。悬雍垂居中，咽反射灵敏，余检查不能配合。左上肢及手部无主动活动，左侧下肢疼痛刺激可屈曲髋膝及踝关节；左手屈肌肌张力 Asthworth Ⅰ +。左侧肱二头肌、肱三头肌肌腱反射（+++），桡骨膜反射（+++），左侧膝腱反射、跟腱反射（+++），左髌阵挛、左踝阵挛（+）。右侧肩关节前屈受限，右侧肢体主动活动充分，右侧腱反射（++），双侧 Hoffmann 征（+），双侧 Babinski 征（+），双侧掌颏反射（−），吸吮反射（−）。感觉及共济检查不配合，患者不能维持独坐。

【辅助检查】

（1）头颅 CT（2014-10-16）：见图 1-16；头颅 CT（2014-10-22）：见图 1-17；头颅 CT（2014-11-3）：见图 1-18；头颅 CT（2015-04-21）：见图 1-19。

（2）头颅 CT（2014-10-15）：右侧基底节区、右侧放射冠、右侧半卵圆血肿。

（3）头颅 CT（2015-2-2）：脑出血术后改变，原右侧大脑半球及胼胝体压部出血灶基本吸收，VP 分流术后，脑室较前扩大，右侧部分脑膜脑轻度膨出，腔隙性脑梗死。

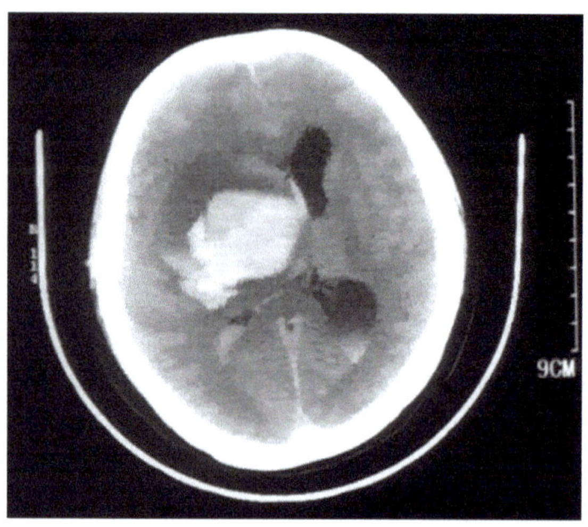

图 1-16　右侧基底节区、放射冠、右侧半卵圆中心血肿，并破入脑室，较前明显增大，蛛网膜下腔少量出血

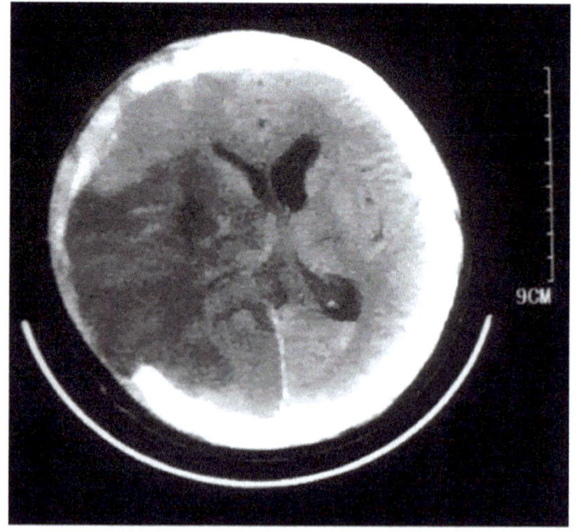

图 1-17　右侧额颞叶大面积脑梗死

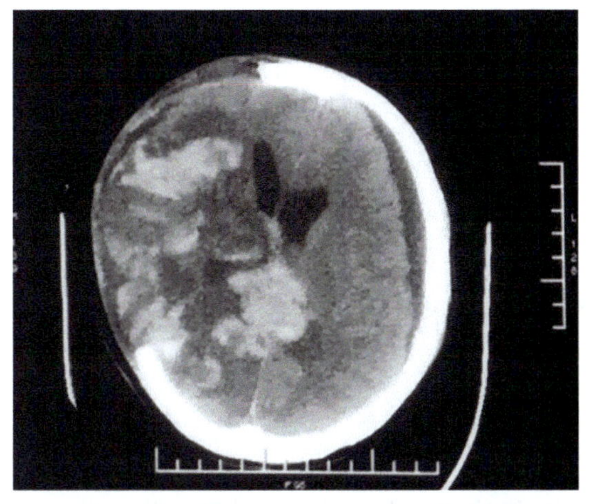

图 1-18　颅内血肿术后，右侧额颞顶叶、右侧丘脑、胼胝体压部出血并血肿形成，脑室内少许积血

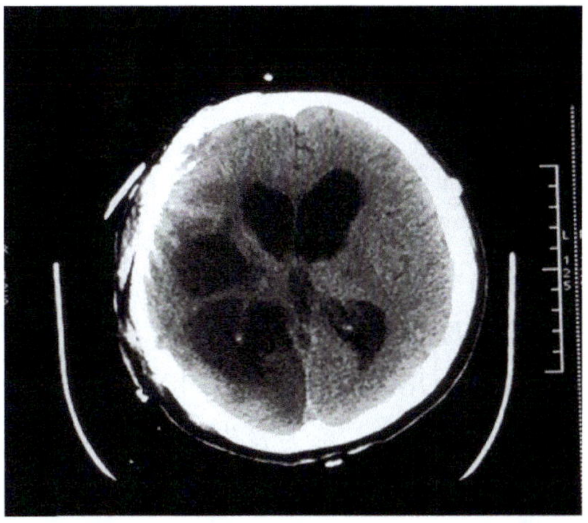

图 1-19　VP 分流术后，脑室扩大，右侧额颞叶多发软化灶

（二）康复诊断

（1）脑出血恢复期（右侧大脑半球、左侧偏瘫、血管畸形），继发性脑梗死，继发性脑积水，开颅血肿清除术 + 去骨瓣减压术后，脑室腹腔分流术后，颅骨修补术后，左眼动脉瘤，高脂血症，抑郁状态。

（2）认知功能障碍，情绪障碍，左侧肢体运动感觉功能障碍，平衡功能障碍，大小便功能障碍，废用综合征，异位骨化（左侧股骨小转子周围）。

（3）ADL 极重度功能缺陷。

（4）社会参与能力丧失。

（三）康复方面临床讨论

1. 定位诊断　情绪淡漠，主动性低，定位于右侧额叶。听理解部分存在，有主动言语表达，发音清晰，不能完成应答及命名复述，也与情绪淡漠、认知功能减退有关；双眼向病灶侧凝视，定位于侧视中枢；双侧额纹对称，左侧鼻唇沟变浅，左侧中枢性面舌瘫定位于右侧皮质核束。左侧偏瘫，左侧 Hoffmann 征阳性，左侧 Babinski 征阳性，定位于右侧皮质脊髓束。右侧肌力略下降，右侧 Hoffmann 征阳性，右侧 Babinski 征阳性，考虑高颅压致左侧皮质脊髓束受损及肌肉废用有关。结合头颅 CT 定位于右侧大脑半球。

2. 定性诊断　中年女性，既往无高血压病，起病较急，出现左侧肢体活动不能伴意识障碍等局灶性神经功能受损症状，血肿清除术后病理检查示脑血管畸形（但未见报告），故定性血管畸形性脑出血可能性大，发病 2 周时复查头颅 CT 显示继发性脑梗死，可能与手术损伤、血管痉挛有关。患者病程呈脑出血 - 加重 - 脑梗死 - 再发脑出血特点，既往高血压病史。

3. 问题小结

（1）认知功能障碍：反应迟钝，MMSE 量表不能配合。

（2）情绪障碍：抑郁状态，不喜与家人交流，无兴趣。

（3）左侧肢体运动功能障碍：左上肢及手部无主动活动，左侧下肢疼痛刺激可屈曲髋膝及踝关节。

（4）左侧肢体感觉功能障碍。

（5）平衡功能障碍：不能保持坐位平衡；Fugl-Meyer 平衡量表 0 分。

（6）大小便功能障碍：大小便失禁。

（7）废用综合征：长期卧床消瘦，体力耐力下降；异位骨化。

（8）ADL 完全依赖：BI 指数 0 分。

（9）社会参与能力丧失。

4. 康复目标

（1）近期目标：改善营养状态；改善体力耐力；维持和扩大各关节活动度，降低肌张力，诱发主动运动；提高下肢负重能力，提高坐位平衡，提高认知交流能力，提高 ADL 能力。

（2）远期目标：回归家庭。

5. 康复治疗方法

（1）物理疗法：2 次 / 天，45 分 / 次，5 次 / 周；包括被动活动，关节活动度维持训练，坐位平衡训练，呼吸训练；过渡至转移训练，站立训练。

（2）作业疗法：1 次 / 天，45 分 / 次，5 次 / 周；被动活动，关节活动度维持训练，认知语言交流训练、洗漱等日常生活能力训练。

（3）高压氧：1 次 / 天，60 分 / 次，5 次 / 周，总共 20 次。

（4）针灸：1 次 / 天，30 分 / 次，5 次 / 周。

（5）肌电生物反馈：1 次 / 天，20 分 / 次，5 次 / 周。

（6）气压泵：1 次 / 天，20 分 / 次，5 次 / 周。

（7）康复护理：认知训练，良肢位摆放，肢体主动被动活动，ADL 动作指导，心理护理。

【治疗过程】

入院常规示：血常规、凝血、甲状腺功能、BNP、肝肾功能、心电图均未见异常。骨密度检查示：骨密度正常范围内。

【治疗方面】

瑞高、瑞先、复方三维 B 营养支持；先后予曲克芦丁脑蛋白水解物、小牛血清去蛋白注射液、脑苷肌肽、鼠神经生长因子、牛痘疫苗致炎兔皮提取物、三磷酸胞苷二钠营养神经；丁苯酞改善线粒体代谢；尼莫地平、前列地尔改善小动脉供血。丙戊酸钠缓释片因未发作癫痫，1 个月内逐渐停用；予阿托伐他汀钙、硫酸氢氯吡格雷卒中二级预防；改善认知：盐酸多奈哌齐片、盐酸美金刚片、复方苁蓉益智胶囊；盐酸氟西汀提高主动性，调节情绪。

【康复治疗效果】

康复治疗 3 个月后患者体力耐力改善，床边坐位保持十余分钟至半小时，患者与家属主动言语表达较前增多，言语流利清晰，但主动性及配合程度仍低；MMSE 量表不能配合，BI 指数 10 分，Fugl-Meyer 平衡量表 5 分，Fugl-Meyer 运动量表 12 分。康复治疗 7 个月后 MMSE 量表 9 分，BI 指数 20 分；Fugl-Meyer 平衡量表 6 分，Fugl-Meyer 运动量表 12 分；

康复治疗 10 个月后 MMSE 量表 10 分，BI 指数 30 分；Fugl-Meyer 平衡量表 6 分，Fugl-Meyer 运动量表 17 分。

（四）讨论

本例曾疑为混合性脑卒中，而混合性脑卒中的特点是出血性和缺血性病变在不同位置同时或先后发生，是自然性的。有学者提出出血与梗死最多出现在 48~72h 内。这些病灶多发生于穿支动脉系统。CT 分型分为出血-梗死型（表现为以脑出血为主，出血量多，多大于 20ml，占位效应明显，梗死较小，临床上多表现为脑出血的症状和体征）；梗死-出血型（表现为以脑梗死为主，梗死面积较大，占位效应轻或不明显，出血灶较小，临床上多表现为脑梗死的症状和体征）；不典型型（出血灶和梗死灶较小，临床表现不易区分出血及梗死）。本例先有脑出血扩大加重 10 h 后行血肿清除术，7 天后 CT 示在同侧原先出血位置呈现大面积脑梗死灶。显然这不是混合性卒中，而是一种手术后造成的，尤如蛛网膜出血后的血液中 5-HT 等造成的血管痉挛导致的梗死。

高血压脑出血后血肿扩大的发病率国内外报道为 19% ~ 52%，可能与血压明显增高、出血部位、血肿形态、血肿大小及凝血功能等有关。其他类型脑出血后血肿扩大的研究较少。

脑出血术后继发脑梗死的机制与血管因素、手术因素、应激反应、术后治疗等因素相关。常见的原因有：①出血后脑压升高，局部脑水肿的出现加重颅内高压导致脑疝形成。脑疝形成后，脑静脉回流和脑动脉的供血受损，脑静脉的血栓更易形成，导致脑梗死的发生；②出血后过多动员储备脂肪，血脂增高，形成过多的乳糜微粒，乃至形成脂肪滴，导致血黏度的改变，引起脑梗死；③出血后机体应激反应，体内儿茶酚胺的大量分泌，引起全身血管收缩，在原发病的基础上加重了脑血管管腔的狭窄程度，易引起脑梗死；④出血灶周围微血管的病变，血管内皮细胞出现微小绒毛，使管腔狭窄甚至闭锁；⑤局部缺血、缺氧及酸中毒引起硬化性红细胞增多和血小板聚集及白细胞数量增加，致红细胞变行性减弱、血液黏滞度增大，红细胞聚集体叠连形成三维网结构，使血液流动时摩擦力增大，从而血液流动阻力增加，血流速度减慢，使微循环血液淤滞，血管阻塞；⑥血性降解产物，如 5-HT 色胺、血管内皮素及出血后所产生的自由基的影响，易引起脑梗死；⑦蛛网膜下腔出血，其最主要的危害是导致脑血管痉挛，继而导致缺血性脑损害；⑧术中为了预防再出血过多电凝出血点而致血管损伤时易发生脑梗死；⑨术后不能有效控制血压致血压波动等因素使血流动力学改变；⑩术后不恰当的脱水剂的应用使血液呈高凝状态，也易致脑梗死的发生。

此类患者的功能障碍可能较单纯脑出血、脑梗死患者更重，更为复杂，但康复治疗较之无特殊差异，主要为药物治疗联合康复训练。本患者经历脑出血—加重—脑梗死—再发脑出血过程，大脑损伤极重，经长时间的康复治疗后语言、运动及认知功能明显改善，从而提高了患者的生活质量。

（李晁金子）

参考文献

陈新晖，夏国强，张廷，等 .2005. 混合性卒中的临床与 CT 分析 . 实用诊断与治疗杂志，19（11）：819-820.

董世节，魏建功，宋同筠，等 .2007. 高血压性脑出血术后继发脑梗死 16 例分析 . 临床和实验医学杂志，6(1)：68-69.

郭桂香，徐平，朱世津，等 .2009. 高血压脑出血早期血肿扩大发生率及相关因素分析 . 医学临床研究，26(6)：1059-1061.

黄如训，苏镇培 .2001. 脑卒中 . 北京：人民卫生出版社，166.

江基尧，朱诚 .1999. 现代颅脑损伤学 . 上海：第二军医大学出版社 .

李震，环一雷，张智民 .2004. 高血压脑出血术后并发脑梗死原因分析 . 实用诊断与治疗杂志，18（1）：60-61.

史玉泉 .1998. 神经外科病学理论与新技术 . 上海：上海科技出版社，153.

赵卫国，田恒力，张天锡 .1996.NO 代谢变化对缺血性脑组织内皮素产生的影响 . 中华神经外科杂志，12（3）：171-173.

十八、脑梗死后出血的老年患者康复疗效临床观察

【摘　要】本文报道1例大面积脑梗死后出血的老年患者，合并多种基础疾病，病后出现精神障碍、认知障碍、运动障碍、排尿障碍等，经过康复治疗，效果较好。

【关键词】脑梗死；间歇性导尿；精神症状

（一）病历介绍

患者，女性，65岁。主诉：双侧肢体活动不灵伴言语不利3个月。

病残史：患者3个月前(2015年4月21日)晨6:00多起床时被家属发现左侧肢体无力，完全不能抬起，伴有言语不能，当时可以听懂他人言语，右侧肢体可以遵嘱活动，双眼向右侧凝视，无恶心呕吐。立即就诊于外院，行头颅CT（8:00）未见明显异常，转往外院，头颅CT（11：00）示右侧大脑半球低密度影，皮质髓质交界不清。收入ICU治疗，患者逐渐出现嗜睡，2天后(2015年4月23日)出现呼之不应，考虑脑疝，给予脱水降颅压治疗，4月24日经口气管插管并行呼吸机辅助呼吸。患者入院后发现双下肢静脉血栓，给予低分子肝素治疗。2015年5月6日复查头颅CT发现右侧大脑半球脑梗死后出血，停用低分子肝素，继续给予波利维抗血小板聚集，脱水、抗感染、化痰、营养支持治疗后，意识逐渐好转，何时睁眼不详。2015年5月25日拔除气管插管，患者右侧肢体可以遵嘱完成部分活动，为进一步诊治，门诊以“脑梗死”于2015年6月5日收入我院神经内科，住院期间复查发现左下肢肌间静脉血栓，应用低分子肝素抗凝，并进行肢体功能训练，现患者可少量言语，可倚坐，日常生活能力完全依赖，为进一步康复来我科。

患者自发病以来，鼻饲饮食，每日1500ml自备饮食分5次入胃管；睡眠较差，需借助镇静药；大便正常，1次/天；留置尿管，曾反复出现泌尿系感染，来我科前1个月曾拔除尿管，后患者出现尿潴留。予再次留置尿管。

既往史：高血压10余年，血压最高150/100mmHg，长期口服降压药，平素血压130/80mmHg；2005年因胸闷就诊于外院，诊断低氧血症，左肺栓塞，长期口服华法林，至2014年7月至外院复查，未见肺栓塞，2014年9月停用华法林，改为拜阿司匹林100mg，每日1次；2014年7月外院复查时发现左肺舌叶肺动静脉瘘（小）、低氧血症，未予特殊处理；抑郁症10年，病前沉默寡言，对外界无兴趣，不愿与人交流，曾间断应用药物，具体不详；失眠10余年，需借助催眠药物；20年前因子宫肌瘤行子宫

切除术。

个人社会生活史：否认吸烟、饮酒史。已婚，配偶体健，育 1 子 1 女，子女体健。已绝经多年。

家族史：父母已故，死因不详。

职业史：已退休多年。

心理史：病前性格外向，病后较躁动，易激惹，常有多疑，恐惧反应，否认重大心理创伤史。

入院查体：血压 138/80mmHg，心率 80 次 / 分，体温 36.5℃，神清，有视幻觉，躁动，多疑，恐惧反应；听理解多步指令可完成，自发语短句可表达，音量小，构音欠清，气息控制能力减退，朗读、阅读理解不合作；认知功能检查：注意力不集中，时间定向、空间定向可，记忆力减退，计算力减退，思维障碍；瞳孔双侧等大等圆，直径 3mm，双侧对光反射灵敏，双眼眼动自如，双额纹对称，左侧鼻唇沟浅，伸舌偏左，饮水呛咳。关节活动度：双侧踝关节背屈欠充分，左侧肩关节被动活动疼痛明显；左侧肢体肌张力低，无明显自主活动；右侧上肢肌张力基本正常，分离运动充分，肌力 4 ～ 5 级，右上肢有不自主运动；右下肢肌张力基本正常，肌力 4 级，伴不自主抖动，睡眠时消失，紧张时加重；左侧肢体腱反射活跃；左侧病理征阳性；左侧肢体深浅感觉减退；双下肢轻度水肿，心肺听诊、腹部检查未见明显异常。患者不能独坐，日常生活活动完全依赖。

【辅助检查】

（1）肺 CTA（2014-7-28）：左肺舌叶肺动静脉瘘（小），未见明显栓塞征象。

（2）胸腰段 CT（2015-6-11）：胸 12 ～腰 3 压缩性骨折。

（3）血气分析（2015-7-21）：氧分压 61mmHg，余未见明显异常。

（4）心电图（2015-7-21）：T 波倒置。

（5）骨密度（2015-7-23）：骨质疏松。

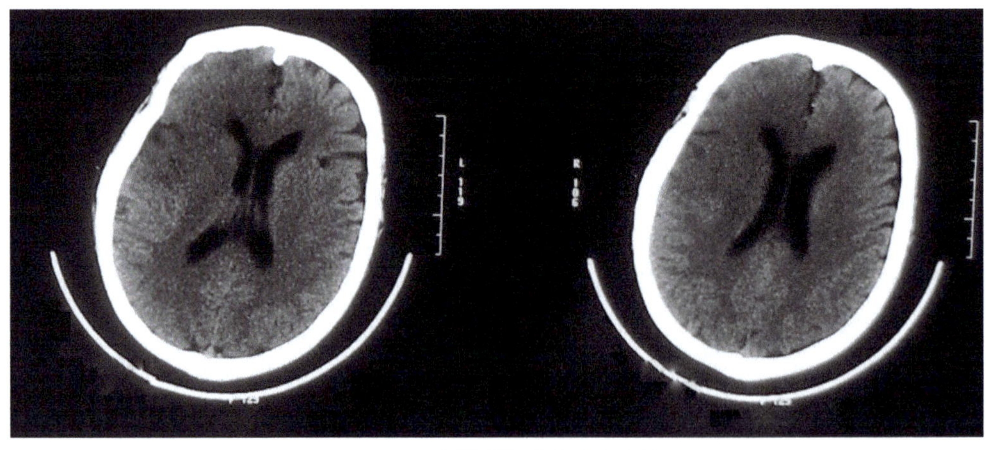

图 1-20　头颅 CT（2015-4-21）

右侧大脑半球低密度影，皮质髓质交界不清，且伴有脑沟减少、侧脑室较小

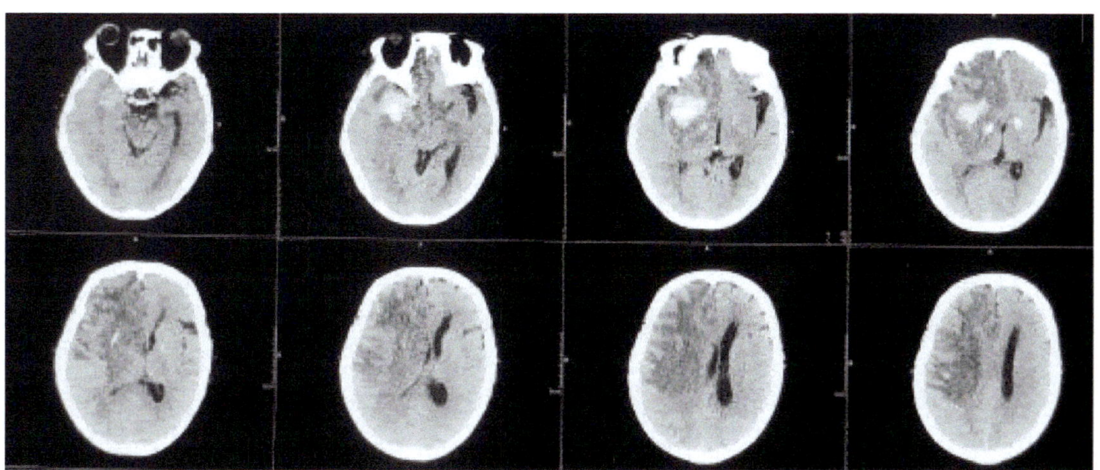

图 1-21 头颅 CT（2015-5-6）

右侧额颞顶叶大片状低密度影，伴右侧颞叶高密度影，右侧大脑半球弥漫性脑水肿，右侧脑室受压，中线向左侧移位

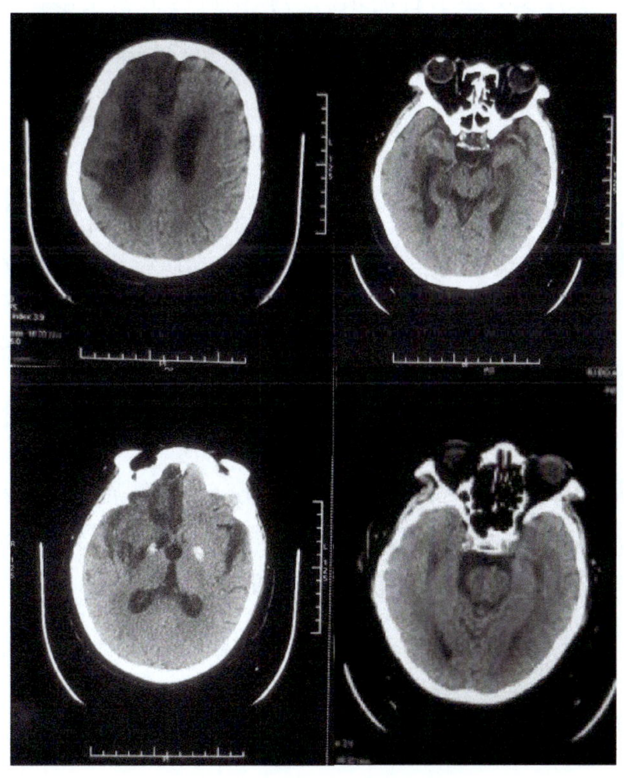

图 1-22 头颅 CT（2015-6-5）

右侧额颞顶叶大片状低密度影，右侧脑桥小片状低密度影，脑室系统扩大，有两侧基底节对称性钙化

（6）尿流动力检查（2015-8-6）：逼尿肌无反射，膀胱感觉存在，患者配合度差。

（二）康复诊断

（1）脑梗死后出血，左侧偏瘫，动脉粥样硬化性，右侧颈内动脉系统，高血压病 2 级（极高危），左下肢肌间静脉血栓形成，低氧血症。

（2）精神障碍，认知障碍，吞咽障碍，言语障碍，双侧肢体运动功能障碍。

（3）ADL 完全依赖。

（4）社会参与能力丧失。

（5）肺动静脉瘘（左侧舌叶），骨质疏松，神经源性膀胱，冠状动脉粥样硬化性心脏病。

（三）诊断依据

1. **定位诊断**　精神障碍定位于额叶，认知障碍定位于大脑皮质，左侧肢体偏瘫，左侧肢体肌张力低，腱反射活跃，病理征阳性，定位于右侧皮质脊髓束，右侧肢体不自主运动定位于锥体外系。左侧肢体深浅感觉减退，定位于右侧脊髓丘脑束。结合头颅 CT，定位于右侧大脑半球，责任血管为右侧颈内动脉系统。

2. **定性诊断**　患者老年女性，急性起病，逐渐加重，出现局灶神经功能缺损体征，既往有高血压病史，头颅 CT 显示右侧颈内动脉供血区低密度影，考虑大动脉粥样硬化性可能性大。梗死后合并下肢静脉血栓应用抗凝药物后出现梗死区出血，诊断脑梗死后出血。

（四）康复方面问题讨论

（1）临床疾病较多：脑梗死后出血，高血压，低氧血症，骨质疏松，腰椎压缩性骨折，左下肢静脉血栓，泌尿系感染，神经源性膀胱，冠状动脉粥样硬化性心脏病。

（2）精神障碍：有视幻觉，躁动，多疑，惊恐反应。

（3）认知障碍：注意力不集中，记忆力减退，计算力减退，思维障碍。

（4）言语障碍：自发语短句可表达，音量小，构音欠清，气息控制能力减退。

（5）吞咽障碍：饮水呛咳，留置胃管。

（6）双侧肢体运动障碍：双侧踝关节背屈欠充分；左侧肩关节被动活动疼痛明显；左侧肢体肌张力低，无明显自主活动；右侧上肢肌张力基本正常，分离运动充分，肌力 4 ～ 5 级，右上肢有不自主运动；右下肢肌张力基本正常，肌力 4 级，伴不自主抖动。

（7）左侧肢体深浅感觉减退。

（8）ADL 完全依赖。

（9）社会参与能力丧失。

【康复目标】

（1）近期目标：稳定基础疾病；改善精神症状，提高认知水平，提高音量及言语清晰度；评估吞咽功能，逐渐可少量进食糊状食物；练习独立坐位平衡能力，促进肢体活动能力，提高日常生活能力。

（2）远期目标：回归家庭，减少护理量。

【治疗经过】

1. 临床疾病治疗

（1）高血压：降压药物。

（2）低氧血症：已耐受，经过观察发现患者康复训练强度未受影响，仅夜间吸氧。

（3）骨质疏松，腰椎压缩性骨折：抗骨质疏松药物，避免腰部过度活动，佩戴腰围，站床，增加骨骼负重，促进钙盐沉积，延缓骨质疏松进一步加重。

（4）左下肢肌间静脉血栓：抗凝，定期复查。

（5）泌尿系感染：必要时应用抗生素。

（6）神经源性膀胱：患者拔除尿管后在尿常规正常的情况下，每日多次少量漏尿，给予抑制膀胱逼尿肌过度活动的药物酒石酸托特罗定，同时给予间歇导尿，根据残余尿量调整间歇导尿次数，逐渐减少，最终患者恢复自主排尿。

（7）冠状动脉粥样硬化性心脏病：扩冠药物。

2. 障碍治疗

（1）精神障碍：思瑞康，逐渐加量，最大量用至 150mg，每晚 1 次；经治疗后幻觉，躁动，多疑，惊恐反应均明显减少。

（2）认知障碍：美金刚及认知训练及日常管理，每日对患者进行多次时间、地点的宣教，每日课程安排需患者更多的主动参与，并进行记忆力、注意力、计算力等认知功能的具体训练。

（3）言语吞咽障碍：给予呼吸训练，练习腹式呼吸，提高气息控制能力，并进行发声训练，提高音量及清晰度，进行构音器官及吞咽器官的基础训练，并指导进食方式调整，逐渐增加经口进食量，最终拔除鼻饲管。

（4）双侧肢体运动障碍：初期在检测心率血氧的前提下，治疗师对患者进行肢体辅助活动、搭桥、躯干旋转训练、坐位平衡训练、站床、蹬车、理疗等，经过训练患者体力改善，逐渐增加动态坐位平衡训练，并进行短时间辅助下平行杠内站立等训练，患者体力耐力逐渐提高，可有效预防并发症，并减少家属的护理量。

3. 康复护理　安全护理和床上活动训练，陪护人员的康复护理指导。

（五）讨论

（1）老年患者康复训练前需先了解患者的一般情况，尤其基础疾病较多的老年患者，需监测平静状态及运动时的血压、血氧、心率、疲劳程度等，如有异常，及时给予处理，运动量循序渐进，逐渐增加。

（2）脑损伤后出现的精神障碍的阳性症状应用药物控制效果较好，常用非典型抗精神病药物，包括奥氮平、喹硫平、利培酮等。

（3）脑血管病后排尿障碍相对预后较好，应用间歇导尿能使膀胱周期性的扩张和排空，有利于保持膀胱的容量和恢复膀胱舒缩功能，使膀胱维持在近似正常的生理状态，减少泌尿系统感染的概率。此外，使用间歇导尿后能使患者处于相对不带导尿管的状态，可以减少患者因为长期留置导尿所致的焦虑心理，为患者进行早期康复训练提供便利。

（4）在神经康复上，主张少用留置导尿管，因此它常引起患者泌尿系统感染，害多利少。在残余尿大于 50 ～ 100ml 时，除训练定时排尿外，必要时最好用间歇导尿，如病情许可，甚至可教患者自己导尿。

（5）患者经过综合康复治疗后，精神症状和小便管理都得到了改善。

（张　欣）

十九、脑出血后无动缄默症的康复

【摘　要】患者于1年前脑出血后脑水肿明显导致颞叶沟回疝，经治疗病情稳定后发现患者不能言语，双侧肢体活动不利，双下肢及右上肢肌张力明显增高。经在我院行康复治疗及药物治疗，患者言语，肌张力较前改善，肢体运动灵活性改善。但肌张力仍明显高影响站立。

【关键词】脑出血；缄默；康复

（一）病历介绍

患者，男性，40岁，右利手。因“双侧肢体活动不利、言语不能1年”于2016年1月20日入院。

病残史：患者1年前（2015-2-20）无明显诱因突发头痛，为全头部胀痛，伴视物模糊，无头晕、无视物旋转，无肢体无力、麻木，到外院就诊，行头颅CT示“左侧枕叶出血”，予降颅压、控制血压等内科治疗。发病第7天，患者突发四肢抽搐，予抗癫痫药物治疗，此后患者意识逐渐下降，嗜睡、反应迟钝。发病第18天（2015-3-9），行头颅CT发现“出血灶周围水肿明显，中线移位”，遂行“血肿清除＋去骨瓣减压术”，术后未醒，1.5小时左右发现患者 侧瞳孔散大，诊断为“脑疝”，再次行“去骨瓣减压术”及“部分脑叶切除术”，术后气管插管3个月。患者昏迷2个月余，醒后发现四肢活动不利，表现为右侧肢体完全不能活动，左侧肢体能活动但不灵活，伴言语不能。继续在当地医院行康复治疗，3个月前能短暂维持坐位，左上肢活动改善，言语及右侧肢体运动功能未见明显改善。12天前生气后癫痫发作一次，表现为四肢屈曲阵挛，牙关紧闭、眼球向右上翻，持续时间约2分钟。目前患者仍不能言语，右侧肢体僵直、活动不利，左侧肢体动作迟缓，为进一步康复入我院。

患者自发病来，睡眠、饮食正常，小便正常，长期口服麻仁润肠丸，大便1次/天。体重下降约5kg。

既往史：既往有高血压病史5年，血压最高180/100mmHg，目前口服比索洛尔、硝苯地平控释片、替米沙坦，血压（130～140）/（80～90）mmHg。2型糖尿病病史3年，目前口服二甲双胍0.5g，每晚1次，空腹血糖7～8mmol/L，餐后血糖9～10mmol/L。

个人社会生活史：生于内蒙古赤峰市，否认长期外地居住史，否认疫区、疫水接触史，否认毒物及放射线接触史。否认冶游史。吸烟史10余年，20支/天。已婚，配偶体健，1子体健。

家族史：否认家族遗传病史。

职业史：病前为司机。

心理史：病前性格中性，病后淡漠，否认重大心理创伤史。

查体：血压 150/90mmHg，脉搏 85 次 / 分，神清，淡漠不语，听理解稍差，认知功能检查欠合作。双侧瞳孔不等大，左侧直径约 2.5mm，右侧约 3.5mm，光反射存在，左眼外展位、内收不能，上下视受限，右眼活动无明显受限。咬肌、颞肌对称有力，下颌无偏移，角膜反射存在。悬雍垂居中，咽反射存在，软腭动度正常，伸舌居中。转颈对称有力。关节活动度无明显受限，右上肢布式分期Ⅱ期，右手布式分期Ⅱ期，右侧下肢布式分期Ⅲ期，左上肢布氏分期Ⅴ期，左下肢布氏分期Ⅳ期。右上肢屈肌改良 Ashworth Ⅱ级，右下肢屈肌 Ashworth Ⅲ级，左下肢屈肌 Ashworth Ⅱ级，右侧肱二头肌、肱三头肌肌腱反射活跃，桡骨膜反射活跃，右侧 Hoffmann 征（+），双侧 Babinsiki 征（+），右下肢踝阵挛（+），双侧深浅感觉正常对称，指鼻试验、跟膝胫试验不配合，Romberg 征不配合。患者行动迟缓，可独坐约 5min，站立不能。

【辅助检查】

（1）头颅 CT（2015-2-20）：左侧顶枕叶交界区出血灶（图 1-23）。

（2）头颅 CT（2015-3-9）：左侧顶枕叶交界区出血灶，脑室明显受压移位（图 1-24）。

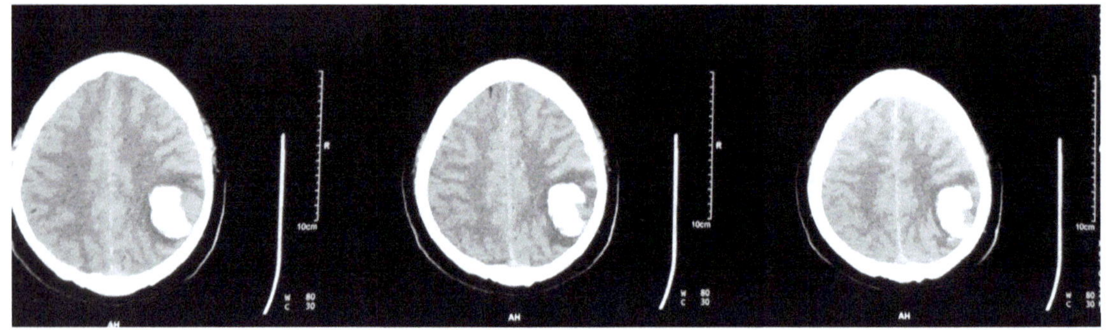

图 1-23　左侧顶枕叶交界区出血灶

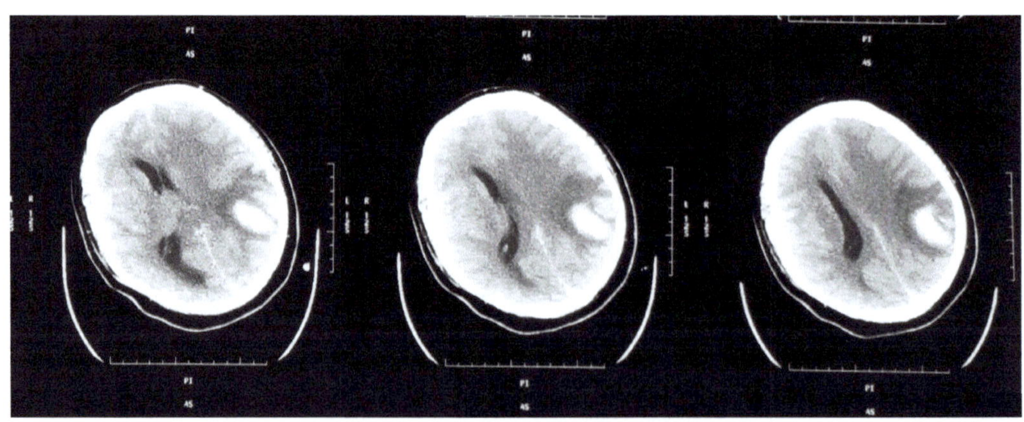

图 1-24　左侧顶枕叶出血灶周围水肿明显，中线移位、脑室受压

(3) 头颅 CT (2016-2-17):左侧颞顶枕叶软化灶,脑室扩大,左侧颞顶枕叶颅骨缺损(图 1-25)。

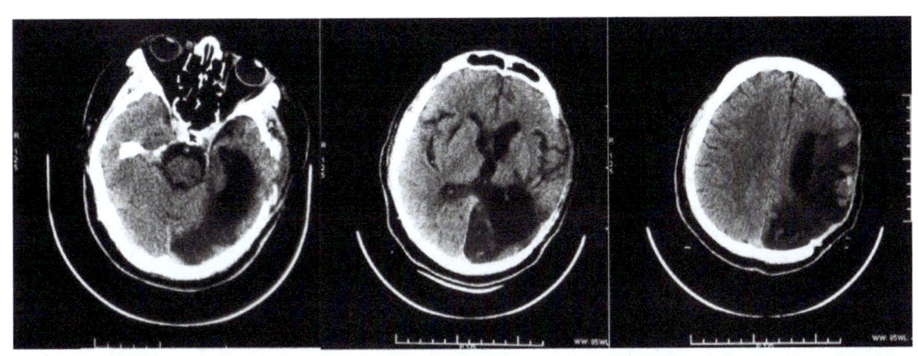

图 1-25 左侧额颞顶部颅骨减压术后,左侧枕顶叶、右侧基底节区多发软化灶,左侧侧脑室扩大

【诊疗经过】

患者入院后予完善相关化验及辅助检查,监测血压、血糖、血脂,予营养神经药物、控制血压、血糖,巴氯芬加量为 10mg,3 次 / 天,加用妙纳降低肌张力,逐渐加量美多巴改善运动迟缓。康复方面,给予物理治疗、作业治疗、语言、水疗、站床、心理、放松训练等康复治疗并转神经外科给予颅骨修补术后,患者可发音,短句交流,但音量低、主动性差。肢体运动较前灵活,坐位平衡明显改善。右侧肢体肌张力较前下降,但仍偏高,尤其是被动活动时费力。

(二)康复诊断

(1) 脑出血恢复期(左侧顶枕叶,高血压性),脑干病变,中脑,双侧偏瘫,压迫性继发性脑梗死,左侧枕叶,颞叶钩回疝,高血压病 3 级,极高危,继发性帕金森病。

(2) 右侧肢体运动功能障碍,言语功能障碍,情绪障碍。

(3) ADL 重度功能缺陷。

(4) 社会参与能力丧失。

(5) 症状性癫痫,血肿清除术及去骨瓣减压术后,2 型糖尿病,高脂血症。

(三)康复方面临床讨论

1. 主要问题点

(1) 情绪障碍:缄默不语,主动性差。

(2) 运动功能障碍:双侧肢体肌张力增高,右上肢 Ashworth Ⅱ级,右下肢 Ashworth Ⅲ级,左下肢 Ashworth Ⅱ级。右上肢布式分期Ⅱ期,右手布式分期Ⅱ期,右侧下肢布式分期Ⅲ期,左上肢布氏分期Ⅴ期,左下肢布氏分期Ⅳ期。坐位平衡可,不能完成起坐,站位平衡不能保持。

（3）言语功能障碍：言语表达不能，听理解少部分受损。

（4）眼球运动障碍：左眼外展位、内收不能，上下视受限。

（5）ADL 严重功能缺陷：大小便、进食、沐浴、穿衣、转移等不能自理。

（6）社会参与能力丧失。

2. 康复目标设定

（1）近期目标：提高主动性，改善语言交流能力，维持关节活动度，降低肌张力，提高肢体活动灵活性，提高立位平衡能力，提高 ADL 能力。

（2）远期目标：ADL 部分自理，回归家庭。

3. 康复治疗方法

（1）运动疗法：包括物理治疗和作业治疗，良肢位摆放指导，维持及扩大关节活动度，降低肌张力，提高肢体活动灵活性，提高核心控制能力，提高立位平衡能力。

（2）语言治疗：改善发音，提高交流能力。

（3）中医按摩、熏蒸：改善肌张力，降低肌紧张。

（4）水疗：降低肌张力。

（5）心理治疗：放松训练降低肌紧张。

4. 康复治疗措施及手段（包括药物）

（1）药物治疗：①降压、降糖、降脂：替米沙坦氢氯噻嗪片、硝苯地平缓释片、琥珀酸美托洛尔片；盐酸二甲双胍片；瑞舒伐他汀片。②抗癫痫药物：丙戊酸钠缓释片。③减轻痉挛：盐酸替扎尼定、盐酸乙哌立松。④改善运动功能：多巴丝肼片。⑤脑细胞活化、改善认知。脑苷肌肽注射液，盐酸美金刚片。⑥改善情绪：盐酸氟西汀片。

（2）物理疗法：降低肌张力，改善关节活动范围，提高肢体运动灵活性，提高核心控制能力，增强双下肢负重能力及重心转移能力，提高平衡功能。

（3）作业疗法：降低肌张力，维持肩关节活动度，提高肢体灵活性及协调性。

（4）水疗：改善肌张力。

（5）中医按摩、熏蒸：改善肌张力，降低肌紧张。

（6）心理治疗：放松训练降低肌紧张。

（四）讨论

1941 年 Cairns 首先提出不动–缄默症，是因中脑至间脑间的网状结构上行的激活系统部分性损伤所致。本例患者因左侧顶枕交界区脑出血水肿明显引起颞叶沟回疝导致以眼动障碍、上下视活动受限，双侧瘫痪伴不语为主的临床表现，病变损及中脑导水管区域。颇与不动 - 缄默症相似，这种不动–缄默症在双侧前额叶病损时也可产生。病变主要在后，故可以排除。本例由于病损左侧为重，症状不如前者完全，故称之为不动 - 缄默症样或类不动 - 缄默症。患者突出表现是双下肢和右上肢肌张力明显增高，被动活动困难，伴缄默。经药物治疗并颅骨修补后能发音，但音量低，构音不清，可能与脑干受压有关，而且脑 CT 显示右侧基底节陈旧病灶，本次新发左侧病变，双侧病理征阳性，可能存在假性球麻痹，构音障碍可能与之也有关。患者存在较明显的情绪障碍，表情缺乏，易紧张，不易放松，导致肌张力明显增高；双侧病变导致的继发性帕金森综合征也不能完全排除，所以治疗上我们加用了盐酸氟西汀，多巴丝肼药物，并给予放松训练，肌张力较前好转，肢体运动灵活性有一定程度改善，但肌张力改善仍不理想，仍然限制患者的站立。由于患者病程已一年多，病情原来较重，故治疗仍在继续中。

（王　强　宋鲁平）

二十、脑梗死所致失用症的康复疗效观察

【摘　要】本例脑梗死患者病灶累及胼胝体，出现明显的意向运动性失用，对失用的特点和康复方法做了比较详细的介绍。

【关键词】脑梗死；胼胝体；意念运动性失用；偏侧忽略

（一）病历介绍

患者，女性，44岁，右利手，高中学历，个体商户。

主诉：左侧肢体乏力、麻木、控制困难1个月。

病残史：患者于2016年3月28日中午食堂打饭途中突感四肢乏力，行走不稳，进门口时半身撞在门框上，左手持物掉落，蹲下片刻后自行起身返回，伴头痛，以右侧颞部胀痛为主，尚可忍受，无肢体抽搐、意识改变，当日入外院神经内科门诊，测血压130/90mmHg，并预约头部MRI检查，次日，左侧肢体乏力持续并感左侧肢体麻木，出现呕吐胃内容物一次，非喷射状，无咖啡色液体，遂入上述医院急诊科。留观期间，被家人发现找房间门牌号困难，乘坐电梯不能顺利按下楼层按钮，完善头部MR提示“脑梗死”。遂于2016-3-31收住院治疗，予以抗血小板聚集、降压、降糖、改善循环、营养神经等治疗，并于2016-4-11行主动脉弓＋全脑血管造影术；发现右侧颈内动脉交通段夹层。出院后持续存有左侧肢体活动不利，自觉言语、记忆尚可，虽能独自行走持物，但进门换鞋时常只换右脚，上床时只脱右脚的鞋子，能自发完成刷牙、吃饭、开门等动作，嘱其根据指令做某具体动作时则不能完成，如能自己下蹲如厕，但嘱其下蹲时则完成困难，左手不能配合右手完成鼓掌等动作，左手触摸时不能感觉物品性状，左手持物嘱其放下则会拿着不放，左手会不自主去碰触附近物品或人。病后觉得自己变得蠢笨而可笑，感觉左侧手脚不受控制，为此苦恼，ADL部分依赖，为求进一步康复治疗于2016-4-28再次收入我院。

既往史：2002年、2008年先后2次剖宫产手术，2次孕期均查发现血糖高，予以胰岛素降糖，约2010年确诊糖尿病，予以口服降糖及诺和灵N联合降血糖，血糖控制尚可；2015年10月出现一次剧烈头痛入院查头部CT未及特殊异常，测血压达200+/100+mmHg，诊断为高血压病，开始服用降压药物，目前口服倍他乐克治疗，血压控制尚可，否认冠心病，否认结核、肝炎等传染病史，否认食物、药物过敏史。

查体：神清语利，血压117/71mmHg，脉搏73次/分，MMSE25分（指令执行不能），听理解正常，但左侧肢体执行口头指令及动作模仿均不能完成，实物操作能部分完成（如梳头、水杯饮水）。双侧瞳孔等大同圆，直径约3mm，光反射灵敏，眼动自如，辐辏反射正常。

左侧面部感觉减退，无洋葱皮样感觉减退，咬肌、颞肌对称有力，下颌无偏移，角膜反射存在。双侧额纹对称。张口伸舌检查不能配合。转颈对称有力，左侧耸肩力弱。关节活动度无明显受限，左上肢布氏分期Ⅴ期，左手布氏分期Ⅴ期，左侧下肢布氏分期Ⅴ期，双侧肩关节无脱位。右侧肢体肌力、肌张力均基本正常，双侧膝腱反射、跟腱反射减弱，髌阵挛、踝阵挛阴性。双侧 Babinski 征阴性，吸吮反射阴性。左侧肢体浅、深感觉均减退，左侧偏身感觉皮质觉减退，左侧跟膝胫试验欠稳准，左手触觉失认，左侧指鼻试验、一字步不能配合完成，Romberg 征（–）。

偏侧视觉忽略检查见图 1-26。

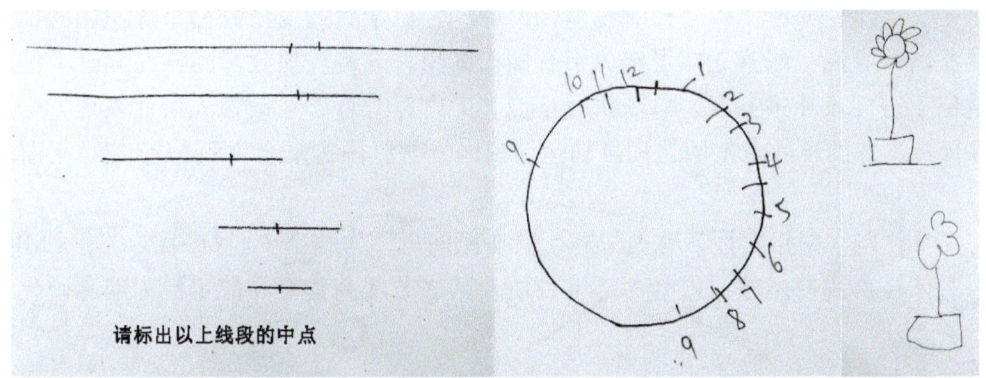

图 1-26 入院时偏侧视觉忽略检查（2016-4-29）

【辅助检查】

（1）颅脑 MRI+ 弥散（2016-3-29）：胼胝体压部、右侧额、顶叶深部脑白质及右侧基底节区亚急性脑梗死（图 1-27）。

（2）主动脉弓 + 全脑血管造影术（2016-4-11）：①右侧颈内动脉交通段夹层；②双侧小脑动脉起始部中度充盈缺损；③左侧大脑后动脉 P1 段中度充盈缺损（图 1-28）。

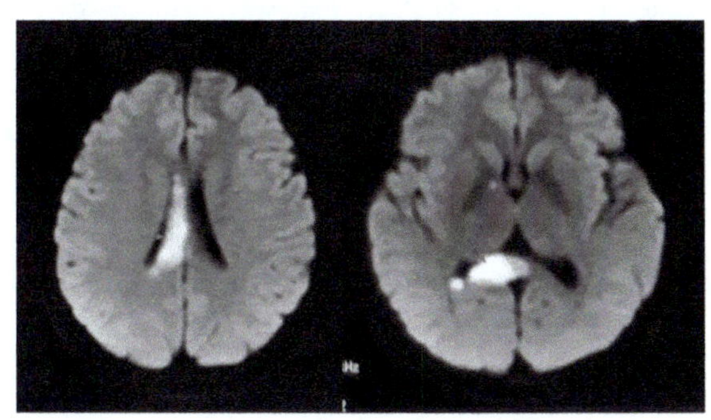

图 1-27 颅脑 MRI +弥散

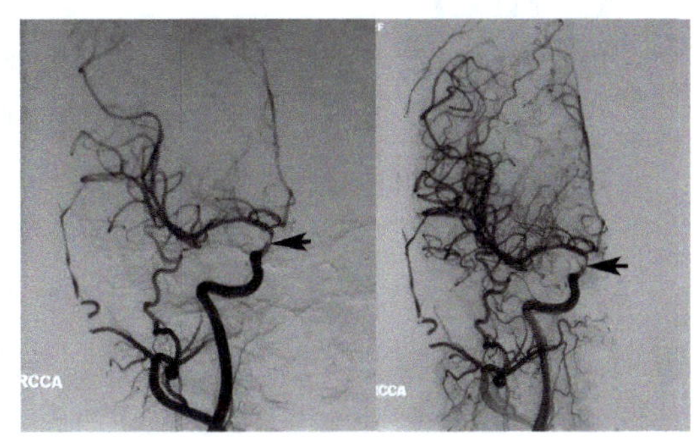

图 1-28 右侧颈内动脉交通段夹层

（二）康复诊断

（1）脑梗死恢复期（胼胝体、右侧额顶叶深部脑白质、右侧基底节区），左侧空间忽略，失用（意念运动性失用），动脉硬化性，动脉夹层（右侧颈内动脉交通段）高血压病，2 型糖尿病，高脂血症。

（2）感知觉功能障碍（失用、空间忽略），左侧肢体感觉功能障碍（深浅感觉、皮质觉）。

（3）ADL 部分依赖。

（4）社会参与能力减退。

（三）诊断依据

1. 定位治疗　患者发病之初时左侧轻偏瘫，定位于右侧皮质脊髓束。左侧面部感觉减退和左侧偏身浅、深感觉减退定位于脊髓丘脑束，左侧皮质觉障碍、左侧感觉性共济失调定位于右侧顶叶感觉区，口令执行不能，考虑存有意念运动性失用症表现，一般定位于非优势半球的顶叶缘上回运动区和运动前区及胼胝体，结合头颅 MRI 定位于胼胝体压部。

2. 定性诊断　中年女性，有糖尿病、高血压病史，为脑卒中高位人群，头颅 MRI 弥散示胼胝体压部和右侧额、顶叶深部脑白质及基底节区高信号，故定性为动脉硬化性脑梗死。

3. 问题小结

（1）脑梗死恢复期。

（2）感知觉功能障碍（失用、偏身忽略）。

（3）左侧肢体感觉功能障碍（深浅感觉、皮质觉）。

（4）ADL 部分依赖。

（5）社会参与能力减退。

4. 康复目标

（1）近期目标：改善其认知功能，提高执行运用能力。

（2）远期目标：回归社会。

【诊疗计划】

（1）完善入院常规检查，继续予以抗血小板聚集、降糖、降压、降脂。

（2）给予营养神经、改善脑循环、改善认知等药物治疗。

（3）康复计划：申请物理治疗、作业治疗、言语治疗、认知训练、职业训练等康复治疗。

【诊疗经过】

入院后，予以康复护理指导，完善相关常规化验检查，监测血糖血压，予以抗血小板聚集、降压、降糖、降脂、改善认知、护脑、营养神经、改善循环等。治疗后康复评估：认知测查：LOCAT：54/91 分，MOCA23/30 分，行为记忆检查标准分 12 分，WCST：完成分类数 4 个，错误应答数和持续性错误数均增加。存在主要问题：不完全物识别障碍、意念运动性失用、结构性失用、思维障碍、左侧空间忽略、执行功能障碍等，行认知训练

(组句、阅读、感知觉、思维)、OT(积木、拼图)、PT(肢体锻炼)、职业指导等康复治疗，住院 1 个月后，症状明显改善，日常生活基本自理，能自行洗漱、穿衣穿鞋，能独自外出活动、使用手机等，仍自觉左侧肢体反应迟钝，情绪激动时略明显。

【出院建议】

(1)继续降糖、降压、抗血小板聚集、改善认知药物治疗；

(2)继续阅读、康复体操、工具使用等训练；

(3)加强家庭关怀与支持，注意心理疏导，避免情绪过度波动；

(4)住院近 1 个月出院，出院前偏侧视觉忽略复查(图 1-29)。

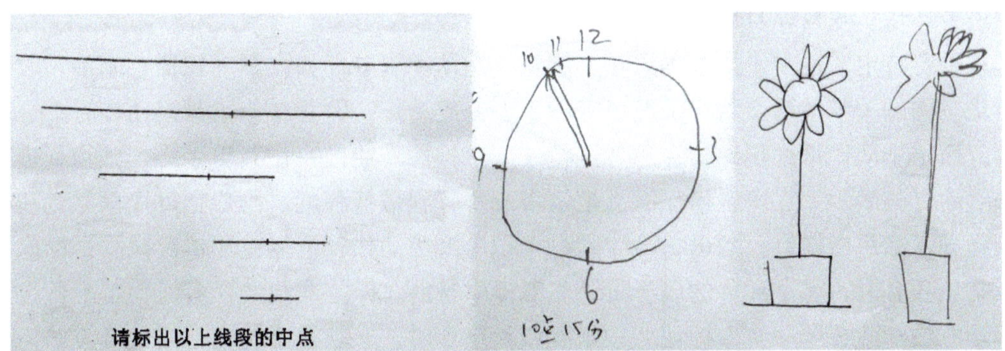

图 1-29 出院前偏侧视觉忽略复查(2016-5-25)

(四)讨论

该病例特点：脱鞋只脱右鞋，上床时也如此；嘱其完成某动作时不能，但无心时可以完成；嘱下蹲时不能，但自己能；怕左手不由自主碰触其他人体物件；突出特点为左侧肢体失用和左侧视觉空间忽略。失用症，是由于不能正确地运用后天习得性技能运动，因而在没有瘫痪的情况下不能执行有目的的运动运用障碍，也叫高级运动障碍(运用不能)，失用症常见于左侧脑损伤且常合并失语症；失用症目前尚无统一的分类标准，因分类依据不同而各有差异，临床根据失用症对康复的不同影响，将其主要分为以下几种类型：观念(意念)性失用、观念(意念)运动性失用、肢体运动性失用、口颜面部失用、结构性失用、更衣失用、言语失用和步行失用等。

此例较为典型，以胼胝体损害为主，胼胝体主要功能：前 1/3 连接两侧额前部(包括语言运动区)，体部连接两侧额叶后部和顶叶，压部连接两侧枕叶和颞叶，在女性中间部最大；除嗅球、颞极外连接两侧半球的运动、感觉和认知。

【胼胝体病变临床表现】

①多发生记忆障碍或癫痫，可有精神异常，肢体失用症，如锥体束与胼胝体同时病变则失用的肢体有单瘫或偏瘫。实验证明，胼胝体膝部损伤引起上肢失用，胼胝体前半部受损则产生臂与大腿失用，其后部损伤则仅有下肢失用，如后部病变累及视放射则产生偏盲；②完全性横断切断造成分裂脑综合征，这时患者闭眼左手触物不能命名物件名称，右手则

可以叫出名字；③胼胝体前部病变可产生少动缄默症（akinetic mutism）；④胼胝体后部（压部）病变：产生失读症但无失写症；⑤ Alien-hand 综合征（异己手综合征）或异己一臂综合征：臂偶尔腿表现有缓慢、不自主、在空中类似一目的性运动，左臂影响时有失用甚至在完成简单任务时都困难。可描述成患者不合作，患者有自已想法，常伴有明显强握、摸索手部活动。

【失用症的治疗与康复】

其中药物治疗以改善认知功能为主。多巴胺协同剂：森福罗，巴氯芬，安理申，加来他敏等可以尝试使用。康复治疗中，物理和职业疗法是有效的，作业治疗用以协助患者使受障肢体达到不依靠——能独立，物理治疗特别是为那些易摔倒者提供了训练和安全练习，改变患者环境，并教导照顾者。

在进行特定活动前，给予本体觉、触觉、运动觉刺激，如在掣动轮椅手闸前，肢体可做所需范围的关节活动。治疗师握患者的手去完成动作，尤其在纠正错误动作时不是通过语言，而是用动作帮助指导。在患者进行一项结构性作业前，让其用手触摸该物，进行触觉和运动觉的暗示。在患者操作时，把语言命令降到最低程度，治疗师可提供触觉和运动觉的指导，如组合螺钉、螺母，治疗师可手把手完成动作，根据完成情况减少帮助。找出完成某项任务时，哪个环节的改善可为患者提供帮助。如完成组装任务时，将配件按一定顺序摆放或配件按顺序做出标记。一定要口头指令时，必须注意说话的语气及方法。如掣动轮椅手闸时不要说：“把手闸关上！”，而应说：“请注意一下你的手闸。”

此案例同时存有偏侧忽略，偏侧忽略是脑损伤尤其是脑卒中后常见的行为认知障碍之一，右侧半球损伤引起的偏侧忽略症状常常比左侧半球损伤引起的症状重，症状严重者不仅检查明显可见，日常生活和学习活动（如吃饭、穿衣、梳洗、走路、阅读等）也受到显著的影响。患者可表现为单侧空间忽略或单侧身体忽略。以左侧忽略为例，偏侧空间忽略者进餐时，吃完盘中右半边的饭菜，剩下盘中左半边的饭菜，穿衣或梳洗时，不注意或不使用放在左侧视野内的用品，阅读是常常从页面的中线开始阅读而不是从左边开始，该例患者日常生活表现只脱右边的鞋，检查中完成二等分线段测试、画图测试等均提示存有左侧偏侧忽略。康复训练时，可给予语言或是标记方法提醒其注意忽略测的物品或文字。

（张小年）

二十一、主动脉弓至无名动脉夹层脑梗死康复

【摘　要】报道1例青年卒中患者，病因与动脉夹层有关，主要表现偏侧空间忽略和感觉障碍及运动障碍。经过综合治疗，右侧大脑中动脉再通，恢复独立步行能力，回归社会。

【关键词】脑梗死；动脉夹层；运动功能障碍；感觉功能障碍；偏侧空间忽略

（一）病历介绍

患者，男性，42岁，主因“左侧肢体活动不灵16天入院”。

病残史：患者于16天前（2015年7月12日）清晨突发左侧肢体无力伴言语不清，左手不能持物，不能站立，无意识丧失、大小便失禁、四肢抽搐等。当地医院急行头颅CT未见明显异常。2小时后行尿激酶（150万IU）静脉溶栓，但患者左侧肢体无力仍逐渐加重，嗜睡。10多个小时后患者左侧肢体完全不能活动。次日行头颅CT示“右侧颞叶、岛叶、基底节区、侧脑室旁新发梗死灶”。遂转至外院，予改善循环、脑保护、营养神经等治疗，并床旁被动活动。经治疗后患者病情好转，5天后意识清醒，言语流利，但左侧肢体仍活动不利，坐位不能保持，站立行走不能，为求进一步康复收入我院。

既往史：高血压病6～7年，最高170/130mmHg，平素口服拜新同、安博维等控制，平日血压120/80mmHg。高脂血症5～6年，口服非诺贝特治疗，未监测；胃十二指肠溃疡20余年；否认糖尿病、冠心病病史，否认过敏史。

个人社会生活史：否认长期外地居住史，否认疫区、疫水接触史，否认毒物及放射线接触史。否认冶游史。吸烟史20年，10支/天，偶饮酒。

婚育史：已婚，配偶体健，育有1子1女，子女体健。

家族史：父亲患肝癌去世，母亲健在，患糖尿病，兄弟姐妹3人，2个姐姐患有高血压。家族中否认其他遗传性疾病或传染性疾病史。

职业史：医生。

心理史：病前性格中性，病后焦虑、烦躁不安。否认重大心理创伤史。

查体：左侧血压140/90mmHg；右侧血压120/80mmHg，脉搏78次/分，神清，言语流利；注意力不集中，左侧空间忽略，记忆力、计算力、定向力未见明显减退。双侧瞳孔等大同圆，直径约3mm，光反射灵敏，眼动自如，辐辏反射正常。左侧面部感觉减退，咬肌、颞肌对称有力，下颌无偏移，角膜反射存在。双侧额纹对称，左侧鼻唇沟浅，示齿口角右偏。悬雍垂居中，咽反射迟钝，软腭动度正常，伸舌左偏。转颈对称有力，左侧耸肩力弱。左

上肢布氏分期Ⅱ期，左手Ⅱ期，左侧下肢布氏分期Ⅲ期。左侧肢体肌张力正常。左侧肱二头肌、肱三头肌肌腱反射（++），桡骨膜反射（++），左侧膝腱反射（+++）、跟腱反射（++++），髌阵挛（−），踝阵挛（+）。左侧 Hoffmann 征（+），双侧 Babinski 征（+），双侧掌颏反射（+）。反击征（−）。左侧偏身浅、深感觉减退，左侧指鼻试验及跟膝胫试验不配合，右侧稳准，Romberg 征不适用。患者不能自主翻身、起坐，坐位平衡差，站立不能。

【辅助检查】

（1）头颅 CT（2015-7-13）示：右侧颞叶、岛叶、基底节区、侧脑室旁新发梗死灶。

（2）心脏超声（2015-7-15）：左室壁肥厚；左室舒张功能减低；主动脉窦扩张。

（3）TCD（2015-7-15）：右侧颈动脉颅外段病变，前交通支开放；右侧大脑中动脉闭塞；右侧大脑后动脉狭窄（重度）；右侧锁骨下动脉盗血（完全型）。

（4）颈动脉超声（2015-7-15）：主动脉弓至无名动脉夹层（壁内血肿型）；无名动脉闭塞；双侧颈内动脉内膜不均匀增厚，伴斑块（多发）；右侧锁骨下动脉斑块；无名动脉可见双腔结构，假腔内径 9.5mm，真腔内 1.5mm，CDFI 显示真腔内径内未探及血流信号。

（5）头颅 MRI（2015-7-16）：右侧额颞叶、岛叶、基底节区、右侧侧脑室旁、左顶叶及侧脑室旁新发脑梗死病灶（图 1-30）。

（6）主动脉 CTA（2015-7-16）：右侧头臂干动脉狭窄？闭塞？建议进一步检查；动脉硬化改变（图 1-31）。

（7）头颈部 CTA（2015-7-19）：颈动脉粥样硬化改变，右侧头臂干起始部严重狭窄（99%），右侧大脑中动脉闭塞，右侧大脑后动脉 P2 段局部严重狭窄（图 1-32）。

（8）颈动脉超声（2015-7-23）：主动脉弓至无名动脉夹层（壁内血肿型）；无名动脉闭塞；双侧颈内动脉内膜不均匀增厚，伴斑块（多发）；右侧锁骨下动脉斑块；无名动脉可见双腔结构，假腔内径 8.1mm，真腔内径 1.4mm，CDFI 显示真腔内径内可见微弱血流信号。

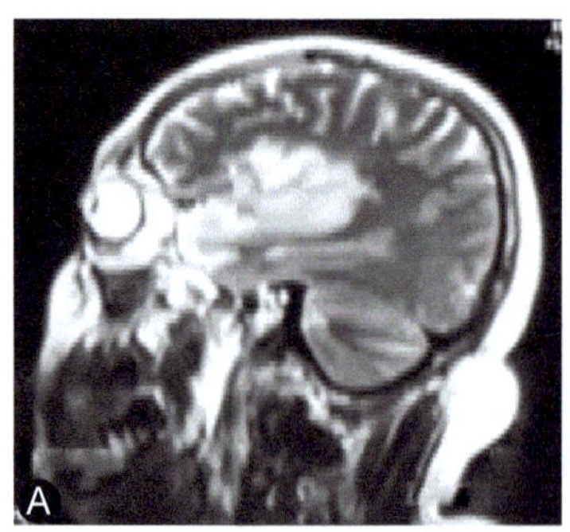

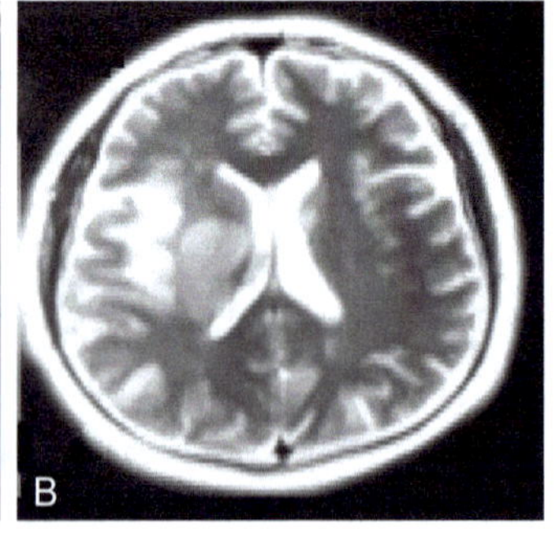

图 1-30 头颅 MRI（2015-7-16）

A.MRI T_2 加权像矢状位示右侧额颞叶、岛叶新发脑梗死灶；B.MRI T_2 加权像示右侧侧脑室旁、左侧顶叶及侧脑室旁新发梗死灶

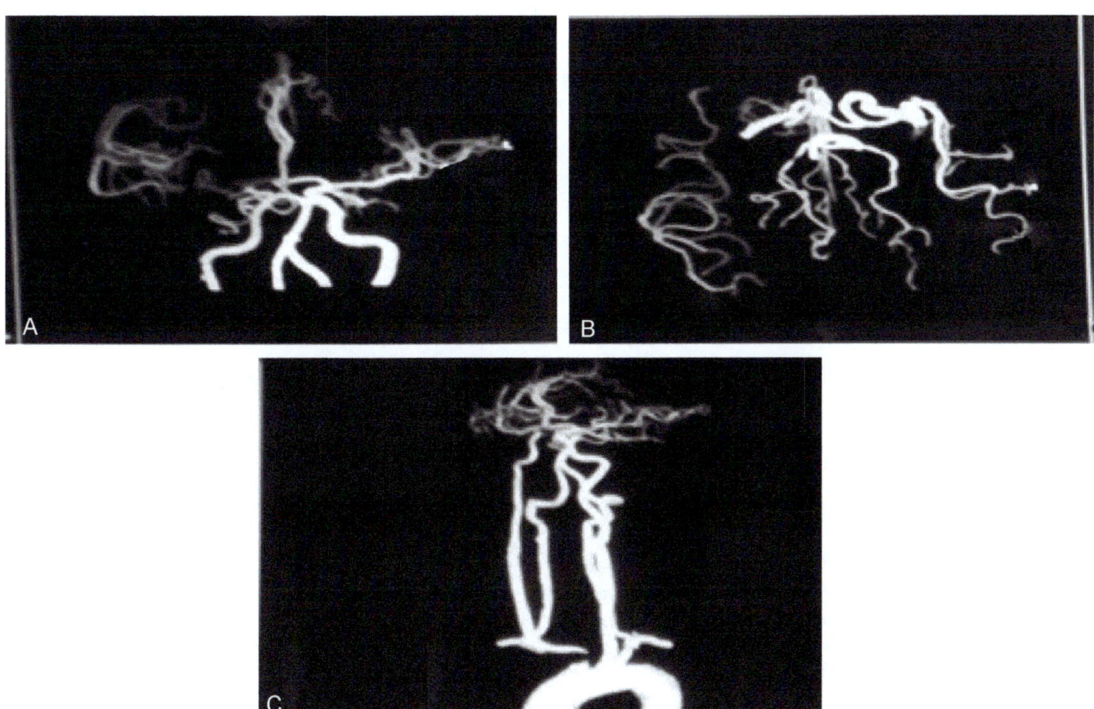

图 1-31　主动脉 CTA（2015-7-16）

A. 头部 CTA 示右侧大脑中动脉闭塞；B. 头部 CTA 示右侧大脑后动脉 P2 段局部严重狭窄；C. 颈部 CTA 示右侧头臂干起始部严重狭窄（99%）

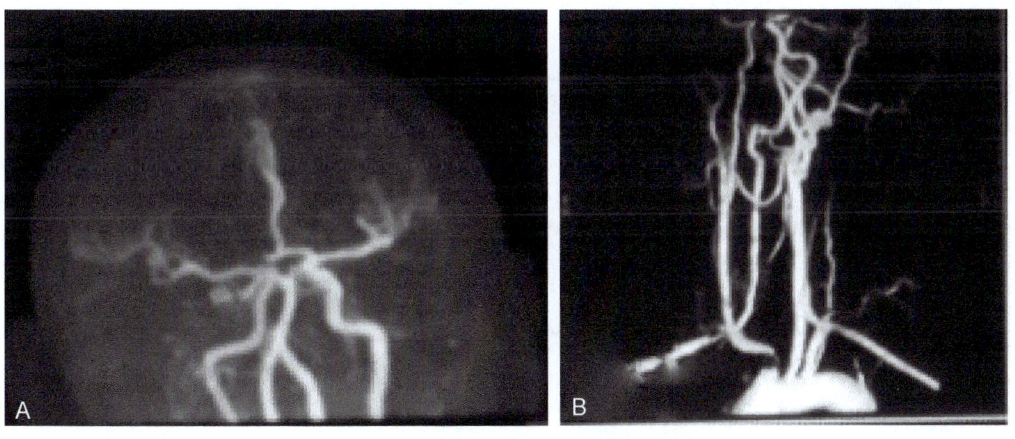

图 1-32　头颈部 CTA（2015-7-19）

A. 头颅 CTA 示右侧大脑中动脉再通；B. 颈部 CTA 示右侧头臂干起始部严重狭窄

（9）血生化（2015-7-15）：HCY 34.4umol/L ↑ ；维生素 B_{12} > 1500 pg/ml；叶酸 2.45 ng/ml ↓；HDL-C 1.26mmol/L；LDL-C 2.73mmol/L；MTHFR（亚甲基四氢叶酸还原酶基因）突变型 TT。

（10）抗中性粒细胞胞浆抗体（2015-7-15）：抗髓过氧化物酶抗体：< 15RU/ml；抗蛋白酶 3 抗体：< 15 RU/ml。

（11）抗心磷脂抗体（2015-7-15）：IgA/G/M < 10RU/ml；抗 β2- 糖蛋白 1 抗体 IgA/G/M < 10 RU/ml。

（12）风湿免疫组项（2015-7-15）：CRP12.5mg/L ↑，余正常。

（13）甲状腺功能五项（2015-7-15）：正常。

（二）康复诊断

（1）脑梗死恢复期（右侧大脑中动脉供血区），左侧偏瘫，主动脉弓至无名动脉夹层，高血压 2 级（极高危），高脂血症，高同型半胱氨酸血症，右侧大脑中动脉闭塞，右侧大脑后动脉重度狭窄，右侧锁骨下动脉盗血综合征。

（2）左侧肢体运动功能障碍，左侧肢体感觉功能障碍，平衡功能障碍，左侧空间忽略。

（3）ADL 能力缺陷。

（4）社会参与能力减退。

（三）康复方面临床讨论

1. 主要问题点

（1）左侧肢体运动功能障碍：左上肢布氏分期Ⅱ期，左手Ⅱ期，左侧下肢布氏分期Ⅲ期。

（2）左侧肢体感觉功能障碍：左侧面部及肢体深浅感觉减退，感觉异常。

（3）平衡功能障碍：坐、立位平衡差。

（4）左侧偏侧空间忽略。

（5）情绪障碍：焦虑。

（6）ADL 重度功能缺陷：洗梳、进食、洗澡等日常生活大部分依赖。

（7）社会参与能力减退。

2. 康复目标　短期康复目标：改善焦虑情绪，促进左侧肢体分离运动的诱发，改善坐立位平衡功能，治疗偏侧空间忽略。长期康复目标：回归社会。

3. 康复治疗措施及手段　目前用药：华法林：2.25mg，INR（2015-8-18）：1.81；瑞舒伐他汀：10mg，每晚 1 次；普罗布考：0.5g，2 次 / 天；叶酸：0.4mg，1 次 / 天；维生素：B_6 10mg，2 次 / 天；甲钴胺片 0.5mg，3 次 / 天；盐酸舍曲林 50mg，1 次 / 天；多烯磷酸胞磷胆碱胶囊：456mg，1 次 / 天。

血塞通、曲克芦丁脑蛋白、牛痘疫苗接种家兔炎症皮肤提取物等改善脑循环、营养神经治疗。并予物理治疗、职业治疗、理疗、高压氧舱等康复治疗。

4. 主要障碍的康复治疗

（1）肢体运动功能障碍的康复治疗：①良肢位摆放：仰卧位时健侧肢体自然摆放，患侧肩胛后垫枕，患侧肩关节外展 45°、肘伸直、五指分开伸直、掌面向上。患侧腿外侧垫枕，保证髋关节无外旋，中立位。健侧卧位时健侧肢体自然摆放。患侧上肢前伸、垫枕。患侧下肢自然屈曲，于患足下垫枕，防止患足内翻。患侧卧位时健侧自然摆放，患侧上肢拉出前伸、避免被挤压，手掌朝上。患侧下肢自然屈曲摆放。②维持关节活动度：被动 ROM，主动 ROM，主动辅助 ROM，静力牵引，动力牵引，被动牵引，主动牵引，PNF。③双手交叉上举训练；双手交叉摆动训练；翻身训练；搭桥训练；卧位下肢分离运动强化训练；坐位平衡训练；坐位上肢分离运动诱发训练；从卧位到坐位训练；从坐位到立位训练；立位平衡训练；平衡杠内重心转移训练；单腿站立训练；立位下肢分离运动训练；拄拐步行训练；上下楼梯训练。

（2）肢体感觉功能障碍的康复治疗：①浅感觉：用粗糙毛巾摩擦皮肤表面；轻拍；在宽阔平坦的容器内放置细砂或米粒，用来摩擦患侧上肢；电刺激。②深感觉：肢体负重和关节囊挤压。

（3）左侧偏侧空间忽略：视扫描训练；按摩患者的忽略上肢；触摸患侧肢体，让患者判断触摸的部位；在自己注视下用健手摩擦患侧上肢；患侧肢体负重训练；阅读训练；棱镜治疗。

（4）情绪障碍的康复治疗：药物治疗；合理情绪疗法。

（5）ADL 功能的康复治疗：转移、移动动作训练；进食训练；更衣训练；个人卫生训练；如厕训练。

（6）康复护理：良肢位指导，注意力训练，病房肢体主被动训练，安全教育。

（四）讨论

【病因鉴别】

（1）主动脉夹层：是指血液通过主动脉膜内口进入主动脉壁并造成动脉壁的分离，约 70% 内膜撕裂口位于升主动脉，20% 位于降主动脉，10% 位于主动脉弓三大血管处。

常见的病因：高血压；主动脉粥样硬化；遗传性疾病；先天性血管疾病；主动脉炎性疾病；损伤；妊娠；特发性主动脉内膜退行性病变。

分类：①典型的主动脉夹层及撕脱的内膜将主动脉分为真假两腔；②主动脉中膜变性，内膜下出血继发血肿；③微夹层继发血栓形成；④主动脉壁破裂形成主动脉壁溃疡；⑤创伤性主动脉夹层，如导丝损伤主动脉内膜。

（2）动脉粥样硬化性脑梗死：该患者存在高脂血症、高血压、高同型半胱氨酸血症，高尿酸血症，长期吸烟饮酒史等动脉粥样硬化的危险因素。此次安静状态起病，病情逐渐进展达高峰，但患者伴有无名动脉夹层，并且影像学亦可见左侧顶叶及基底节区新发梗死灶，考虑此次病灶累及双侧，不能解释，故病因诊断动脉夹层可能性大。

（3）其他病因：包括 Moyamoya 病、Takayasus 动脉炎、血液系统疾病，心源性因素等。患者血常规、风湿免疫系统检查、脑血管检查、心脏超声及心电图检查，均不支持上述疾病诊断。

【治疗】

针对主动脉夹层目前的治疗主要包括：抗凝治疗，抗血小板治疗，血管内治疗（通常采用支架术），外科手术修复和保守治疗。临床上通常遵循以下原则：无抗凝禁忌的患者发生缺血性卒中或者 TIA 后首先选择静脉肝素治疗，随后改为口服华法林抗凝治疗（INR

2.0 ～ 3.0），通常使用 3 ～ 6 个月，随访 6 个月后如果仍然存在动脉夹层，需要更换为抗血小板药物长期治疗；存在抗凝禁忌的患者需要抗血小板药物治疗 3 ～ 6 个月。随访 6 个月后仍然存在动脉夹层，需长期使用抗血小板药物治疗；药物治疗失败的动脉夹层患者可以考虑血管内治疗或者外科手术治疗。

本例为青年卒中患者，病因与动脉夹层有关，主要表现偏侧空间忽略和感觉障碍及运动障碍。经过综合治疗，右侧大脑中动脉再通，恢复独立步行能力，回归社会。取得了较好的康复效果。随访患者后期在神经外科行介入手术治疗了动脉夹层。

（肖　琳　杜晓霞）

二十二、头臂型大动脉炎继发脑梗死康复治疗

【摘　要】 报道1例37岁男性患者，曾行头臂型大动脉炎动脉搭桥术，因大面积脑梗死，引起严重认知、语言、肢体运动等功能障碍，日常生活能力下降。通过个体化的康复治疗方案，患者功能改善。

【关键词】 头臂型大动脉炎；动脉搭桥术后；脑梗死；康复

（一）病历介绍

患者，男性，37岁，主因“右侧肢体活动不利伴言语不利48天”于2015年11月12日入院。

病残史：患者于48天前（2015-9-26）被家人发现歪倒在地，右侧肢体无自主活动，言语不能，能听懂他人言语，嗜睡，呼之可睁眼，伴小便失禁，具体发病时间及过程不详。约2小时后由120救护车送至外院急诊科，当时测血压180/110mmHg，行头CT未见明显异常，予脱水降颅压等治疗（具体不详），症状无改善，夜间较烦躁。次日（2015-9-27）转至外院行头颅CT提示“脑梗死”，当时患者意识障碍程度加重，仍有右侧肢体活动不能及言语不能，于ICU给予降颅压、改善循环及抗凝等对症治疗，未行正规康复治疗，患者治疗期间曾出现肺部感染，予抗感染治疗后仍有低热，予留置胃管、尿管，患者病情无明显改善。2015-10-15转入我院神经外科继续治疗，转入我院时患者言语不能、听理解力下降，右侧肢体无自主活动。予阿司匹林抗血小板，联合营养神经、改善循环、控压、抗感染等对症及支持治疗，转入我院后2周患者肺部感染情况得到控制，联合物理治疗、职业治疗、言语治疗等康复治疗，发病30天左右患者右下肢可抬离床面，40天可短暂扶站、听理解明显改善，有少量自发言语。现患者神清，反应略迟钝，近记忆力明显下降，言语不利，找词困难，右侧肢体活动受限，站立平衡差，ADL大部分依赖，为求进一步康复治疗来我院。

患者自发病以来，饮食、睡眠未诉异常，大小便未诉明显异常，体重无明显变化。

既往史：溃疡性结肠炎病史15年，曾于外院就诊，应用柳氮磺吡啶片等免疫治疗。2012年7月于外院一反复发作性头晕、晕厥1年以“大动脉炎-头臂型”行“升主动脉-双锁骨下动脉人工血管搭桥术，升主动脉-左颈动脉自体大隐静脉搭桥术，右锁骨下人工血管-右颈动脉自体大隐静脉搭桥术”，术中曾输异体血，术后口服华法林、阿司匹林抗凝、抗血小板治疗3个月后因肺毛细血管破裂出血停用华法林，2012年10月改为口服阿司匹林单抗治疗至2015年3月，因肺部再次毛细血管破裂停用抗血小板药物至发病前；2013

年因大动脉炎就诊于外院风湿免疫科，先后口服醋酸泼尼松片、硫唑嘌呤片、复方环磷酰胺片抑制免疫治疗，具体用量不详，发病前 1 周口服泼尼松片 5mg，1 日 1 次，本次发病后修改治疗方案，予泼尼松片 30mg，1 日 1 次、环磷酰胺片 2 片，1 日 1 次，口服，嘱每 15 天泼尼松片减 2.5mg；高血压病史 3 年，最高血压 180/110mmHg，口服酒石酸美托洛尔片（25mg，1 日 2 次），血压控制可；否认糖尿病及冠心病史；否认肝炎、结核等传染病史；否认其他手术史及外伤史，否认药物、食物过敏史。

个人社会生活史：生于内蒙古通辽，否认长期外地居住史，否认疫区、疫水接触史，否认毒物及放射线接触史。既往吸烟史 10 余年，每日 20 支，已戒 15 年，否认饮酒史。

婚育史：已婚，未育。

家族史：父亲有糖尿病、高血压、高血脂，母亲有高血压、高血脂，1 弟体健。否认家族有类似病史。

职业史：公司职员。

心理史：病前性格内向，病后性格未诉明显改变，否认重大心理创伤史。

【入院查体】

左上肢血压 123/64mmHg，右上肢血压 168/96mmHg，左下肢血压 167/70mmHg，右下肢血压 175/64mmHg。左桡动脉脉搏 68 次 / 分，右桡动脉脉搏 68 次 / 分。左侧颈动脉未触及搏动、未闻及血管杂音；左锁骨下动脉听诊搏动减弱；左桡动脉搏动减弱；双侧股动脉搏动尚可，听诊未有血管杂音；右足背动脉搏动减弱；神清，非流畅性失语，言语表达为单词水平，听理解尚可，命名差，阅读、复述功能稍差；认知功能检查计算力、记忆力及理解力明显减退，定向力、判断力未见明显减退。双侧瞳孔等大同圆，直径约 3mm，光反射灵敏，眼动自如，辐辏反射正常。右侧面部针刺觉过敏，无洋葱皮样感觉减退，咬肌、颞肌对称有力，下颌无偏移，角膜反射存在。双侧额纹对称，右侧鼻唇沟变浅，示齿口角左偏，伸舌右偏。双侧听力粗测正常，双侧 Rinne 试验气导大于骨导，Weber 试验居中。悬雍垂居中，咽反射及软腭反射迟钝。转颈对称有力，右侧耸肩力弱。肩关节前屈、外展轻度受限，右上肢布式分期Ⅱ期，右手布式分期Ⅱ期，右侧下肢布式分期Ⅳ期，右侧肩关节半脱位两横指。右上肢旋前肌张力增加，余肢体肌张力无增加。右侧肱二头肌、肱三头肌肌腱反射活跃，桡骨膜反射活跃，右侧膝腱反射、跟腱反射活跃，髌阵挛、踝阵挛阴性。右侧 Hoffmann 征阳性，双侧 Babinski 征阳性，掌颏反射阴性，吸吮反射阴性。右侧深、浅感觉稍减弱，右指鼻试验不配合，右跟膝胫试验欠稳准，左指鼻试验、跟膝胫试验稳准，Romberg 征不配合。

【辅助检查】

（1）腹主动脉彩超（2012-6-27）：腹主动脉硬化伴斑块形成及钙化。

（2）肾动脉彩超（2012-6-28）：右肾动脉起始部流速偏高。

（3）头颅 CTA（2012-6-27）：颈部血管多发管壁增厚，管腔不均匀狭窄。

（4）左侧颈总动脉闭塞，多发大动脉炎？颅内血管未见明显异常。

（5）经颅多普勒超声（2012-7-13）：无名动脉、左锁骨下动脉、双颈总动脉近端、右椎动脉起始狭窄。双颈内动脉终末端-大脑中动脉-大脑前动脉狭窄（图 1-33）。

（6）头颅 CTA（2015-9-30）：大动脉炎术后改变；左侧颈总动脉、颈内动脉、右侧颈内动脉、左侧大脑中动脉未见明显显影，考虑闭塞。头臂干、双侧椎动脉起始处关闭非钙化性斑块，相应管腔中－重度狭窄，局部几近闭塞（箭头所示狭窄部位）（图 1-34）。

（7）头颈血管彩超（2015-11-6）：双侧颈动脉搭桥术后，双侧锁骨下动脉人工血管置换术后。考虑左侧颈动脉桥血管闭塞，右侧颈段椎动脉内径细，考虑右侧锁骨下动脉远端动脉瘤形成。

（8）头颅 CT（2015-10-19）：左侧基底节区、放射冠、颞顶叶低密度灶影，未见明显新鲜病灶。

（9）血管炎三项（2015-11-5）ANCA-IgG（－），PR3-ANCA（－），MPO-ANCA（－）。

（10）生化全项（2015-11-13）：血钾 3.33mmol/L，低密度脂蛋白 2.67mmol/L，凝血、血常规、无机离子、肝肾功能、CRP、血沉、心电图均未见异常。

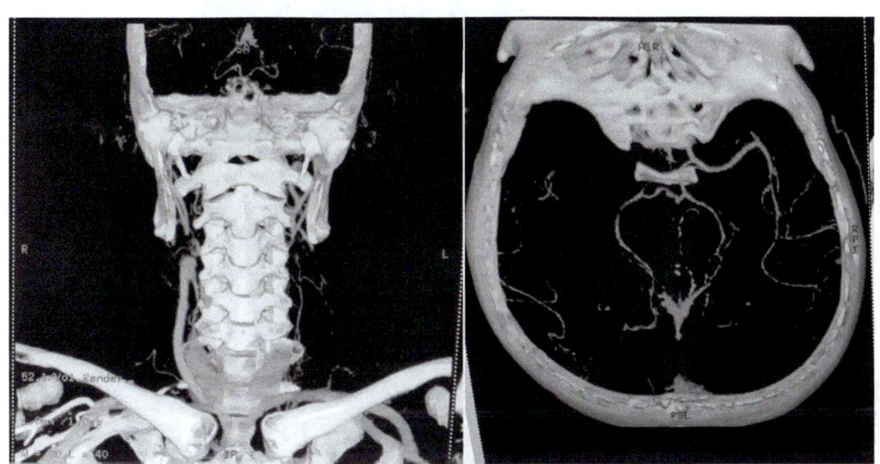

图 1-33　经颅多普勒超声

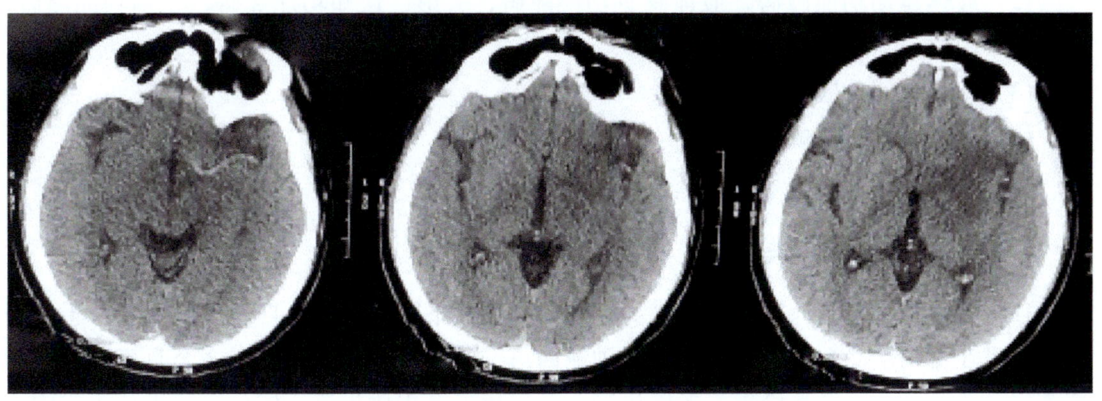

图 1-34　头颅 CTA（2015-9-30）

左侧基底节区、放射冠、额颞顶叶低密度灶影，左侧大脑中动脉影

（11）双下肢动脉彩超（2015-11-24）：双侧胫前动脉远端血流显示不满意。

（12）颈动脉 CTA（2015-11-23）：双侧颈部血管、锁骨下动脉病变，主动脉弓血管植入术后（图 1-35）。

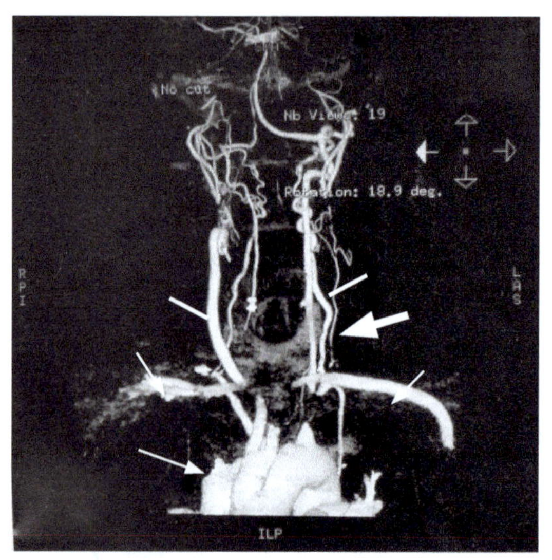

图 1-35　颈动脉 CTA（2015-11-23）

→锁骨下动脉 - 主动脉桥人工血管；➡左侧椎动脉；— 颈动脉 - 人工血管自体静脉桥血管

（二）康复诊断

（1）脑梗死恢复期（左侧大脑中动脉供血区），右侧偏瘫，失语，大动脉炎（头臂型），高血压病 3 级（极高危），脑动脉硬化，颈动脉硬化，升主动脉 - 双锁骨下动脉人工血管搭桥术后，升主动脉 - 左颈动脉自体大隐静脉搭桥术后，右锁骨下人工血管 - 右颈动脉自体大隐静脉搭桥术后。

（2）肢体运动功能障碍，肢体感觉功能障碍，失语，认知功能障碍，平衡功能障碍，肩关节半脱位。

（3）ADL 大部分依赖。

（4）社会参与能力减退。

（5）溃疡性结肠炎。

（三）康复方面临床讨论

1. 定位诊断　患者计算力、记忆力及理解力明显下降，定位于广泛大脑皮质。患者语言表达呈非流畅性，命名障碍明显，听理解尚可，阅读、复述稍差，近 2 个月患者失语病情恢复较快，结合影像学检查，考虑患者合并皮质下及皮质失语，定位优势半球语言中枢或其联系纤维。右侧偏瘫，右侧腱反射活跃，右侧 Hoffmann 征阳性，右侧 Babinski 征阳性，定位于左侧皮质脊髓束。双侧额纹对称，右侧鼻唇沟变浅，示齿口角左偏，伸舌右偏，为中枢性面舌瘫，定位于左侧皮质核束。结合颅脑影像学检查，定位于左侧基底节、放射冠、额顶颞叶，责任血管为左侧大脑中动脉供血区。

2. 定性诊断　青年男性，急性起病，症状逐渐达峰，出现右侧偏瘫、失语等局灶神经症状，既往有大动脉炎，存在颅内、颅外多段血管闭塞、狭窄，2015 年 3 月至今未曾规律应用阿司匹林抗血小板行脑血管病二级预防。本次发病结合头颅 CT 示左侧基底节、放射冠、左侧额顶颞叶低密度灶。头颈血管彩超提示：双侧颈动脉搭桥术后，双侧锁骨下动脉人工血管置换术后，左侧颈动脉桥血管闭塞，诊断脑梗死。

【鉴别诊断】

（1）心源性脑栓塞：多有明确心脏基础病史，瓣膜疾病、心房黏液瘤、房颤等，多于活动状态下急性起病，病情瞬间达到高峰，神经功能缺损程度重，累及脑动脉主干可出现颅内高压、意识障碍，结合神经影像学检查可辅助诊断。患者多次完善心脏彩超提示主动脉窦增宽，未见栓子、黏液瘤等表现，暂不支持此病诊断。

（2）动脉粥样硬化性脑梗死：患者多存在高血压、糖尿病等基础疾病，多有吸烟饮酒等危险因素，患者多安静状态下起病，逐渐达峰。患者既往有高血压病史，有脑血管病危险因素，结合患者起病形式，也不能排除本次发病与动脉粥样硬化有关。

3. 问题小结

（1）肢体运动功能障碍：右上肢布式分期Ⅱ期，右手布式分期Ⅱ期，右下肢布式分期Ⅳ期，右侧肩关节半脱位两横指。

（2）失语：非流畅性失语，听理解尚可。

（3）感觉障碍：右侧肢体深、浅感觉稍减退。

（4）认知功能障碍：记忆力、计算力、理解力明显减退。

（5）平衡功能障碍：患者现能扶持下站立，尚不能步行。

（6）情绪障碍：焦虑状态。

（7）肩关节半脱位。

（8）ADL 大部分依赖：不能吃饭、洗澡、穿衣等。

（9）社会参与能力减退。

4. 康复目标设定

（1）近期目标：维持各关节活动度，注意良肢位摆放，加强肢体功能训练，诱发肢体分离运动，改善平衡能力，提高语言及认知能力，加强沟通平台建立，提高 ADL 能力。

（2）远期目标：回归家庭。

5. 康复治疗方法

药物治疗方面：给予抗血小板、降压、调脂、改善循环、改善认知、抑酸保胃、抗凝、补钾、祛痰等药物对症治疗。

（1）予醋酸泼尼松片（顿服，每 2 周减半片），复方环磷酰胺片（100mg），每天 1 次，口服治疗头臂型大动脉炎原发病，辅以补钾、补钙、抑酸等治疗。

（2）予脑血管病二级预防，应用氢氯吡格雷抗血小板、调脂，予美托洛尔、氨氯地平缓释片控压治疗，密切监测患者双侧血压。

（3）予盐酸美金刚促智，先后应用尼莫地平、舒血宁、长春西汀改善循环、营养神经等治疗。

6. 康复治疗措施及手段

（1）物理疗法：被动活动–主被动活动，诱发患肢主动运动及分离运动，改善患者站立平衡能力，1 次 / 天，30 分 / 次，5 次 / 周。

（2）作业疗法：诱发右上肢主动运动，利手交换，提高认知功能，1 次 / 天，30 分 / 次，5 次 / 周。

（3）语言治疗：提高听力理解、表达能力，增加日常交流能力，1 次 / 天，30 分 / 次，5 次 / 周。

（4）认知训练：采用虚拟现实认知训练疗法，1 次 / 天，20 分 / 次，5 次 / 周。

患者经药物及康复治疗后患者多方面病情较前改善，口语表达为非流畅单词水平，可进行简单交流；记忆力、计算力及理解力较前改善。右上肢布式分期Ⅲ期，右手布式分期Ⅱ期，右手无实用性，右侧下肢布式分期Ⅳ期，右侧肩关节半脱位半横指，右上肢旋前张力 Ashworth Ⅰ级。核心控制能力及稳定性较前改善，动态站立平衡尚可，可扶行。

（5）康复护理：良肢位摆放指导；偏瘫体操训练；ADL 动作指导。

（四）讨论

大动脉炎（Takayasu arteritis，TA）是指主动脉及其主要分支的慢性进行性非特异的炎性疾病。病变位于主动脉弓及其分支最为多见，其次为降主动脉，腹主动脉，肾动脉，主动脉的二级分支，如肺动脉、冠状动脉也可受累，受累的血管可为全层动脉炎。病因迄今尚不明确，一般认为可能由感染引起的免疫损伤所致。TA 根据受累动脉可分 4 型：①头臂动脉型；②胸腹主动脉型；③广泛型；④肺动脉型。根据 1990 年美国风湿病学会的分类标准：①发病年龄≤ 40 岁。出现症状或体征时年龄＜ 40 岁；②肢体间歇性跛行。活动时一个或更多肢体出现乏力、不适或症状加重，尤以上肢明显；③肱动脉搏动减弱。一侧或双侧肱动脉搏动减弱；④血压差＞ 10mmHg。双侧上肢收缩压差＞ 10mmHg；⑤锁骨下动脉或主动脉杂音。一侧或双侧锁骨下动脉或腹主动脉闻及杂音；⑥动脉造影异常。主动脉一级分支或上下肢近端的大动脉狭窄或闭塞，病变常为局灶或节段性，且不是由动脉硬化、纤维肌发育不良或类似原因引起。符合上述 6 项中的任 3 项可诊断本病。本例患者 37 岁，所属资料是符合头臂动脉型的，余尚应主要与先天性主动脉狭窄、动脉粥样硬化、血栓闭塞性脉管炎、白塞病、结节性多动脉炎等疾病鉴别。

TA 合并脑梗死患者多为多支头臂动脉病变，TA 累及颈部血管时，病变的动脉壁纤维化，呈弥漫性或不规则性增厚、变硬，引起血管不同程度狭窄或闭塞，同时合并血栓形成，栓子脱落阻塞血管远端形成脑梗死。其次，当颈部动脉狭窄或闭塞时造成其颅内远端血管低灌注，当侧支循环代偿不良时易形成分水岭脑梗死。此外，血管炎累及颅内动脉或者动脉栓塞都可以导致颅内动脉狭窄。若双侧动脉起始部都存在临界性狭窄，患者直立时脑部血流灌注压会明显下降而表现为反复晕厥。

本例患者诊断头臂型大动脉炎行动脉搭桥术后，术后患者头晕、晕厥症状较前明显改善，但患者未规律应用阿司匹林抗血小板治疗，考虑本次脑梗死与左侧大隐静脉桥血管闭塞有关，由于患者左侧颈动脉桥血管为自身大隐静脉取材，考虑到静脉管腔粗，血管壁薄，长期受到高压的动脉血流冲击，作为一种适应性反应，静脉桥血管内膜会逐渐增生，继而出现动脉粥样硬化及血栓性病变。当前考虑左侧颈动脉桥血管闭塞累及血管，导致供血区组织缺血坏死可能性大。

患者年纪轻，血管炎病变已累及桡动脉、足背动脉等多支周围血管，动脉炎病情虽经规律免疫治疗仍有进展，预后差。下一步康复治疗突出问题为脑血管病二级预防及原发病的控制。①指导患者低盐低脂饮食，避免过度劳累，规律抗血小板、调脂治疗，注意加强双侧血压控制及检测，防止因血压过低造成桥血管闭塞、脑灌注不足所致脑梗死，防止因血压过高所致脑出血；②规律行激素及免疫抑制治疗血管炎原发病，延缓病情进展加重。患者大动脉血管条件差，仍需尽早血管外科介入评估有无再次手术需要。

（徐　舒　肖　琳　孙　蓉　宋鲁平　杜晓霞　王　强　李晁金子　郄靖媛）

参考文献

马斌，牛林，汪国生，等.2014.80例大动脉炎临床资料回顾性分析.安徽医学，35（1）：71-74.

祁雨，张慧敏.2014.多发性大动脉炎并发脑梗死临床进展.中国循环杂志，（5）：396-398.

肖耀文，陈忠，杨耀国，等.2015，大动脉炎手术与腔内治疗的效果及其影响因素.首都医科大学学报，（1）：46-52.

二十三、脑静脉窦血栓形成致肌张力障碍的康复治疗

【摘　要】 脑静脉窦血栓形成起病急，病情重，误诊率高，病死率高，随着神经影像学等医疗技术的进步，溶栓治疗明显改善了脑静脉窦血栓形成的预后。本文报道1例脑静脉窦血栓形成患者，经过抗凝治疗后神经功能缺损症状较轻，而主要表现为左侧肢体活动不灵伴变形性肌张力障碍，经过康复训练、背肌局部治疗肉毒素后运动功能改善。我们总结了这例脑静脉窦血栓形成所致肌张力障碍的临床特点及康复治疗，结合相关文献报道总结分析。

【关键词】 脑静脉窦血栓；变形性肌张力障碍；肉毒毒素；康复治疗

（一）病历介绍

患者，女性，16岁，初二学生。主因“头痛、呕吐5天后意识不清，肢体活动不利20个月”于2013年2月16日入院。

病残史：20个月前患者出现右侧颞部疼痛、频繁喷射状呕吐，按照上呼吸道感染诊所治疗。5天后突发意识障碍，呼之可睁眼，随即进入睡眠状态，行头颅MRI及MRA示脑内多发异常信号，左侧横窦显示不清，考虑为静脉窦血栓形成。后转至上海市某医院，行DSA示：下矢状窦、基底静脉、直窦、左侧横窦血栓形成，给予溶栓、抗凝（口服华法林18个月）、抗感染、气管切开等治疗。1个月余后意识转清，可用右手数数及与家人打手势交流，右下肢可见屈曲运动，左侧肢体无自主活动。2个月后在堵管的情况下可正确表达，与病前无异。3个月左右拔除气管套管。数月后自感右下肢疼痛并发现肌肉萎缩、皮温低，但无肿胀，行腰椎MRI未见异常，行肌电图提示右下肢腰骶神经损害，给予右下肢B族维生素穴位注射，1年后右下肢肌肉萎缩恢复，活动正常，可保持坐位，扶持可站立。病后1个月余即开始物理治疗、生物反馈等康复训练，目前神志清楚，言语流利，左侧肢体活动不利，同时伴不自主运动，平衡功能差，可独自坐，ADL中度依赖，为进一步康复收入院。病前2周有上感病史，无发热。既往史、个人史、家族史无特殊。

入院查体：脉搏80次/分，血压110/60mmHg，脊柱左侧弯。神经系统查体：神清语利，认知功能正常，MMSE30分。左侧面部感觉轻度减退，左侧轻度中枢性面舌瘫，余脑神经查体无异常。关节活动度未受限，左上肢布式分期Ⅴ期，左下肢布式分期Ⅳ期。双上肢腱反射正常，双侧膝腱反射活跃，左侧跟腱反射亢进，踝阵挛阳性。双侧Hoffmann征、

Babinski 征阴性，双侧掌颏反射阳性，吸吮反射阴性。左侧偏身浅、深感觉轻度减退，左侧指鼻试验欠稳准，反击征阳性，左侧跟膝胫试验欠稳准。右侧肢体大致正常，Romberg 征阳性。左侧口角不自主向左抽动，左手不自主指划样动作。安静状态下左侧肢体肌张力不高，站立及行走时左侧肢体、腰背部及臀部肌张力高。

【辅助检查】（2011 年 6 月 24 日～ 27 日）

（1）头颅 CT 示后纵裂池高密度影，空三角征。

（2）头颅 MRI：左侧颞叶、右侧丘脑、两侧脑室前角旁及左侧半卵圆中心多发脑梗死。

（3）DSA：下矢状窦、基底静脉、直窦、左侧横窦血栓。血沉：无异常。

（4）风湿全套及免疫系列：IgM3.39g/L。

（5）血清 TORCH 病毒测定：风疹病毒抗体 IgG（+）。

（6）凝血全项：纤维蛋白原 4.6g/L，D- 二聚体 0.62mg/L。

（7）胸腰椎正侧位片（2013-3-5）（图 1-36）：腰段轻度侧凸弯曲。

（8）脑电图：轻度异常脑电图。

（9）甲状腺功能五项：FT_3 6.02pmol/L，TSH 0.01μIU/ml。

（二）康复评定会临床讨论

1. *关于原发病的诊断及治疗*　主治医师：患者少年女性，急性起病，临床首发症状为头痛、呕吐等高颅压症状，5 天后突发意识障碍，头颅 MRI（图 1-37）示右侧丘脑、左侧颞叶、胼胝体、双侧半卵圆中心长 T1、长 T2 信号，DWI 高信号，梯度回波低信号，左侧横窦血栓形成，提示出血性脑梗死。DSA 证实为颅内静脉窦血栓。给予溶栓、抗凝等积极治疗。目前诊断：颅内静脉窦血栓形成；继发右侧丘脑、脑干（中脑和脑桥）、左侧颞叶、胼胝体出血性脑梗死；脊柱侧弯；甲状腺功能亢进；贫血。颅内静脉窦血栓形成正规抗凝治疗 3 ～ 6 个月即可，患者已治疗 18 个月，可不用抗凝药物。

2. *目前康复的障碍点及治疗*　该患者因静脉窦血栓形成后血液回流受阻，淤血引起广泛脑损害，累及右侧丘脑、右侧颞叶、左侧颞叶、右侧脑干、胼胝体。目前主要障碍点为小脑性共济失调 + 锥体外系的不自主运动。步态分析见首次着地方式异常，步态不对称，双侧站立相时间比例延长，左下肢诸关节运动异常，控制能力差，左侧髋关节外展外旋 + 膝反张 + 足下垂，右膝轻度反张，步态极度缓慢、明显不稳定。平衡测试：位移运动轨迹长度及面积均增大，重心明显左偏、前倾，双下肢支撑能力均差。

训练上：核心控制、躯干控制差，可使用 Bobath 法 +Frenkel 平衡训练操。给予平衡、水疗、物理治疗、作业治疗等康复训练，口服氟哌啶醇 1/4 片，每日 2 次，患者不自主运动明显减少，但口服第四日出现双眼视物模糊遂停药，后症状缓解。

（1）理疗科会诊意见：水中肢体功能训练改善张力，促进运动功能提高。

（2）物理治疗师：背肌张力高，腹肌张力差，核心控制力差，骨盆的选择性运动不能诱出，致使下肢伸肌张力高，步行时棒状步态明显；运动协调性差，震颤明显，不能建立姿势与运动间的圆滑关系，跪位立位动态平衡不能独立完成；步行基本不能，翻身起坐移乘均不能以正确的力线完成。给予主被动 ROM 训练；垫上仰卧起坐及姿势控制能力训练；侧卧位上下肢交替性伸展屈曲训练；跪位立位动静态平衡训练；步行图示静态输入训练；功率自行车蹬踏训练。近期目的为调节全身肌肉张力，改善核心控制能力；改善运动协调性和建立姿势控制运动理念；提高静态平衡功能；建立正确的体位转移力线模式及步行图示。

（3）作业治疗师：患者左上肢运动功能障碍，实用手判定为辅助手 B，左上肢稳定性差，双上肢协调性差，左上肢感觉障碍，ADL 中度依赖。给予砂袋抑制上肢震颤、套圈、扶棍、抓握木钉、感觉训练。以提高左上肢运动机能、促进左手指分离运动，增强左上肢稳定性；提高左上肢感觉功能。提高 ADL 自理能力。

（4）康复护理：防止跌倒；防止外伤；康复体操。

（5）主任医师总结：患者反射活跃，行走时有划圈步态、膝反张，但肌力下降不明显，病理征阴性，故锥体束征不明显。患者有意向性震颤，Romberg 征阳性，似乎为小脑性共济失调；但无小脑语言、肌张力不低、无眼震、影像学无小脑病变；故小脑性共济失调体征不明显。主要障碍点：姿势控制差，患者从静态到动态，以及在运动的过程中，左侧腰背肌紧张，全身肌肉紧张，考虑为肌张力的问题，即 Dystonia 肌张力障碍，肌张力的不均衡，口服氟哌啶醇症状缓解也支持。目前存在脊柱侧弯。治疗：改善肌张力。患者口服氟哌啶醇后出现视物模糊，且有甲状腺功能亢进，建议停用氟哌啶醇，防止内分泌紊乱。可左侧脊旁肌注射肉毒素，改善局部肌张力，缓解痉挛，提高姿势控制，防止诱发肌张力的训练。同时可行水疗、平衡训练。远期目标为回归社会。

（三）讨论

经过 3 个月的综合康复训练，目前可独立移乘并于少量辅助下步行，其翻身、起坐均已可按照正确的力线进行，运动过程中的震颤有明显缓解。脊柱侧弯情况好转（图 1-36B），目前仍给患者以运动发育的理念坚持康复训练，逐步缓解肌张力障碍，共济失调，回归家庭、社会。

静脉窦血栓形成是一种少见的脑血管病，由于高凝状态或脑静脉窦病变引起的静脉窦和（或）脑皮质静脉血栓形成，脑血流动力学障碍，出现以颅高压、静脉性脑梗死或皮质下出血为主要病理改变的静脉血管性疾病，占所有卒中患者的不到 1%。女性多见。由于临床症状的多样性，常被忽视甚至误诊，病死率高。目前，磁共振成像（MRI）、磁共振血管造影（MRA）、数字减影血管造影（DSA）均可对该病做出诊断，尤其无创性的 MRI 及 MRA 更易被患者接受，对提高该病的诊断率有很大的帮助，近年治疗水平也在不断提高，因而对该病的认识也在不断深入。其治疗原则主要是对症治疗，病因治疗，抗凝溶栓治疗。

该患者经过 DSA 检查确诊，经过长期抗凝治疗，目前遗留轻度锥体系统和小脑系统损害，主要以锥体外系的肌张力障碍表现为主。锥体外系的主要机能是调节肌张力，协调肌肉活动，维持和调整体态姿势。该患者因为 Dystonia，导致卧位和坐位时功能良好，而行走时姿势异常、运动能力很差。1911 年，Oppenheimsh 首次提出肌张力障碍的概念已近

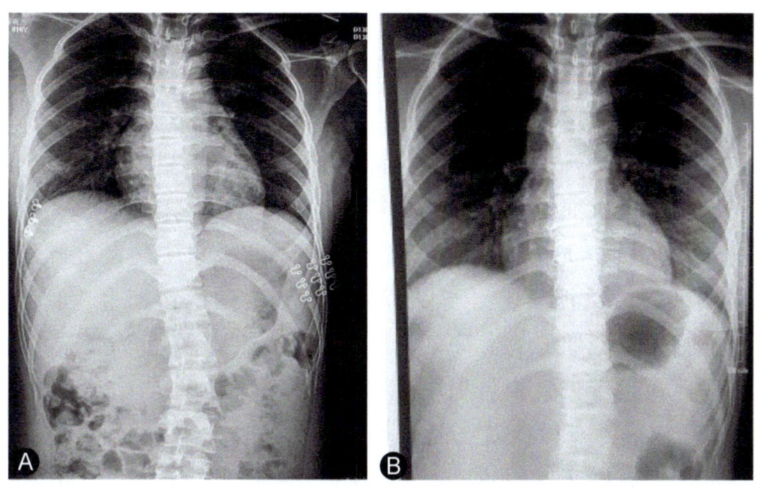

图 1-36　脊柱 X 线片

A：治疗前；B：治疗后

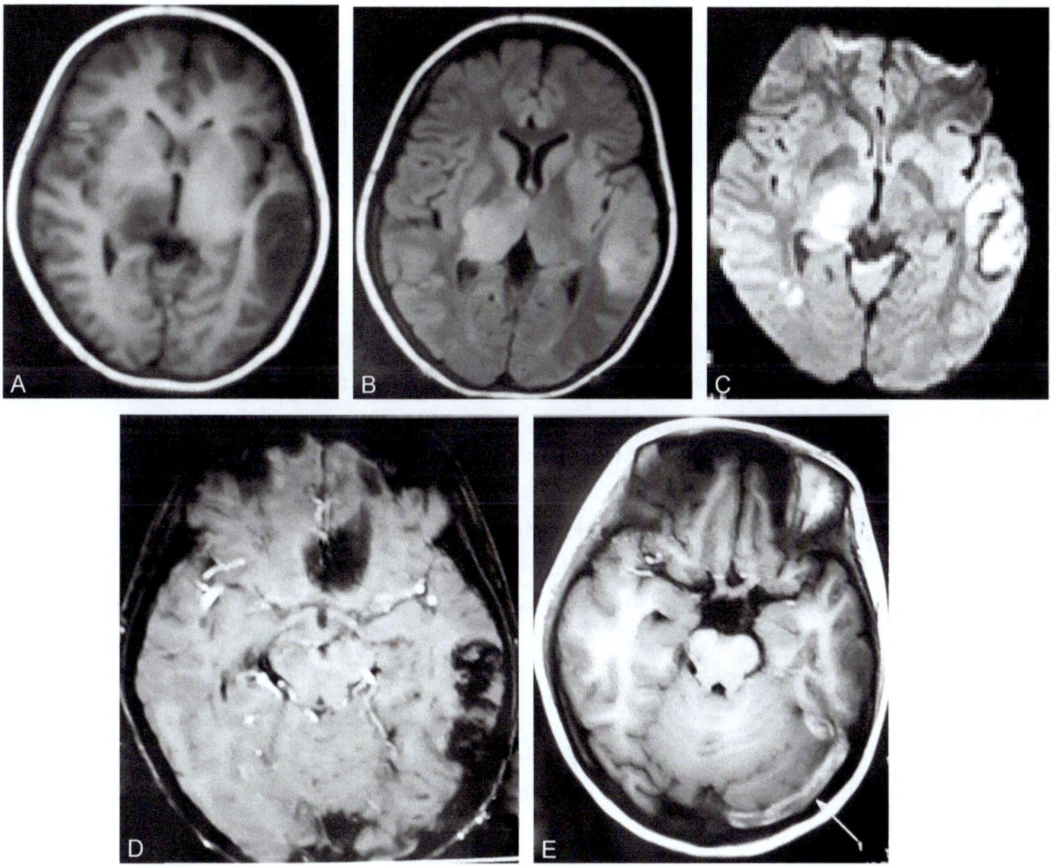

图 1-37　头颅 MRI

示右侧丘脑、左侧颞叶、胼胝体、双侧半卵圆中心长 T_1（A）、长 T_2（B）信号，DWI（C）高信号，梯度回波（D）低信号，左侧横窦血栓形成（E）

百年，国际上尚无明确的肌张力障碍诊断标准，至今普遍接受的定义是肌张力障碍医学研究基金会(DMRF)顾问委员会于1984年提出的:一种不自主、持续性肌肉收缩引起的扭曲、重复运动或姿势异常综合征。主动肌与拮抗肌收缩不协调或过度收缩引起的不自主运动和异常姿势是肌张力障碍的特征性表现。肌张力障碍累及肌肉的范围和强度变化很大，临床表现各异，但同一患者的受累肌群相对恒定，肌张力障碍具有模式化的特点，不同于舞蹈症的肢体远端显著、不规则、无节律动作。肌张力障碍的不自主运动在随意运动时加重，休息和睡眠时减轻或消失，精神紧张、不良情绪和劳累常使病情加重。《肌张力障碍诊断与治疗指南》提出了临床诊断肌张力障碍的步骤，即首先明确是否为肌张力障碍，其次判断肌张力障碍是原发性还是继发性。针对脑瘫患儿（痉挛性、肌张力障碍型）治疗研究发现，巴氯芬或抗癫痫药物很少有效而苯二氮卓类药物的耐受性很差，而可能是适度的帮助。局部注射肉毒杆菌毒素，有助于减轻疼痛，并限制一些变动幅度。肉毒毒素治疗颈部肌张力障碍治疗效果也较为理想。治疗局灶性肌张力障碍主要的治疗方法是肉毒素注射治疗。该患者为继发性肌张力障碍，针对本例患者所存在的障碍点，给予了药物治疗和物理治疗、作业治疗、平衡、水疗等综合康复治疗，而使用肉毒毒素A治疗后躯干背肌的痉挛得到缓解，物理治疗训练更为有效。

该病比较少见，临床资料完善，存在的障碍点复杂，康复训练必须在专业人员指导下，根据每个患者的具体情况制订训练计划，避免误用综合征，以取得更好的训练效果。

（杜晓霞　宋鲁平）

参考文献

李存江，王桂红，王拥军，等.2002. 脑静脉窦血栓形成的早期诊断与治疗. 中华神经科杂志，(2)：65-67.

展淑琴，吴海琴. 2004. 颅内静脉窦血栓形成研究进展. 中风与神经疾病杂志，21 (6)：568-570.

中华医学会神经病学分会帕金森病及运动障碍学组.2008. 肌张力障碍诊断与治疗指南. 中华神经科杂志，41 (8)：570-573.

Batla A，Stamelou M，Bhatia KP. 2012. Treatment of focal dystonia. Curr Treat Options Neurol，(3)：213-229.

Fahn S.1988. Concept and classification of dystonia. Adv Neurol，(50)：1-8.

Nijmeijer SW，Koelman JH，Standaar TS，et al.2013. Cervical dystonia：improved treatment response to botulinum toxin after referral to a tertiary centre and the use of polymyography. Parkinsonism Relat Disord，19 (5)：533-538.

Vidailhet M. 2013. Treatment of movement disorders in dystonia-choreoathtosis cerebral palsy. Handb Clin Neurol，(111)：197-202.

Zoons E，Dijkgraaf MG，Dijk JM，et al. 2007. Botulinum toxin as treatment for focal dystonia：a systematic review of the pharmaco-therapeutic and pharmaco-economic value. J Neurol，259 (12)：2519-2526.

第二章

缺血缺氧性脑病的康复（8例）

一、恶性心律失常心肺复苏后缺血缺氧性脑病的康复

【摘　要】患者突发心搏骤停，经心肺复苏后出现缺血缺氧性脑病，主要障碍为认知障碍、精神障碍、偏瘫和平衡障碍。给予高压氧舱、肢体功能训练、经颅磁刺激及药物治疗后，症状明显改善。

【关键词】恶性心律失常；心肺复苏；缺血缺氧性脑病；康复

（一）病历介绍

患者，男性，46 岁。主因“烦躁伴言语不清右侧肢体活动不利 1 个月余”以“缺血缺氧性脑病后遗症”于 2015 年 12 月 15 日收住入院。

病残史：患者于 1 个月余前（2015 年 10 月 27 日）自觉全身乏力，于上午 11：30 突然出现意识丧失，小便失禁，伴口唇发绀、脉搏消失，当时无明显抽搐，拨打 120 急救，即刻给予心肺复苏、气管插管及电除颤，后转到当地医院，经抢救约 20min 恢复心律。入院后入 ICU，给予气管插管、呼吸机辅助呼吸，促醒，营养脑神经等对症治疗，住院期间曾出现抽搐发作，给予“苯巴比妥及丙戊酸钠”治疗后好转。曾出现肺部感染，痰培养出现多种耐药菌，经抗炎等治疗后逐渐好转。后患者病情逐渐稳定。3 天后患者可以睁眼，无意识，右侧肢体无活动，左侧可见自主活动。入院前 3 周拔除气管插管，曾在外院进行高压氧舱、按摩等训练。患者意识恢复后精神症状明显，表现为言语混乱，反复自言自语，内容不能辨认，烦躁明显，有攻击行为，外院曾给予奥氮平 1.25mg、阿普唑仑 2mg 控制，效果不佳。现患者神清，言语不清，部分经口进食，留置尿管，四肢可见部分活动，大小便均不能控制。ADL 完全依赖，为进一步康复收入院。

患者自发病以来，鼻饲饮食，现不配合留置胃管，烦躁明显，大小便不能控制，体重变化不详。

既往史：既往有高脂血症病史，心慌症状 10 余年，曾有尿酸一过性增高。多年前行“甲状腺腺瘤切除术”，未口服甲状腺素片。本次发病在外院诊断为“冠心病、恶性心律失常？”。吸烟史 20 年，20 ～ 40 支 / 天，饮酒史 20 年，平均每周 3 ～ 4 次，每次半斤白酒。

入院查体：神清，烦躁明显，接触时有明显攻击行为，查体不配合，言语不清，不能理解，不能交流，认知功能检查不能配合，少量饮水无呛咳。双侧瞳孔等大同圆，直径约 3mm，光反射灵敏，眼动自如，辐辏反射正常。余脑神经查体均不能配合，张口小，不配

合伸舌。右肩关节被动活动受限、疼痛，余四肢均可自主活动，右侧活动较左侧少，感觉检查及共济运动均不能配合，肌张力不高，双侧病理征未引出。可独坐，不能独站和行走。

【辅助检查】

（1）头颅 CT（2015-10-27）：未及明显异常。

（2）头颅 CT（2015-10-30）：可及弥漫性脑水肿改变。

（3）头颅 CT（2015-11-4）：右侧颞叶低密度病灶。

（4）头颅 MRI（2015-11-4）：可及 DWI 像胼胝体、双侧额顶颞叶多发散在高弥散信号（图 2-1）。

（5）超声心动图（2015-10-27）：左室壁运动异常。

（6）超声心动图（2015-12-5）：未及明显异常。

（7）动态心电图（2015-12-6）：窦性心动过速，偶发房性早搏。

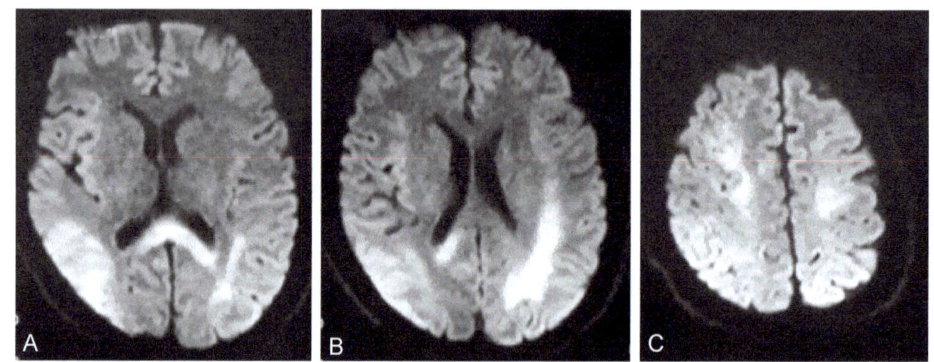

图 2-1 头颅 MRI 可及 DWI 像胼胝体、双侧额顶颞叶多发散在高弥散信号

【诊疗经过】

入院后给予营养心肌、改善认知、营养神经等药物治疗，因患者精神症状重，给予奥氮平 12.5mg+ 丙戊酸钠 250mg（2 次 / 天）+ 氯硝西泮 1mg 口服，症状有所控制。入院 1 个月余后出现双上肢齿轮样肌张力增高，可疑锥体外系症状表现，给予美多巴 0.125mg，2 次 / 天口服，并逐渐加量，但效果不佳，后停用。患者初期训练不能配合，间断进行针灸、高压氧舱治疗。后期精神症状控制，烦躁症状明显改善。进行 PT、针灸、高压氧舱、经颅磁刺激治疗。患者精神症状、语言功能及肢体运动功能均较前有所改善。

（二）康复诊断

（1）缺血缺氧性脑病恢复期（双侧大脑半球），精神障碍、平衡障碍，心搏骤停，心肺复苏术后，气管切开术后，继发性癫痫，高脂血症，冠状动脉粥样硬化性心脏病。

（2）精神障碍，认知功能障碍，语言障碍，右侧肢体运动功能障碍，平衡障碍，大小便障碍。

（3）ADL 严重功能缺陷。

(4) 社会参与能力减退。

(5) 甲状腺切除术后，肺部感染，消化道出血。

(三) 康复临床讨论

1. 主要问题点

(1) 缺血缺氧性脑病恢复期。

(2) 认知功能障碍：目前不能配合检查。

(3) 精神障碍：烦躁、易激惹。

(4) 言语障碍：现理解力差，言语不清，不能阅读和书写。

(5) 右侧肢体运动功能障碍：右侧肢体力弱。

(6) 平衡功能障碍：可以独坐，坐位动态平衡差，不能独站和行走。

(7) 大小便障碍：大小便均不能控制。

(8) ADL 完全依赖。

(9) 社会参与能力减退。

2. 康复目标

(1) 近期目标：控制精神症状，练习经口进食，提高营养状态，扩大上肢关节活动度，提高全身体力耐力，提高坐位平衡能力。提高行走能力，提高认知功能，提高 ADL 能力。

(2) 远期目标：回归家庭。

3. 药物治疗

(1) 心脏病相关：酒石酸美托洛尔、盐酸曲美他嗪、单硝酸异山梨酯。

(2) 控制精神症状：奥氮平、氯硝西泮、丙戊酸钠缓释片。

(3) 营养神经：曲克芦丁脑蛋白水解物、脑苷肌肽、鼠神经生长因子、神经节苷酯、奥拉西坦、小牛血清去蛋白水解物。

(4) 抗锥体外系药物：美多芭。

(5) 营养支持：肠内营养乳剂（初期）。

4. 康复治疗

(1) 针灸：每日 1 次。

(2) 高压氧舱疗法：每日 1 次，每次 1h，共进行 30 次。

(3) 运动疗法：(精神症状控制后) 每日 1 次，每次 45min。主要扩大上肢关节活动度，提高 ADL 能力，提高下肢负重能力和行走能力，改善异常步态。

(4) 经颅磁刺激：每日 1 次，每次 20min，主要针对语言和认知功能区。

(5) 认知和语言训练：患者不能配合。

经过治疗和训练，患者理解力一步指令可以完成，复杂理解力差，自发语可达短句水平，可进行简单交流，认知功能差，记忆力、计算力明显下降，右上肢肩部活动受限，上举 80° 左右出现疼痛，双上肢活动时存在齿轮样肌张力增高和不自主抖动，可独立行走。步态大致正常。

（四）讨论

缺血缺氧性脑病是由于各种原因引起的部分或完全缺氧，脑血流量减少，导致脑部损害引起的一系列精神神经异常表现的综合征，严重者可造成永久性神经功能损害。其病因主要包括低氧、贫血、循环障碍、中毒及耗氧过度等。临床表现各异，主要取决于缺氧的快慢、程度和持续时间，共同特点是中枢神经系统的广泛抑制表现，轻者认知功能下降，运动障碍，重者出现昏迷，植物状态甚至死亡。

成人心肺复苏后缺血缺氧性脑病，是各种原因引起的心搏骤停等患者经心肺复苏后，恢复自主循环后，仍表现出意识障碍和其他神经系统功能受损症状的一种临床综合征。主要表现为意识障碍、癫痫发作、认知功能障碍、肌张力障碍等。主要治疗手段包括亚低温治疗，高压氧舱治疗，抗自由基治疗、钙拮抗剂治疗及激素治疗等。通常患者经过治疗仍会留下认知、精神及肢体功能障碍等后遗症。康复训练和治疗可以提高此类患者的生活质量。

本文介绍了 1 例成人心肺复苏后，缺血缺氧性脑病恢复期的诊断和治疗经过，通过药物治疗结合康复训练的方法，使患者的临床症状得到明显改善，生活质量提高，家属的负担明显减轻。

（高　飞　山　磊）

二、缺血缺氧性脑病合并脑梗死的康复疗效分析

【摘　要】患者女性，33 岁，主因“溺水后双侧肢体活动不利伴反应慢、记忆力下降 4 个月余”以“缺血缺氧性脑病合并脑梗死恢复期”入院。入院主要问题：焦虑抑郁障碍、认知功能障碍、双侧肢体运动功能障碍（右侧重）、站立位动态平衡障碍、双侧肩关节半脱位、右侧肩痛、ADL 轻度功能缺陷、社会参与能力减退。经药物及康复治疗，认知及肢体运动功能、ADL 能力得到提高。

【关键词】缺血缺氧性脑病；脑梗死；康复

（一）病历介绍

患者，女性，33 岁，右利手。主因“溺水后双侧肢体活动不利伴反应慢、记忆力下降 4 个月余”以“缺血缺氧性脑病合并脑梗死恢复期”入院。

病残史：患者于入院前 4 个月余（2015 年 5 月 12 日）境外旅游中游泳溺水致呼吸心搏骤停意识丧失，后经心肺复苏后出现微弱的呼吸，心跳恢复，被送至当地医院急诊予气管切开、呼吸机辅助呼吸等抢救治疗(具体不详)。病后第 4 天恢复意识；第 6 天脱离呼吸机，左侧上、下肢及右侧下肢开始出现自主运动、感觉差，可发单音节词、记忆力明显减退；病后 40 天左右，右上肢可以抬离床面。后于外院进行物理治疗、作业治疗、言语治疗、站床、踏车、按摩等康复治疗，肢体功能、言语功能及认知功能逐渐改善。现左手抓握不稳，右上肢可抬举、力量差，右手不能抓握，少量借助下可上楼梯，语速、反应慢，声音低哑，记忆力、计算力下降。为进一步康复入我院。

患者自发病以来，饮食、睡眠正常，大便 1 ～ 2 次 / 天，小便正常。

既往史：19 岁时患“肺结核”经规范抗结核治疗已愈。2008 年起易发“荨麻疹”。否认高血压，否认糖尿病，否认冠心病；否认肝炎等其他传染病史；否认手术、输血、外伤史。对辣椒、糯米等过敏，否认药物过敏史。预防接种史不详。

个人社会生活史：生于原籍，否认长期疫地居住史，否认疫区、疫水接触史，否认毒物及放射线接触史。否认烟酒嗜好。14 岁月经初潮，月经周期 25 ～ 30 天，经期 5 ～ 7 天，末次月经 2015 年 9 月 10 日。未婚未育。

家族史：父母体健，1 哥 3 弟体健。家族中否认遗传性疾病及类似病史。

职业史：病前为企业职员。

查体：血压108/75mmHg，脉搏78次/分，神清、语速稍慢、发音略嘶哑，时间、地点定向力可，计算力、记忆力下降，饮水、进食无呛咳。双侧瞳孔等大同圆，直径约3mm，光反射灵敏，眼动自如，辐辏反射正常。双侧面部痛觉过敏，无洋葱皮样感觉减退，咬肌、颞肌对称有力，下颌无偏移，角膜反射存在。双侧额纹对称，无明显鼻唇沟变浅、示齿口角偏斜。双侧听力粗测正常，双侧Rinne试验气导大于骨导，Weber试验居中。悬雍垂居中，咽反射灵敏，软腭动度正常，伸舌居中。转颈对称有力，右侧耸肩力弱。右肩关节屈曲受限（120°以上伴疼痛），余关节活动度无明显受限。右侧上肢旋前、屈肌、伸肌肌张力Ashworth Ⅰ$^{+}$级，右手指屈肌肌张力Ⅰ级，右下肢伸肌折刀样肌张力增高，肌张力Ⅰ$^{+}$级。左手布氏分期Ⅴ期，精细运动协调性准确性差。右上肢布式分期Ⅲ期，右手布式分期Ⅲ期，右侧下肢布式分期Ⅵ期。徒手肌力检查：左上肢、左手、左下肢肌力5级；右上肢肌力4级，右手肌力3+级，右下肢肌力3+级。右侧肩关节半脱位1.5横指，左侧肩关节半脱位1横指。指鼻试验、跟膝胫试验稳准。浅、深感觉未见明显异常。右侧肱二头肌腱反射、肱三头肌腱反射、桡骨膜反射活跃，右侧膝腱反射、跟腱反射（+++），右侧髌阵挛未引出、踝阵挛阳性。双侧Hoffmann征阳性，双侧Babinski征阴性。左侧掌颏反射阳性，吸吮反射阴性。Romberg征阳性。独立步行步态异常，步基宽。

【辅助检查】

（1）头颅CT（2015-5-16）：左侧额叶、顶叶、枕叶分界区低密度灶，右侧额叶、顶叶交界区低密度灶（图2-2）。

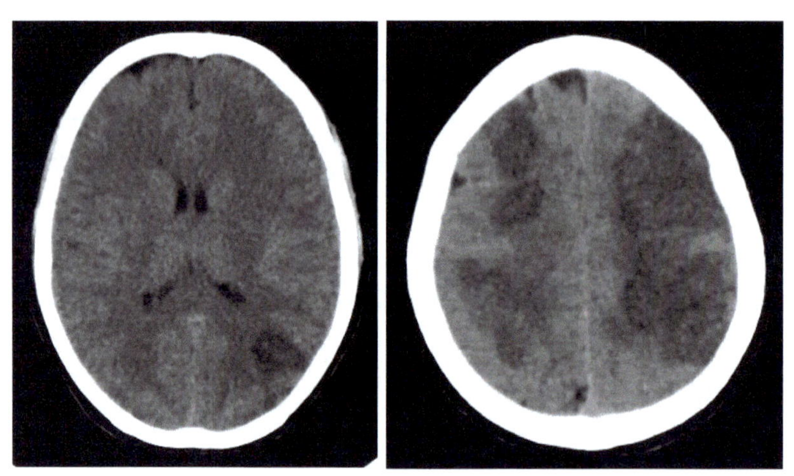

图2-2　头颅CT（2015-5-16）

左侧额叶、顶叶、枕叶分界区低密度灶，右侧额叶、顶叶交界区低密度灶

（2）头颅CT（2015-5-20）：左侧额叶、顶叶、枕叶分界区低密度灶，左侧顶叶范围蛛网膜下腔出血，右侧额叶、顶叶交界区低密度灶。

（3）头颅CT（2015-8-11）：左侧前、后分水岭区，左侧顶叶低密度灶（图2-3）。

（4）头颅MRA（2015-9-24）：未见明显异常。

（5）颈部血管彩超（2015-9-28）：双侧颈动脉、椎动脉、锁骨下动脉未见明显异常。

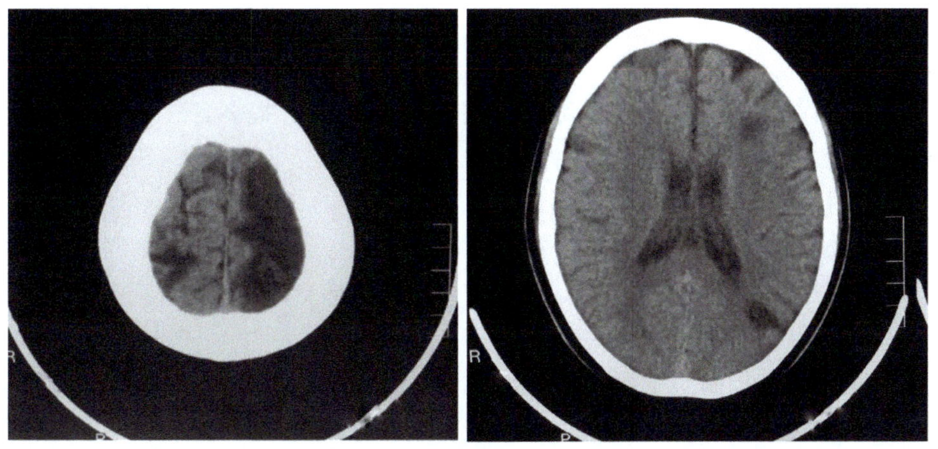

图 2-3　头颅 CT（2015-8-11）左侧前、后分水岭区，左侧顶叶低密度灶

（二）康复诊断

（1）缺血缺氧性脑病恢复期（双侧大脑半球，双侧偏瘫，呼吸、心搏骤停），脑梗死恢复期（左侧颈内动脉系统，前、后分水岭区），心肺复苏术后。

（2）情绪、心理障碍，认知障碍，构音障碍，双侧肢体运动功能障碍。

（3）ADL 轻度功能缺陷。

（4）社会参与能力减退。

（5）陈旧性肺结核。

（三）康复主要方面临床讨论

1. 主要问题点

（1）心理障碍：患者情绪不稳定，存在焦虑抑郁状态。

（2）认知功能障碍：MOCA21/30 分、LOTCA68/91 分。时间定向障碍（中度）、结构性失用（中度）、记忆障碍、失算、思维障碍（中度）。

（3）构音障碍：语速慢，发音略低沉、沙哑。

（4）肢体运动功能障碍：右侧上肢旋前、屈肌、伸肌肌张力 Ashworth Ⅰ$^{+}$级，右手指屈肌肌张力Ⅰ级，右下肢伸肌折刀样肌张力增高，肌张力Ⅰ$^{+}$级。左手布氏分期Ⅴ期，精细运动准确性、协调性差；右上肢布式分期Ⅲ期，右手布式分期Ⅲ期，远端运动功能较近端差，腕背伸可达 15° 并可轻微抗阻，手指握力差，不能充分伸展，钩装抓握、对指、侧捏均不能完成，右侧下肢布式分期Ⅳ期。

（5）平衡功能障碍：站立位动态平衡差，独立步行步态异常，右下肢支撑期短，膝反张，步基宽。

（6）右侧肩关节半脱位 1.5 横指，左侧肩关节半脱位 1 横指，右侧肩手综合征 2 期，肩痛。

（7）ADL 轻度功能缺陷。

（8）社会参与能力减退。

2. 康复目标

（1）近期目标：改善右侧肢体运动功能，提高平衡能力，提高言语清晰度，改善认知，提高ADL能力。

（2）远期目标：回归社会。

3. 康复治疗方法及康复手段

（1）心理治疗师：给予心理疏导，指导家属进行情感支持及行为矫正干预。

（2）认知治疗师：利用软件系统进行计算、记忆训练。

（3）物理治疗师：控制肌张力，手法促进右侧肢体分离运动出现，提高右下肢负重能力，改善站立位平衡，纠正步态，控制膝反张，提高步行能力。

（4）作业治疗师：维持并扩大右侧肩关节活动度，试诱发右手在协同运动模式下的手指伸展动作出现，左手实用手B，右手辅助手C，利手交换，通过任务作业训练，提高左手实用性，以左手为利手进行ADL训练。

（5）护理：患者可独立步行但平衡能力差，跌倒风险高，每日宣教，督促家属密切看护。

4. 药物及康复治疗措施

（1）药物抗抑郁治疗：口服盐酸舍曲林。

（2）针对肌张力障碍：患者右上肢屈伸肌张力、下肢肌张力明显升高，限制运动功能的进一步改善。予口服盐酸替扎尼定（1mg，每晚1次，1次/天起始，逐渐加量至2mg，3次/天），辅以水疗，降低张力。

（3）右手集团屈曲不充分，未出现集团伸展，试行功能性电刺激、生物反馈治疗，诱发伸展功能，改善手功能，提高实用性。

（4）理学疗法：辅助改善肩痛。

（5）高压氧舱、针灸、按摩等辅助康复治疗。

（四）讨论

根据缺血缺氧性脑病的定义，脑缺血时不但伴有氧分压的降低，组织代谢所需的各种物质也随之缺乏，缺血缺氧均可导致脑组织损伤。脑的代谢几乎完全依赖氧和葡萄糖，缺氧即转入无氧代谢，造成脑组织的弥漫性病变，引起一系列临床症状和体征。大脑是消耗氧和能量最活跃的器官。脑组织重量占体重的2%，而脑血流量占心输出量的13%，耗氧量占机体耗氧量的20%。本患者临床表现有认知功能、运动功能等多系统损伤，说明缺血缺氧的损伤的广泛和极为严重。缺血缺氧性脑病的病因主要分为五大类：低氧性缺氧、细胞性缺氧、循环性缺氧、组织中毒性缺氧、耗氧过度性缺氧。该患者溺水后有明确的呼吸心搏骤停病史，存在低氧性缺氧。另患者头颅影像学提示病变范围主要存在于前、后分水岭，存在循环性缺氧。急性期治疗主要有轻脑水肿、促醒、改善脑循环、高压氧等。康复治疗主要包括感觉刺激、神经电刺激疗法、音乐疗法、认知功能训练、心理干预、肢体运动功能训练等。患者病程4个月余，在恢复期，高压氧舱仍可作为辅助治疗手段。

（五）康复效果

经6周康复治疗，患者记忆力逐渐改善，右肩关节活动度明显扩大，疼痛缓解，可主动屈曲170°、外展85°，右上肢屈伸肌张力、下肢伸肌张力改善至Ashworth Ⅰ级；左手实用性实用手A，右手辅助手C，右下肢负重能力提高，膝关节反张基本得到控制。

（杨凌宇）

三、应用垂体后叶素后渗透性脑病合并缺血缺氧性脑病康复

【摘　要】本文介绍了1例支气管扩张咯血患者使用垂体后叶素后出现意识障碍、四肢肌张力增高、阵挛发作，提示临床注意早期发现垂体后叶素脑病的症状，及时处理，减少残疾的发生。

【关键词】垂体后叶素；低钠血症；缺血缺氧性脑病；渗透性脑病；康复

（一）病历介绍

患者，男性，33岁，主因“意识不清4个月余”于2015年7月20日收入我院重症医学科，于2015年10月13日转入神经内科病房。

病残史：患者4月前因支气管扩张咯血曾注射垂体后叶素（2015年3月6日至11日）止血并行支气管动脉栓塞术治疗后（2015年3月9日）出现呃逆和呕吐，3月10日在精细活动时手颤抖，但无认知、记忆障碍。3月11日患者又出现坐起走路不稳，行走缓慢，自觉头部不适，具体不详，未予特殊处理。3月11日下午开始出现发热，不伴有畏寒、寒战。自行物理降温效果不佳，体温逐渐上升。3月13日晨监测体温38.3℃，由家人扶起后出现肢体抽搐，呼之不应，口角向右侧抽动，无呕吐、咯血等表现。肢体抽搐间断发作，使用“地西泮”“鲁米那”等治疗抽搐缓解，意识仍未恢复，立即行头颅CT检查，提示有脑水肿表现。中午12：05患者出现呼吸停止，立即转至监护病房并行经口气管插管、机械通气。患者反复四肢抽搐，经神经科会诊诊断为“垂体后叶素脑病”。予纠正低钠血症、营养神经、控制抽搐发作及对症支持治疗。3月16日转至神经监护病房继续治疗，10d后呼吸平稳，脱离呼吸机，但因意识不清、痰多无法拔除气管导管，遂于4月初行气管切开术。在神经监护病房治疗期间出现肺部感染，体温最高39℃，经抗感染治疗(具体药物不详)后处于低热状态。患者意识状态稍有改善，入院前1个月患者有自动睁眼，半个月前开始有追视表现。为加强康复治疗转入我院。

自发病以来意识状态同上所述，始终鼻饲饮食，保留尿管，尿量基本正常。

既往史：2年前因咯血确诊为支气管扩张，每年均有咯血表现。无高血压、糖尿病、冠心病等病史。无肺结核、肝炎等传染病史。

个人史：生于吉林，2008年到北京工作。无烟酒等不良嗜好。

婚育史：未婚。

家族史：母亲健康，父亲患结肠癌。否认家族遗传病史。

心理史：病前性格外向。

职业史：软件工程师。

入院查体：体温 37.6 ℃，呼吸 25 次 / 分，脉搏 110 次 / 分，血压 93/56mmHg。发育正常，营养中等。气管切开处无渗出，咳出白色稀薄痰液。查体不能配合。有自动睁眼，痛刺激有痛苦表情，眼睑无水肿。右眼结膜稍有充血。双眼左视不能。无眼震。双侧瞳孔等大等圆，直径 3mm，对光反射灵敏。颈部稍有抵抗。四肢肌张力明显增高，右侧肌力Ⅳ～Ⅴ级，左侧肌力Ⅲ级。腱反射亢进。双侧巴氏征未引出。双肺呼吸音粗，右肺呼吸音较左侧稍减低，双肺均可闻及痰鸣音。心率 110 次 / 分，律齐，各瓣膜听诊区未闻及病理性杂音。腹部平坦，压之无痛苦表情，肠鸣音 4 次 / 分。全身无水肿。

【辅助检查】

（1）头颅 MRI（2015-3-15）：FLARE、DWI 相，双侧豆状核、尾状核头高信号（图 2-4）。

（2）头颅 MRI（2015-3-25）：脑桥中央为中心的稍长 T2 信号，DWI 高信号；皮质、豆状核、尾状核头异常信号（图 2-5）。

（3）头颅 MRI（2015-4-16）：头颅 MRI T1 基底节混杂信号（图 2-6）。

（4）头颅 CT（2015-10-14）：脑萎缩，侧脑室增大，脑沟增宽，豆状核低密度（图 2-7）。

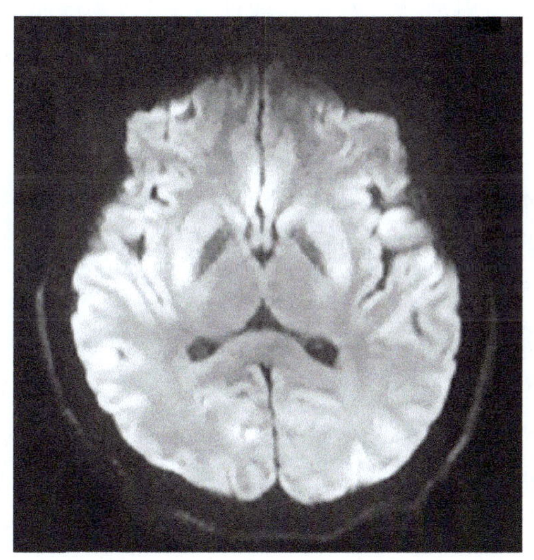

图 2-4　头颅 MRI（2015-3-15，外院）DWI 相，双侧豆状核，尾状核头高信号

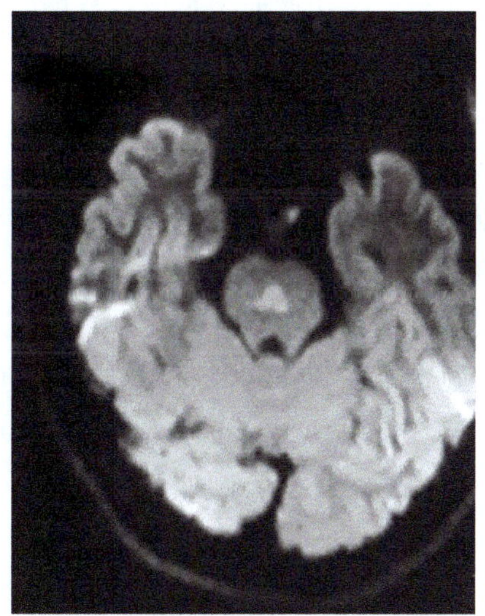

图 2-5　头颅 MRI（2015-3-25，外院）脑桥中央 DWI 高信号

【ICU 诊疗经过】

入院后患者肢体张力高并间断抽动，考虑为痉挛持续发作，予多巴丝肼、盐酸苯海索、氯硝西泮控制。患者体温、血象升高，予美罗培南、万古霉素抗感染治疗。定时翻身、拍背，加强体位引流。积极床旁康复治疗。患者病情基本平稳，于 2015 年 10 月 13 日转入神经

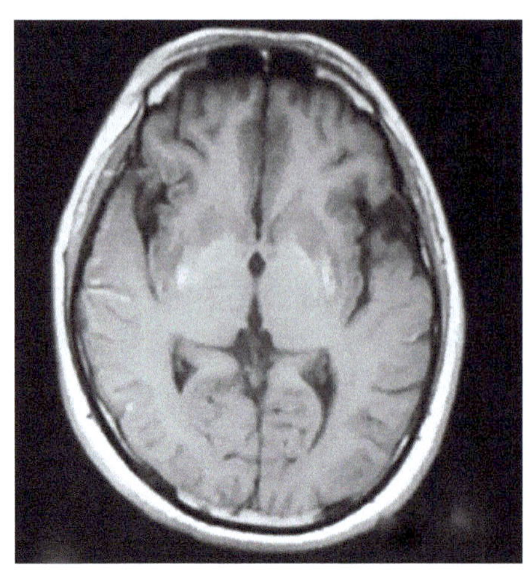

图 2-6 头颅 MRI（2015-4-16）T_1 基底节混杂信号

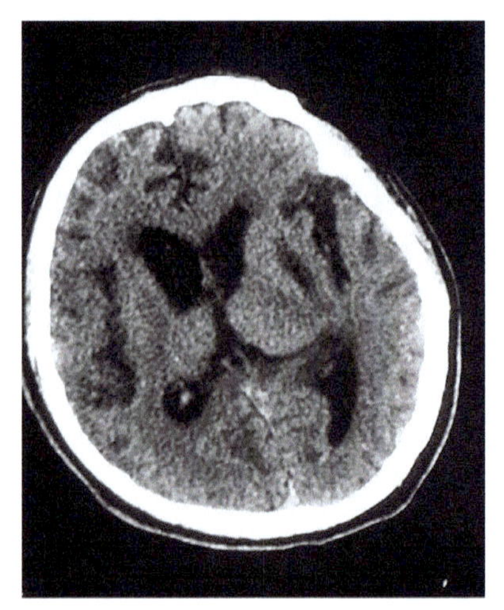

图 2-7 头颅 CT（2015-10-14）脑萎缩，侧脑室增大，脑沟增宽，豆状核低密度

内科继续治疗。神内查体：血压 110/60mmHg，心率 80 次 / 分，血氧饱和度 92%。最小意识状态，偶有自动睁眼，偶有追视，查体不能配合。双侧瞳孔等大等圆，直径 =2.0mm，对光反射灵敏，头眼向右转，眼动查体不合作，不能张口伸舌。双上肢肩关节、肘关节活动受限，双下肢踝关节活动受限。四肢肌张力增高，Ashworth Ⅱ，右上肢肌力Ⅳ，左上肢肌力Ⅲ级，双下肢肌力Ⅲ级，双侧肢体腱反射活跃，双侧病理征（－）。颈部肌张力高。气管切开处面罩吸氧，双肺呼吸音粗，可闻及痰鸣音。心率 80 次 / 分，律齐。腹部平坦，肠鸣音 4 次 / 分。双下肢无水肿。

【入院诊断】

脑桥中央髓鞘溶解症，呼吸骤停复苏术后，缺血缺氧性脑病，脑梗死，肺部感染，支气管炎，气管切开术后，支气管扩张合并感染，支气管动脉栓塞术后。

转入神经内科后诊疗经过：将盐酸苯海索、巴氯芬、盐酸金刚烷胺逐渐减量停用，氯硝西泮逐渐减量到 2mg，每晚 1 次，美多芭 0.25g，每日 3 次，增加替扎尼定，森福罗 0.125mg，每日 3 次，继续使用酒石酸美托洛尔 25mg，每 8 小时 1 次，增加丙戊酸钠 50mg，每 8 小时 1 次。但患者间断有两种形式发作，一种为四肢阵挛，瞳孔散大，对光反射消失，心率、血压改变不明显，考虑为癫痫发作，给予患者丙戊酸钠治疗后未再出现类似发作。另一种多在刺激后出现，肢体阵挛，肌张力增高，心率增快，不伴有瞳孔意识改变，应用地西泮、苯巴比妥缓解不明显，考虑与患者清醒时间长，对外界环境刺激的反应有关，不排除间脑发作。目前此种发作较入院时明显减少。患者意识状态较前好转，睁眼时间明显延长，可以追视物体，右手可抓握，但不能遵嘱活动，但患者肌张力仍较高，有阵挛出现。

（二）康复诊断

（1）渗透性脑病，缺血缺氧性脑病，症状性癫痫，肺部感染，气管切开术后，支气管扩张合并感染，支气管动脉栓塞术后，肝功能不全。

（2）意识障碍，吞咽障碍，双侧肢体运动障碍，双侧肢体肌张力障碍，废用综合征。

（3）ADL 极严重功能缺陷。

（4）社会参与能力丧失。

（三）康复临床方面分析

1. 定位诊断　患者最小意识状态，定位于网状上行激活系统及广泛大脑皮质；头眼向右转，左侧肢体力弱，定位于右侧额叶侧视中枢；四肢及躯干肌张力高，呈铅管样，定位于锥体外系。双侧肢体肌力减退，腱反射活跃，定位于双侧皮质脊髓束。

2. 定性诊断　患者青年男性，急性起病，发病前有恶心、呕吐，进食减少情况，发病前因支气管扩张，使用垂体后叶素，3 月 6 日～ 3 月 11 日共使用 6 天，每天 12 ～ 120 U，共 348 U，每日剂量略大，出现血钠降低，查到最低 127mmol/L，估计还要低，纠正过程不详。出现神经系统症状，头颅 MRI 示脑桥及豆状核、皮质异常信号，脑桥异常信号呈三角形，在正中位，未损及腹部及被盖部组织，考虑有渗透性脑病，即垂体后叶素脑病，患者发病后有呼吸骤停的过程，具体抢救时间不详，目前主要症状在皮质和锥体外系，考虑同时存在缺血缺氧性脑病。

3. 问题小结

（1）渗透性脑病。

（2）缺血缺氧性脑病。

（3）症状性癫痫：患者有发作性意识丧失、瞳孔增大，四肢阵挛。

（4）意识障碍：目前为最小意识障碍，偶尔可以有追视。

（5）吞咽障碍：因患者意识水平障碍。

（6）双侧肢体运动障碍：患者四肢可以有主动活动，均可抬离床面，出现分离运动，精细动作差。

（7）双侧肢体肌张力障碍：患者四肢肌张力增高，呈铅管样。

（8）废用综合征：长期卧床致体力耐力下降、呼吸排痰费力、四肢肌肉萎缩，关节活动度受限。

（9）气管切开状态：痰液较多，仍需要间断吸痰，堵管困难，肺部感染风险大。

（10）ADL 极严重功能缺陷。

（11）社会参与能力丧失。

4. 康复目标设定

（1）近期目标：维持、扩大各关节活动度，避免、减少关节挛缩、肌肉萎缩；促进神经恢复；降低四肢肌张力；促醒。

（2）长期目标：回归家庭，减少护理量。

5. 康复治疗措施及手段

（1）治疗方面

1）监测生命体征，鼻饲营养。

2）良肢位摆放，定期翻身叩背吸痰。

3）继续给予酒石酸美托洛尔控制心率。

4）丙戊酸钠 500mg，每 8 小时 1 次，控制癫痫治疗，监测丙戊酸钠血药浓度，复查脑电图，调整抗癫痫用药。

美多芭 0.25g，3 次 / 天，替扎尼定 0.2，3 次 / 天，森福罗 0.125mg，3 次 / 天，根据肌张力调整用药。

5）胃管：因患者短期内不能拔除胃管，可进行胃造瘘，减少误吸风险。

6）气管切开：痰液少时可以试着堵管，堵管后尝试拔管，争取拔除气管插管。

（2）康复方面

1）床边物理疗法：被动活动，防止关节挛缩。

2）呼吸功能训练：增加肺活量，减少肺部感染的发生。

3）高压氧治疗：待患者生命体征平稳，癫痫控制发作后，尽快进行高压氧治疗。

4）气压助动循环治疗：患者长期卧床，容易出现双下肢静脉血栓。

（四）讨论

该患者最初在 ICU 诊断为脑桥中央髓鞘溶解症，有桥外症状，根据影像及可能低钠的病史，该诊断成立。目前主要症状是皮质、基底节、锥体外系的症状，是渗透性脑病的脑桥外病变，由于病中呼吸一度停止，考虑有全脑缺血的过程，考虑缺血缺氧性脑病为目前主要症状的原因。癫痫控制后，尽早行高压氧舱治疗，可能对认知有帮助。目前存在两种发作，考虑为皮质缺血后上运动神经元抑制减弱所致，患者肌张力为铅管样增高，肌张力抑制了患者的主动运动，通过药物治疗，肌张力下降后，主动运动增多。

垂体后叶素导致脑病的原因：垂体后叶素中含有抗利尿激素和催产素，人体内源性抗利尿激素主要在肾脏肾单位的分散区域，与集合管上皮内和髓质内的 V_2 受体结合，通过以下途径发挥抗利尿作用：①通过 cAMP 途径，增加肾皮质和肾髓质外层集合管腔细胞膜对水的通透性，促进高渗尿形成；②增加 NaCl 在髓质，而不是在肾皮质、髓袢升支粗段中的转运率，从而发挥抗利尿的生理作用。也可与 血管平滑肌内的 V_1 受体结合，影响血管平滑肌张力，使血管收缩及促进血小板聚集，从而起到止血作用。由于垂体后叶素中含有抗利尿激素，使血清抗利尿激素增多，表现为抗利尿激素不适当分泌过多综合征（SIADH），出现顽固性低钠血症往往是预后不佳的表现。

垂体后叶素使用多大量才能导致脑病？张运剑等回顾性分析了 89 例使用垂体后叶素出现 SIADH 的患者，治疗时以 3 ～ 6 U/h 的速度持续静脉泵入，出血停止后逐渐减量。垂体后叶素连续应用 2 ～ 9 天，累积用量 76 ～ 800U，症状出现在应用垂体后叶素 3 ～ 6 天后。但《小剂量垂体后叶素引发严重低钠血症合并低渗性脑水肿 1 例》垂体后叶素使用剂量为 0.5 ～ 0.79U/h，用时仅 3 天，总用量仅 39U，也出现了低钠血症。可见个体差异性很大。本例患者共使用垂体后叶素 6 天，每日 12 ～ 120U，共 348U，4 天后出现症状。

【影像学改变】

头颅 MRI 表现为两侧豆状核、尾状核头部对称性长 T 1、长 T 2 异常信号，边缘欠清，无占位效应，无脑沟、脑池增宽及脑室扩大，其中，还可以合并丘脑、中脑异常信号，增强扫描无明显强化；弥散加权成像（DWI）病灶呈稍高信号。影像学改变基础：大剂量垂体后叶素可引起脑部小动脉和毛细血管收缩，由于豆纹动脉为直角分出的细长盲端动脉，应用大剂量垂体后叶素可导致其供血区豆状核和尾状核头部神经核团缺血、缺氧以及神经细胞变性、坏死，临床上出现锥体外系受累的症状、体征。

【治疗原则】

垂体后叶素所致的 SIADH 主要病理生理为稀释性低钠血症，治疗的关键在于停用垂体后叶素、减少水入量和补充氯化钠。应用垂体后叶素治疗咯血时，外源性 AVP 远远超过生理释放量，抑制视上核及室旁核抗利尿激素的合成与释放，如果骤然停药后可产生多尿，因此，停用垂体后叶素时应经过 1 ～ 3d 的减量过程。患者的血钠＞ 120mmol/L 时一般不需紧急处理，部分轻度低钠血症患者于停用垂体后叶素和限制水摄入（＜ 1000ml/24h）后血钠可恢复正常。低钠血症的纠正速度应根据不同情况区别对待，对严重低钠出现昏迷、抽搐或血钠下降很快的患者可给予 3% 高渗氯化钠注射液，必要时可应用利尿剂以减少体内的水分，血清钠升高可达 0.5 ～ 1.0mmol/（L·h）；但对于慢性严重低钠血症的患者，血钠纠正速度应＜ 0.5mmol/（L·h），因为快速纠正低钠对脑的损伤比低钠血症本身的危险更大。如果纠正低钠血症的速度过快，那么较高的血浆渗透压浓度会产生脑脱水和脑损害，导致脑桥中央髓鞘溶解症（CPM）。本例查到患者血钠最低时为 127mmol/L（甚至可能更低）。纠正过程不详，或是纠正过程过快，导致了脑桥中央髓鞘溶解症。提示在补钠过程中应严密监测血钠升高速度，以避免严重神经系统并发症的发生。

（郭　鸣）

参考文献

陈惠玲，陆杰，石静萍，等.2008.垂体后叶素致迟发性脑病的临床与影像学特征，临床神经病学杂志，21(6)：413-415.

孙晋渊，罗勇.2010.小剂量垂体后叶素引发严重低钠血症合并低渗性脑水肿 1 例.实用医学杂志，26（4）：534.

张运剑，刘春萍，张伟华，等.2009.垂体后叶素致抗利尿激素分泌不当综合症 89 例的回顾性分析.药物不良反应杂志，11（1）：5-8.

四、冠状动脉旁路移植术所致缺血缺氧性脑病的康复

【摘　要】 报道1例35岁男性患者，冠状动脉旁路移植术中突发心搏骤停引起缺血缺氧性脑病，引起严重的构音、认知、运动、感觉等功能障碍，严重影响日常生活能力。通过个体化的康复治疗方案，患者的功能改善。

【关键词】 缺血缺氧性脑病；康复

（一）病历介绍

患者，男性，35岁，主因“意识障碍伴发作性肢体抽搐1个月，四肢活动不利伴言语不清6个月”入院。

病残史：患者于6个月前（2013年12月4日）行全麻低温体外循环下冠状动脉旁路移植术，术中室颤1次，电击1次后恢复窦律，术中血气最低值示氧分压46mmHg。术后呼吸机辅助呼吸，意识未转清，第二日逐渐减量镇静药物时出现躁动，予甘露醇脱水、异丙酚镇静等药物治疗，意识尚未恢复。12月11日查床旁脑电图：各导联反复见低中波幅慢波及慢活动，考虑缺血缺氧性脑病，继续逐渐减量镇静药物，患者疼痛刺激后四肢可动，右侧少于左侧。12月15日晚7点无明显诱因出现四肢抽搐，呈双上肢伸直、屈腕，双下肢伸直，双足跖屈，双眼向右侧凝视。持续约数秒至2min，每小时发作6～7次，予咪哒唑仑静推后可终止发作，发作后意识仍未转清。查头颅CT示脑肿胀，脑白质低密度，复查床旁脑电图仍考虑缺血缺氧性脑病可能性大，癫痫不除外。继续予甘露醇、甘油果糖脱水，予咪哒唑仑镇静、丙戊酸钠治疗，未再发作肢体抽搐，考虑患者病情复杂，于12月18日转至ICU，患者情况较前无特殊变化。12月27日行头颅MRI示“双侧基底节区、侧脑室旁（左侧明显），左侧大脑脚缺血性病灶”，继续予上述治疗。患者因肺部感染、排痰费力于12月24日行气管切开，予舒普深等抗炎治疗后好转。患者于5月前（1月6日）转至外院ICU，患者躁动明显，但未行脑电图检查，予氯硝西泮、丙戊酸钠、托吡酯、左乙拉西坦对症治疗、予甘露醇脱水及单唾液酸四己糖神经节苷酯营养神经治疗，并行高压氧治疗。患者意识状态略好转，可自发睁眼，不认人，左侧肢体可抬离床面，右侧肢体主动活动少。患者于3个月前（3月12日）转至高压氧科普通病房，继续予上述药物治疗及高压氧共80余次后意识完全转清，可遵指令睁闭眼，左侧上下肢可抬离床面，左侧可数指，右侧主动活动少，大小便失禁。患者于约3周前（5月30日）拔除气管套管后说

话含糊不清，情绪紧张后易四肢伸直，头部及躯干后仰强直，不能保持独立坐位，为求进一步康复入院。

患者自发病以来，流质饮食，入院 1 周前拔除胃管经口进食，睡眠可，大小便失禁。

既往史："左肩部、上臂放射性疼痛病史" 2 年，诊断为"颈椎病"，未行手术治疗。于 2014 年 11 月中旬诊断为"劳力性恶化性心绞痛"，口服阿司匹林、波立维、倍他乐克、阿托伐他汀治疗。诊断高血压病 6 个月，最高 140/90mmHg，口服倍他乐克。冠状动脉旁路移植术术中输血 6IU 红细胞悬液，800ml 血浆。否认糖尿病病史，否认肝炎结核等病史，否认食物药物过敏史。

入院查体：欠配合，血压 106/61mmHg，脉搏 70 次 / 分，MMSE 检查不配合，巴氏指数 0 分。神清，构音不清，饮水试验 5ml 呛咳，可指认家人，听理解可完成部分一步指令，自发语非流畅性，复述命名均无法完成；记忆力、计算力明显减退，左右失认，阅读理解部分完成。双侧瞳孔等大同圆，直径约 4mm，光反射灵敏，眼动充分，辐辏反射不能完成。面部感觉无法配合完成。双侧额纹对称，不能示齿鼓腮，张闭口困难，悬雍垂居中，咽反射迟钝，软腭反射（－），伸舌不充分，未见肌萎缩。转颈及耸肩困难。右上肢肌力 4 级，右手可大把抓握。右下肢肌力 3 级。右上肢屈肌及伸肌肌张力 Ashworth Ⅰ$^{+}$级，伴齿轮样震颤。左侧上下肢肌力 5－级。双侧肱二头肌反射（－），肱三头肌肌腱反射（+），右侧桡骨膜反射（－），左侧桡骨膜反射（+），双侧膝腱反射（－）、跟腱反射（－），髌阵挛（－），踝阵挛（－）。双侧 Rosslimo 征（+），双侧 Babinski 征（－），双侧掌颏反射（－）。吸吮反射（+）。感觉及指鼻试验、跟膝胫试验不配合。右肩关节前屈受限，右髋关节内旋受限，双足跟腱短缩。

【辅助检查】

1）MRI T1 加权像见图 2-8。

2）床旁脑电图：基本波率：后部导联可见短程及散在低中波幅，波形欠整。快波：前部导联少量低波幅 14 ～ 20cps β 波及 β 节律。慢波：各导反复见低中波幅 1.5 ～ 2.5cps 慢波及慢活动，有时两侧不对称，并见较多低 - 中波幅，4 ～ 6cps δ 波及活动。未做闪光

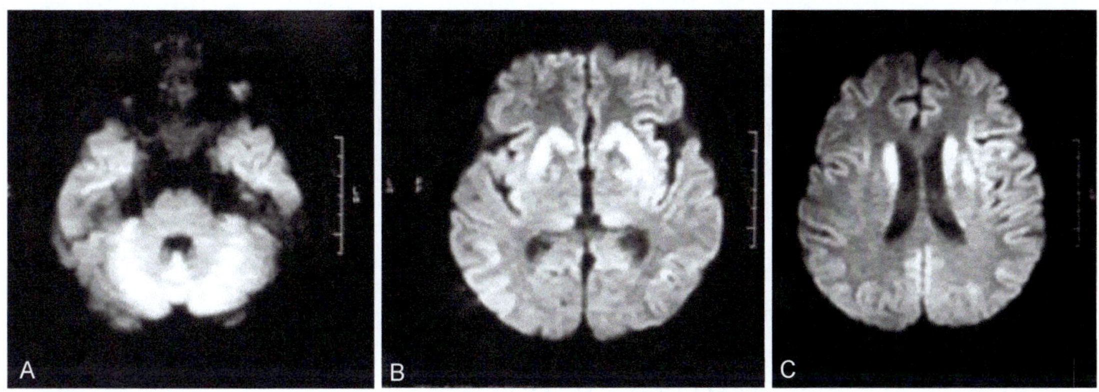

图 2-8　MRI T1 加权像

A：双侧小脑半球及蚓部高密度影；B：双侧尾状核头、壳核、苍白球及部分丘脑高密度影；C 图示侧脑室旁高密度影，右侧明显

刺激。

3）床旁脑电图：脑电活动明显弥漫性减慢，各导大量中低波幅，1.5 ～ 2.5cps，不规则慢波及慢活动，并可散在及阵发出现的低-中波幅，4 ～ 6cps δ 波及活动，有时两侧不对称，未见肯定 a 节律。未见癫痫样放电。

（二）康复诊断

（1）缺血缺氧性脑病恢复期（左侧中脑大脑脚、大脑皮质），右侧偏瘫，缺血缺氧性，冠状动脉硬化性心脏病 心脏搭桥术后，高血压 1 级，极高危，椎间盘突出，继发性癫痫？

（2）肢体运动功能障碍，认知功能障碍，构音障碍，吞咽障碍，右侧肢体感觉功能障碍，平衡功能障碍，废用综合征，焦虑状态，创伤后应激。

（3）ADL 重度功能缺陷。

（4）社会参与能力减退。

（三）康复方面临床讨论

1. **定位诊断** 患者记忆力、计算力差定位于双侧大脑皮质；构音障碍定位于脑干；吞咽障碍、咽反射迟钝定位于双侧皮质核束。右侧肢体偏瘫，定位于左侧大脑脚皮质脊髓束，肌张力齿轮样增高，运动迟缓，定位于锥体外系。综合定位于锥体系、锥体外系，双侧大脑皮质。

2. **定性诊断** 青年男性，心脏搭桥术中有可疑缺氧病史，急性起病，迅速出现意识障碍，双侧肢体活动不利、可疑癫痫发作等症状，头颅 MRI 示“双侧基底节区、侧脑室旁（左侧明显），左侧大脑脚缺血性病灶”符合缺血缺氧性脑病。

3. **主要问题点**

（1）认知功能障碍：可指认家人，记忆力、计算、定向力明显减退，左右失认；重度结构性失用、洛文斯顿认知功能评定测验 LOTCA44/91 分。

（2）构音障碍：发音粗糙，闭唇不能，示齿及缩唇不充分，左右摆舌幅度小，软腭抬举不充分。

（3）轻度吞咽障碍：喉镜检查（VE）示轻度构音障碍（口腔期咽期）。

（4）双侧肢体运动功能障碍：右上肢肌力 4 级，右手可大把抓握。右下肢肌力 3 级。左侧上下肢肌力 5 −级。右上肢屈肌及伸肌肌张力 Ashworth I^+ 级，伴齿轮样震颤。左侧肢体意向性震颤；躯干及下肢伸肌肌张力较高；不能保持坐位平衡。肩关节及髋关节活动受限。

（5）右侧肢体感觉功能障碍。

（6）平衡功能障碍：无法保持独站。

（7）废用综合征；右肩关节前屈受限，右髋关节内旋受限，双足跟腱短缩。

（8）情绪障碍：焦虑，HAMA17 分，HAMD9 分。

（9）ADL 重度功能缺陷：洗梳、进食、洗澡等日常生活大部分依赖。

（10）社会参与能力减退。

4. 康复目标设定

（1）近期目标：良肢位摆放，维持和扩大各关节活动度，降低肌张力，诱发主动运动及分离运动，提高坐位平衡能力，提高转移洗漱修饰等 ADL 能力。

（2）远期目标：部分回归社会。

5. 康复治疗　入院时患者口服拜阿司匹林、单硝酸异山梨酯、酒石酸美托洛尔、盐酸地尔硫卓、丙戊酸钠、氯硝西泮、盐酸苯海索、奋乃静等药物治疗。逐渐减量停用盐酸苯海索及奋乃静。患者焦虑情绪明显，极度紧张害怕，予盐酸度洛西汀治疗后情绪稳定。营养神经药物方面使用神经节苷酯、脑苷肌肽、CTP 等药物。

【康复计划】

（1）物理疗法：2 次 / 天，45 分 / 次，5 次 / 周；包括坐位平衡训练，协调性训练过渡至跪位平衡训练，转移训练，核心控制训练。

（2）作业疗法：1 次 / 天，45 分 / 次，5 次 / 周；插木钉训练、坐位平衡训练、认知语言交流训练、洗漱等日常生活能力训练。

（3）构音障碍治疗：1 次 / 天，45 分 / 次，5 次 / 周；包括呼吸训练、构音器官运动训练、声门上吞咽训练、咽部冰刺激训练。

（4）高压氧舱治疗：1 次 / 天，60 分 / 次，5 次 / 周，总共 20 次。

（5）心理治疗及音乐治疗：30 分 / 次；2 次 / 周。

（6）康复护理：良肢位摆放指导；感觉功能训练；病房吞咽和语言训练指导；偏瘫体操；ADL 动作指导。

康复治疗 3 个月后患者发音清晰度改善，可与家人交流，饮水无呛咳；记忆力计算力仍减退，MMSE13 分；可小力扶助下站立 30min 以上，独站 3 ～ 5min，进食洗漱自理。康复治疗 6 个月后患者可独站 30min 以上，独立转移；康复治疗 8 个月后达到 1 人伴行下独立步行。ADL 分数 45 分。

（四）讨论

缺血缺氧性脑病是由于各种原因引起的部分或完全缺氧，脑血流减少或暂停，导致脑损害引起的一系列精神神经异常表现的综合征，严重者可造成永久性神经功能损害。缺血缺氧性脑病的急性期治疗有文献支持的主要有亚低温治疗、高压氧治疗、持续性血液净化治疗、脱水治疗、糖皮质激素、纳洛酮、神经节苷脂等治疗，但目前各种神经保护治疗的作用机制及疗效尚未明确。只有少数患者能获得满意的预后，多数患者仍会因此造成高级脑功能不同程度的损害。本文通过个案康复报道，提出必须坚持综合性的康复治疗方案，循序渐进，以减轻患者残疾的程度，使其尽快部分回归社会或者回归家庭。

（杜晓霞　李晁金子　王希悦）

五、心肺复苏后缺血缺氧性脑病的康复

【摘　要】 患者晚上洗脚时突发意识丧失，面色青紫，经心肺复苏、多次电除颤、气管插管等抢救措施，于猝死34min后恢复窦性心律。入院时患者神志清楚，不能发出有意义的声音，不能吞咽，四肢可见自主活动，但动作缓慢，僵直，坐位平衡不能。经过药物治疗及康复治疗，患者可言语简单交流，能经口进食，痉挛减轻，四肢运动速度提高，可独坐床边10多分钟，可独立完成床面-坐位转移。

【关键词】 心肺复苏；缺血缺氧性脑病；康复；痉挛

（一）病历介绍

患者，男性，20岁，大学学生，主因“心肺复苏后四肢活动不利伴言语、吞咽困难42天”于2015年6月11日入院。

病残史：患者于42天前（2015-5-1，23：45）晚上洗脚时突发意识丧失，面色青紫，无肢体抽搐、无大小便失禁，约10min后“120”到达时测大动脉搏动消失，心跳停止，急送外院，经心肺复苏、多次电除颤、气管插管等抢救措施，于猝死34min后恢复窦性心率。急测血钾2.87mmol/L，给予纠正电解质紊乱、降颅压、营养神经、促醒及高压氧等治疗。第二日超声心动图示LVEF37%，提示心力衰竭，给予强心、利尿治疗后好转。住院期间合并肺部感染、泌尿系感染、电解质紊乱，经治疗病情逐渐稳定。发病16天后开始偶有睁眼，出现情感反应，但不能言语，四肢无自主活动。发病1个月时能认识父母，头可转动，有时可遵嘱眨眼，四肢均有自主活动，双上肢运动缓慢，双下肢可抬离床面，不能发音，可进食少量米汤。目前患者神志清楚，可发“啊”音，可执行简单闭眼、抬腿动作，可伸指示意简单计算，四肢可见自主活动，动作缓慢，右侧较重。患者烦躁不安，头部易出汗，不能独坐，为求进一步康复入院。

自发病以来，精神弱，营养不良，鼻饲饮食，夜间睡眠差，小便可示意，大便秘结。

既往史：体健。发病前2周曾同时参加校篮球和排球队比赛，偶在运动时出现胸痛，运动量大、出汗多、过度劳累。否认肝炎结核等病史，否认药物过敏史，饮酒过敏。

个人社会生活史：2年前因上学来京，否认疫区、疫水接触史，否认毒物及放射线接触史。否认冶游史。否认吸烟史、饮酒史。未婚未育。

家族史：父母体健，否认家族遗传病病史。

职业史：为大学二年级学生。

心理史：病前性格开朗，病后焦虑、易激惹。否认心理重大创伤史。

查体：欠配合，血压146/76mmHg，脉搏88次/分，神清，无主动交流、有嘴型、发声力弱、构音不清，听理解好，可指认家人，复述命名均无法完成；记忆力、计算力、定向力无法配合检查。双侧瞳孔等大同圆，直径约4mm，光反射灵敏，双侧外展露白2mm，余眼动充分，辐辏反射不能完成。面部感觉无法配合完成。双侧额纹对称，鼻唇沟对称，不能配合鼓腮，悬雍垂居中，咽反射灵敏，软腭活动对称，伸舌居中，舌部运动僵硬。转颈及耸肩困难。双上肢布氏分期Ⅳ期，手Ⅳ期，双下肢布氏分期Ⅲ期。四肢肌张力增高，左侧屈肌 Asthworth Ⅰ$^{+}$，右侧屈肌及手屈肌 Asthworth Ⅱ，双侧下肢伸肌Ⅰ+级。双侧肱二头肌反射（++），肱三头肌肌腱反射（++），双侧桡骨膜反射（+），双侧膝腱反射（+++）、双侧跟腱反射（++++），髌阵挛（−），双踝阵挛（+）。左侧 Rosslimo 征（+），右侧不配合，左侧 Babinski 征（+）右侧（−），双侧掌颏反射（−）。吸吮反射（+）。感觉查体、共济不配合。右肩关节前屈受限，左足内翻下垂。

【辅助检查】

1）头颅CT（2015-5-2）：弥漫性脑肿胀。

2）头颅MRI（2015-5-22）：脑萎缩。

3）超声心动图（2015-5-3）：左室各壁运动弥漫性减低，二尖瓣轻度反流，LVEF35%。

4）超声心动图（2015-5-8）：心内结构未见异常，LVEF76%。

5）脑电图（2015-6-4）：各导联散在低中幅δ波，两侧对称，未见尖慢波，棘-慢波发放。

（二）康复诊断

（1）缺血缺氧性脑病恢复期，猝死（心肺复苏后）。

（2）构音吞咽障碍，双侧肢体运动功能障碍，平衡功能障碍，废用综合征，认知功能障碍，情绪障碍，焦虑抑郁状态。

（3）ADL极重度功能缺陷。

（4）社会参与能力丧失。

（三）康复方面的评定

1. 患者存在的主要问题

（1）认知功能障碍：反应慢，无主动交流、可指认家人，记忆力、计算力、定向力无法配合检查。

（2）构音障碍：发声力弱、有嘴型、舌部运动僵硬、构音不清。

（3）双侧肢体运动功能障碍：四肢肌张力高，运动不灵活。

（4）平衡功能障碍：坐位平衡不能维持。

（5）废用综合征：全身消瘦，右肩关节前屈受限，左足内翻下垂。

（6）情绪障碍：焦虑明显。

（7）二便障碍：小便失禁，大便秘结。

（8）ADL重度功能缺陷：洗梳、进食、洗澡等日常生活大部分依赖。

（9）社会参与能力丧失。

2. 康复目标

（1）近期目标：改善认知功能，提高大脑对外部环境和指令的反应性；改善语言清晰度和吞咽能力；维持和扩大各关节活动度，降低肌张力，诱发主动运动；改善营养状态，改善废用综合症；提高坐位平衡能力，转移训练。

（2）远期目标：提高 ADL 能力，回归家庭。

3. 康复治疗方法

（1）言语治疗：构音器官运动训练，呼吸训练、发音训练，复述训练。

（2）吞咽训练：舌肌运动训练，进食体位指导，改善吞咽功能。

（3）认知治疗：计算机辅助认知功能训练，包括记忆力、计算力、定向力等。

（4）运动疗法：包括 PT 和 OT，主要内容是良肢位摆放、被动活动，扩大 ROM，降低肌张力，正确姿势下翻身转移等 ADL 训练，坐位平衡训练，站床训练增加下肢负重能力。站位下肢机器人步行训练。

（5）理疗：以水疗为主，改善痉挛。

（6）高压氧治疗：改善脑功能，改善认知功能。

（7）矫形器：踝足可调矫形器纠正下肢痉挛。

（四）康复治疗措施及手段

（1）改善认知功能：给予营养神经药物：单唾液酸四己糖神经节苷脂、三磷酸胞苷二钠、尼莫地平、丁苯酞软胶囊、辅酶 Q_{10} 等；治疗痴呆药物：盐酸美金刚 20mg，每天 1 次，盐酸多奈哌齐片 5mg，每晚 1 次。高压氧治疗，计算机辅助认知能力治疗。

（2）克服废用综合征：改善营养：瑞高 + 瑞先营养支持，补充 B 族维生素，维生素 B_1、维生素 B_{12}。呼吸训练、心肺功能训练。

（3）改善情绪：盐酸舍曲林 50mg，每天 1 次。心理治疗。

（4）改善痉挛，降低肌张力：药物方面：替扎尼定 2mg，每天 2 次，逐渐加量至 4mg，每天 3 次，盐酸乙哌立松 50mg，每天 3 次，多巴丝肼 125mg，每天 2 次，逐渐加量至 250mg，每天 3 次，多巴胺受体激动剂吡贝地尔缓释片。康复治疗方面予物理治疗和职业治疗，被动活动，扩大关节活动度；水疗和矫形器固定。

（5）提高 ADL 能力：予物理治疗和职业治疗，正确姿势下翻身转移等 ADL 训练，坐位平衡训练，站床训练增加下肢负重能力。站位下肢机器人步行训练。

（6）改善言语及吞咽能力：语言治疗和吞咽训练。

（7）康复护理：语言认知训练，良肢位摆放，大小便管理，心理护理，四肢促循环压力泵治疗。

（8）稳定心功能：盐酸曲美他嗪和琥珀酸美托洛尔。

（五）讨论

患者为猝死心肺复苏后的缺血缺氧性脑病。头颅 MRI 检查未发现脑实质密度改变，但脑萎缩较明显。这可能是心脏骤停使大脑皮质缺血缺氧导致神经元细胞凋亡坏死。

患者认知功能差，定位于大脑皮质；构音障碍考虑为假性球麻痹、呼吸肌肌力减退，痉挛有关；吞咽障碍，考虑为咽期、口腔期问题，与认知功能受损、废用有关。痉挛。双侧肢体偏瘫，肌张力增高，定位于双侧皮质脊髓束。运动迟缓、僵直，定位于锥体外系。综合定位于锥体系、锥体外系、大脑皮质，是心脏骤停后大脑弥漫性缺血缺氧所致。

患者的主要问题是全身肌张力高，导致运动迟缓。肌张力增高的原因有锥体系的，也有锥体外系损伤的因素。因此本患者的抗痉挛治疗药物方面针对锥体系和锥体外系的都给予，并结合物理治疗和职业治疗的运动疗法，水疗以及借助可调节的踝足矫形器。患者的言语及吞咽障碍部分原因也是口腔肌痉挛。经过药物治疗及康复治疗，患者的运动功能有明显的改善，四肢运动速度提高，上肢屈伸肌肌张力略降低，双侧下肢伸肌肌张力适中，双踝关节可部分背伸。患者躯干平衡能力较前好转，可独坐床边 10 余分钟，可独立完成床面–坐位转移。患者计算力、远期记忆力保留较好，语言表达可发声，音量逐渐增大，语速较快，可与家人交流，语言表达多有重复现象，发音构音不清，舌部可完成伸舌、上抬下抬，饮水无呛咳，可自主进食。

目前患者心脏骤停的原因不明，于外院行基因检测示：*AMPD1* 基因的 1 个疑似致病突变，*AMPD1* 基因相关的心肌致密化不全为常染色体显性遗传，推测该突变可能导致疾病的发生。完善心脏彩超未见心肌致密化表现，射血分数 62%，肺动脉瓣少量反流，三尖瓣少量反流。不符合 *AMPD1* 基因异常表达引起心肌致密化不全表现，需进一步行家族谱系筛查以明确是否存在基因遗传病。治疗方面给予美托洛尔，减少心肌重构。嘱训练避免劳累，禁饮酒。

患者是猝死心肺复苏遗留的大脑弥漫性损伤，累及广泛的锥体系、锥体外系和皮质，导致全身广泛的痉挛，运动不协调，而且这种痉挛是两种因素所致，不易控制。经过 3 个月的积极的药物治疗和康复治疗，患者吞咽、语言、四肢运动虽然都有明显的进步，但尚不能 ADL 自理。需要持续康复。

（王 强 宋鲁平）

六、缺血缺氧性脑病康复疗效分析

【摘　要】 1例中年男性患者，呼吸、心搏骤停后导致缺血缺氧性脑病，表现为智力减退及精神行为异常，康复治疗后症状改善。

【关键词】 缺血缺氧性脑病；精神行为异常；康复

（一）病历介绍

患者，男性，53岁。主因“智力减退伴精神行为异常3个月余”入院。

病残史：患者于2014年6月19日上午10点30分突发剧烈胸痛，继而意识丧失，大小便失禁，约10min后当地120接诊时患者已无心跳及自主呼吸，瞳孔散大，给予心肺复苏、人工胸外按压、气管插管、球囊辅助呼吸、多次静推肾上腺素、多巴胺升压等处理，期间心电监测示室颤，予电除颤4次、可达龙抗心律失常等处理，约抢救35min恢复自主心律，床边心电图查示完全性左束支传导阻滞，考虑“急性心肌梗死”，予行急诊PCI术，冠脉造影示：冠脉左主干+三支病变，左主干中远部狭窄50%，左前降支中断近端支架前至支架内狭窄50%～80%，远端近端支架内狭窄70%，支架后次全闭塞，于左前降支远段近端、中段近端与原支架各植入支架。术中出现室颤，电除颤4次后恢复窦性心律，放置心脏临时起搏器。术后仍昏迷，转入ICU对症治疗，予呼吸机辅助呼吸、亚低温治疗及相关支持对症处理，期间肺部感染，痰多，于6月23日行气管切开术并使用联合抗生素抗感染对症治疗，7月3日患者脱离呼吸机，于7月6日行高压氧治疗。7月14日转入普通病房神经外科，给予营养神经等相关对症治疗，7月19日神志转清，发现肢体力弱，未见明显主动运动，逐渐开始行针灸等康复训练，双侧肢体出现主动活动，10月6日转入康复科，给予物理治疗、针灸、高压氧等综合康复训练。

发病以来，患者智力减退伴精神行为异常，间断自言自语，双侧肢体活动尚可，睡眠倒错，鼻饲饮食，目前自备饮食1500ml，分5次入胃管，每次300ml，大便干燥，需借助开塞露，每2～3日1次。ADL完全依赖，为进一步康复治疗入我科。

既往史：既往有高血压病史6年，近期规律口服络活喜5mg，每日1次，血压控制尚可；糖尿病病史5年，平时未规律服药，近期发病后规律皮下注射来得时10U，血糖控制一般；冠心病病史5年，于2010年、2011年各植入1枚支架；否认肝炎、结核等传染病史，有手术、输血史，既往食用鳖过敏史，预防接种史不详。

查体：血压147/100mmHg，神清，言语混乱，偶可应答，答非所问，不自主咀嚼，违拗，查体不配合，高级皮质功能检查不能完成。双侧瞳孔等大同圆，直径约4.5mm，光反射迟钝。余脑神经检查均不能配合。双侧肢体肌张力检查不配合。双侧肢体非指令性主动运动，运动功能检查不能配合。四肢肌力、腱反射查体不合作。双侧 Hoffmann 征阴性，双侧病理征阴性。不能独坐、独站。

【辅助检查】

（1）头颅 MRI（2015-7-6）：腔隙性脑梗死，轻度脑萎缩（图 2-9）。

（2）头颅 MRI（2015-07-31）：①双侧尾状核、豆状核对称性异常信号，符合缺血缺氧性脑病改变；②腔隙性脑梗死，动脉硬化性脑白质变性，中度脑萎缩（图 2-10）。

（3）头颅 MRI+MRA（2015-10-15）：双侧半卵圆中心及基底节少许腔隙灶、侧脑室周围白质变性、弥漫性脑萎缩；颅脑 MRA 未见明显异常（图 2-11）。

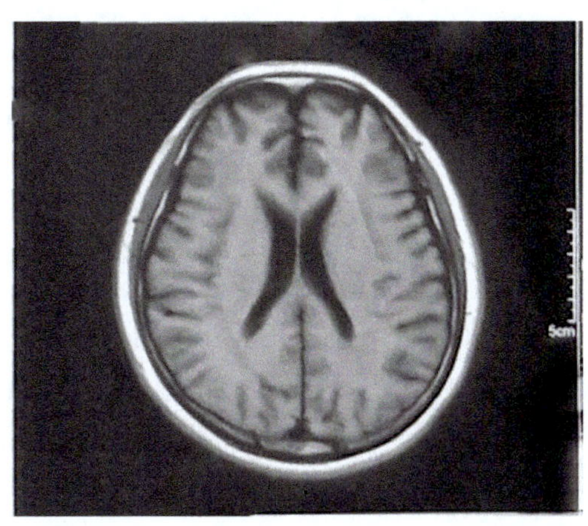

图 2-9　头颅 MRI T1 加权像（2015-7-6）示双侧基底节区点状长 T1 信号，脑沟裂略加宽

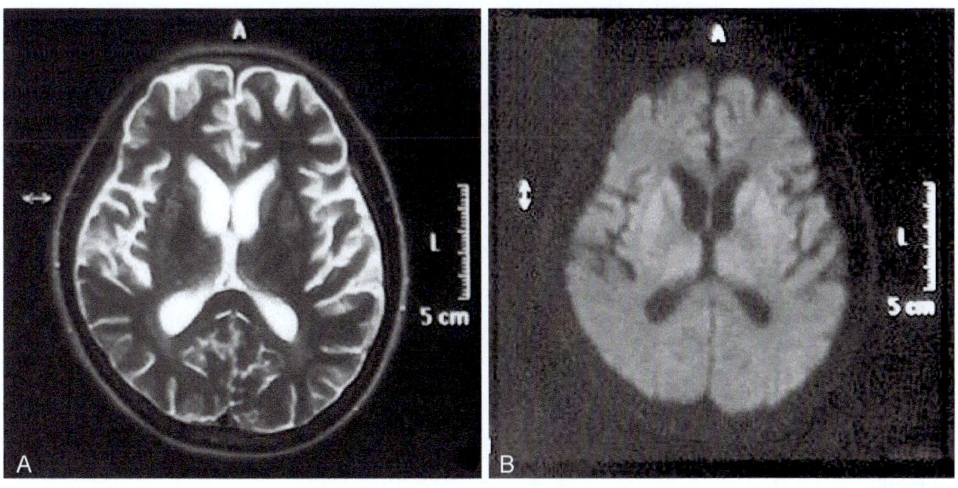

图 2-10　头颅 MRI（2015-7-3）

A. MRI T2 加权像示双侧尾状核、豆状核对称性异常信号，脑沟裂增宽；B. MRI DWI 加权像示双侧尾状核、豆状核对称性异常信号，脑沟裂增宽

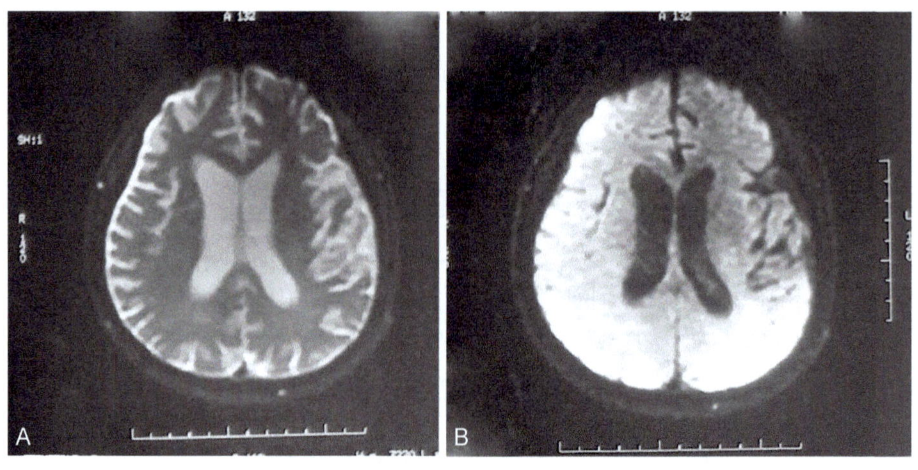

图 2-11　头颅 MRI+MRA（2015-10-15）

A. MRI T2 加权像示双侧基底节少许腔隙灶，脑沟裂明显增宽；B. MRI DWI 加权像示双侧基底节少许腔隙灶，脑沟裂明显增宽

（二）康复诊断

（1）缺血缺氧性脑病恢复期（弥漫性脑损害）认知障碍，缺血缺氧性，呼吸、心搏骤停，心肺复苏术后，陈旧性心肌梗死，高血压病 3 级（极高危），2 型糖尿病，冠状动脉支架术后。

（2）认知功能障碍，言语功能障碍，吞咽功能障碍，精神行为异常。

（3）ADL 完全依赖。

（4）社会参与能力丧失。

（三）康复方面临床讨论

1. 主要问题点

（1）缺血缺氧性脑病恢复期。

（2）认知障碍。

（3）言语障碍。

（4）吞咽障碍。

（5）精神行为异常。

（6）ADL 完全依赖。

（7）社会参与能力丧失。

2. 康复目标

（1）近期目标：维持各关节活动度，提高吞咽、进食能力，改善认知，改善情感反应，减少家属帮助。

（2）远期目标：回归家庭。

3. 康复治疗措施及手段

【康复治疗】

（1）PT 室训练：起立床站床训练。

（2）言语及吞咽治疗，因精神心理障碍重无法配合。

（3）针灸治疗。

（4）高压氧治疗。

（5）康复护理：防止自伤和他伤，提高认知能力，良肢位摆放，被动活动。

【药物治疗方面】

双联抗血小板聚集、降压、降糖、降脂、营养心肌、改善认知、降低肌张力、抗精神症状等治疗。

患者因为认知问题整体配合度差，整体状况无明显改善。入院后使用过奥氮平、佐匹克隆、富马酸喹硫平片、氯硝西泮片改善患者睡眠情况，夜间睡眠仍无明显改善，仍有磨牙躁动等症状。

（四）讨论

人类在缺氧后最易损伤的神经部位是大脑皮质、纹状体、苍白球、丘脑、小脑等，较不易受到损伤的包括黑质的网状带、齿状核、橄榄体、杏仁核；不易受到缺氧损伤的包括下丘脑、脑干的神经核团、脊髓。在基底节最易受累的是尾状核的头和体的外侧部分，以及壳核外侧的部分，各种缺氧都可以损伤苍白球，尤其以 CO 为甚。在心搏骤停患者中，往往可见对称性的灰质内沿着动脉边缘带的缺氧性病变，提示动脉最末端部位缺氧。有时在脑室周围白质中也发生类似病变，提示脑深部最末梢部缺氧，加上不充分的静脉引流，两者均是发病机理。该患者精神行为异常，抗神经病类药物治疗效果欠佳，加用德巴金稳定情绪，胞磷胆碱钠、维生素 B_{12} 改善脑代谢，思诺思改善睡眠及神经功能；替扎尼定逐渐减量至停用；泰嘉加量至 50mg，每天 1 次，加用胃黏膜保护剂防止消化道出血。经过药物调整后，患者躁动等症状明显好转。

（迟茜茜）

七、溺水后行 CPR 后复苏的脑缺氧患者的康复

【摘　要】 患者溺水后脑缺血缺氧，表现睡眠障碍、心理障碍、症状性癫痫；给予睡眠脑电监测，抗癫痫药物控制癫痫发作；给予抗焦虑抑郁药物及心理治疗。

【关键词】 睡眠障碍；癫痫；缺血缺氧性脑病；康复

（一）病历介绍

患者，男性，23 岁。主诉：双侧肢体活动不利伴认知障碍、精神行为异常 11 个月余。

病残史：患者于 2014 年 11 月 2 日约晚上 20 时在游泳池内，旁人发现其面朝下浮在水中，约 6min 后旁人将其拖出水面，行 CPR 心脏复苏，后经急救车送至当地医院，行气管插管、呼吸机辅助呼吸，约在 20:38 患者恢复自主心跳，行头颅 CT 显示大面积脑水肿。经治疗后患者约在 2015 年 1 月开始睁眼，手指有轻微屈伸自主活动，能点头及摇头示意，2015 年 2 月转至澳大利亚康复医院行康复治疗，予肢体康复锻炼、言语训练、认知功能训练等治疗。2015 年 2 月份开始能经口进食、能说短句，能认识家人，但记忆力、思维等欠佳。2015 年 3 月份可缓慢步行，语言、认知功能及思维能力逐渐好转，但主动语言少，以被动简单回答为主，能缓慢短距离步行，平衡欠佳。2015 年 5 月份开始逐渐出现表情淡漠、懒言少语、不爱搭理人、睡眠时间延长，每天睡眠时间约 12 ～ 14h。与旁人面对面言语交流减少，与家人打电话时能简单应答“嗯”“还行”。外院住院时曾服用富马酸喹硫平、氯硝西泮片，具体用量不详。2015 年 6 月 15 日～ 2015 年 7 月于外院治疗时给予逐渐将氯硝西泮片减量至停用，给予营养神经、盐酸氟西汀等药物治疗，继续肢体功能训练。病后曾于 2014 年 11 月、2015 年 1 月分别出现癫痫发作，服用丙戊酸钠缓释片及左乙拉西坦（具体不详），后自行停用左乙拉西坦，10 月份自行停用丙戊酸钠缓释片约 1 周，10 月份中旬患者出现下肢不自主抖动、痉挛，2015 年 10 月 20 日再次开始口服丙戊酸钠缓释片 500mg，每天 1 次。目前患者表情淡漠、懒言少语，可独立步行约 100 米，平衡性欠佳，大小便可控制，日常生活部分自理，为进一步治疗于 2016 年 10 月 26 日来我院。

患者入院后睡眠时间较长，一般 14h/d，晚上 22 时至次日 12 时，饮食、大小便基本正常。

既往史：既往体健，否认高血压病、糖尿病、心脏病、肝炎、结核等传染病史，无手术、外伤史，否认食物及药物过敏史，此次发病后曾有输血史。

个人社会生活史：生于江西，2013 年赴澳大利亚上学，否认疫区、疫水接触史，否

认毒物及放射线接触史。否认冶游史。否认吸烟史及饮酒史。未婚未育。

家族史：父母体健，独生子。家族中否认肝炎、遗传性疾病及类似病史。

职业史：学生。

心理史：病前性格内向，自小患者父母经常吵架，父母已分居多年，此次病后今年 5 月份开始出现表情淡漠、懒言少语、不爱搭理人、睡眠时间延长，家人诉患者曾自述不爱与人谈话的原因为跟不上对话者的语言节奏，索性不再交流，无打人、骂人等攻击行为，无明显的幻觉、被害妄想等症状。

查体：神志清楚，血压 125/78mmHg，脉搏 82 次 / 分，问之无应答，听理解多部指令可完成，书写、识字可，认知功能检查配合欠佳，双侧瞳孔等大同圆，直径约 4mm，光反射灵敏，余脑神经检查未见明显异常。关节活动度无明显受限，四肢肌张力正常，双上肢肌力 5 级，双下肢肌力 5 －级，双侧肱二头肌、肱三头肌肌腱反射、桡骨膜反射（+），双下肢膝反射、踝反射（+++），双侧髌阵挛阴性，双侧可引出非持续性踝阵挛。双侧 Hoffmann 征阴性，双侧 Babinski 征可疑阳性，双侧掌颏反射阴性，吸吮反射阴性。浅、深感觉检查未见明显异常，双侧指鼻试验基本稳准，跟膝胫试验欠稳准，Romberg 征阳性。日常生活能力轻度功能缺陷。

【辅助检查】

（1）血常规、肝功能、肾功能未见异常。

（2）心电图为窦性心律，电轴不偏。

（3）头颅 CT（2015-4-22）：未见明显异常。

（4）头颅 MRI+MRA（2015-6-16）：头颅 MRI 示脑萎缩，余未见明显异常信号（图 2-12），颅脑 MRA 示颅内血管形态、分布、走形未见异常。颅脑磁敏感成像示双侧基底节、丘脑、小脑代谢减低。

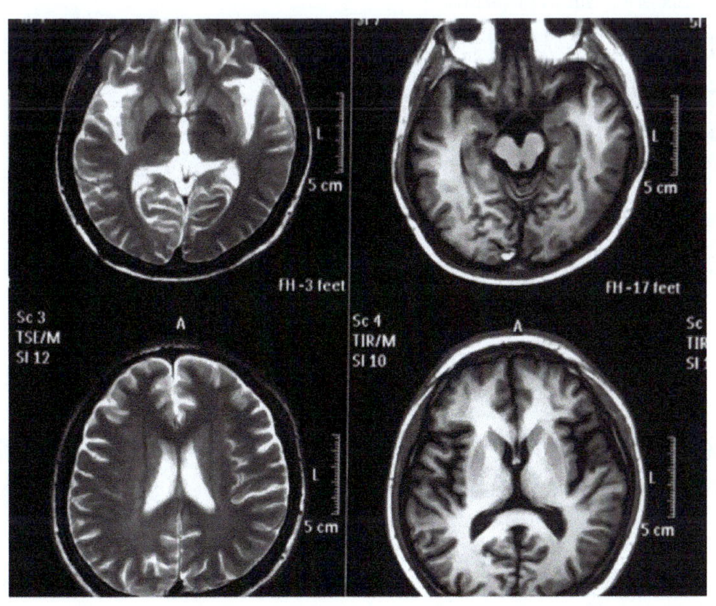

图 2-12　头颅 MRI 显示弥漫性脑萎缩，余未见明显异常信号

（5）视频脑电图（12 月 16 日上午 8：30 ～ 10：30）：频繁单纯局灶性运动发作；（12 月 18 日晚 19：00 ～次日早 7：00）：频繁部分运动发作，均集中在非快速眼动睡眠期，为小部分发作伴 Jackson 扩散，而且患者无快速眼动睡眠期。

（6）蒙特利尔认知功能评定（MoCA）：21/30，主要表现为记忆力障碍为主。

【心理科评定】

HAMA27，HAMD30，心理状态评估系统：心能量指数 25.20，调节表现一般。心理学初步诊断：焦虑状态、抑郁状态。

【语言评定】

失语症检查听、说、读、写未见明显异常，口颜面运动未见明显障碍。

（二）康复诊断

（1）缺血缺氧性脑病（弥漫性脑损害、缺血缺氧性），症状性癫痫，焦虑抑郁状态。

（2）睡眠障碍，心理障碍，认知障碍，双侧肢体运动功能障碍。

（3）ADL 轻度功能缺陷。

（4）社会参与能力减退。

（三）康复方面临床讨论

患者早期意识障碍、认知障碍，定位于双侧大脑皮质及上行网状激活系统。双侧偏瘫，双侧踝阵挛阳性，定位于双侧皮质脊髓束。综合定位于弥漫性脑损伤。定性：青年男性，溺水后出现意识丧失，呼吸、心搏骤停，经心肺复苏术后，意识逐渐恢复，出现双侧肢体活动不利、认知障碍等神经功能缺损症状，定性为缺氧缺血性。

1. 主要问题点

（1）缺血缺氧性脑病、症状性癫痫。

（2）睡眠障碍：视频脑电显示患者夜间多次发生癫痫波，睡眠中无深睡眠阶段。

（3）心理障碍：焦虑、抑郁，不愿与人交流。

（4）认知障碍：记忆力减退。

（5）肢体运动功能障碍。

（6）ADL 轻度功能缺陷。

（7）社会参与能力减退。

2. 康复治疗方法

（1）药物治疗

1）安理申：5mg，每晚 1 次，短期用药。

2）盐酸美金刚片：20mg，每天 1 次，至 2015 年 11 月 9 日大发作后停用。

3）盐酸氟西汀胶囊：20mg，每晚 1 次（2015-10-26）—30mg（2015-11-3）—40mg（2015-11-6）—20mg（2015-12-14）—停用（2015-12-21）。

4）精神科相关医师会诊建议逐渐停用盐酸氟西汀，改用文拉法辛 75mg，每晚 1 次（2015-12-9）—150mg（2015-12-17），但患者焦虑抑郁情绪未见明显改善，仍不愿与人交流。

5）2015 年 11 月 9 日再次出现癫痫大发作，改丙戊酸钠缓释片 500mg，每天 2 次，1 周后查丙戊酸钠血药浓度为 63.9μg/ml。加量后未再出现癫痫大发作，睡觉时仍有双下肢抖动痉挛，伴面部抽动、两眼上翻，持续时间数秒钟，有时会突然坐起，转头左右看，又躺下，每晚发作 2 ~ 5 次。12 月 16 日及 18 日视频脑电图发现癫痫波，12 月 22 日加氯硝西泮片 0.5mg，每晚 1 次，后患者睡眠时下肢屈曲抖动、双眼上翻现象明显减少，患者白天的睡眠时间较前缩短。

（2）康复训练：入院后行肢体功能训练、平衡训练、步行训练、心理辅导、针灸等康复治疗。

（3）康复护理：癫痫发生的应急处理，记忆力训练，放松训练，康复体操，ADL 动作指导，心理护理。康复后患者肢体活动功能改善，步行平衡性好转。

（四）讨论

该患者睡眠障碍，时间较长，考虑与夜间频发癫痫导致无法进入深睡眠期，从而引起睡眠质量下降有关。经过加强抗癫痫治疗后，多睡症状有所缓解。查看相关文献，有研究提到，睡眠、睡眠障碍与癫痫之间的相互影响是复杂的。睡眠中的痫样放电多发生于浅睡期，由此可造成明显的睡眠质量的下降。该学者另外提到：抗癫痫药物具有促进睡眠稳定性和正常化的作用，得益于癫痫发作次数的减少。所有的抗癫痫药物均具有延长快速眼动睡眠潜伏期或减少非快速眼动睡眠百分比的作用。

（张　欣）

八、甲状腺癌术后缺血缺氧性脑病的康复

【摘　要】 1例中年男性患者，因甲状腺癌术后出现呼吸、心搏骤停致缺血缺氧性脑病，出现记忆力减退、四肢无力、双上肢震颤等症状，经康复治疗后症状改善。

【关键词】 甲状腺癌术后；缺氧缺血性脑病；康复

（一）病历介绍

患者，男性，43岁。主诉“双侧肢体无力、智力减退3个月余，双上肢震颤1个月余”入院。

病残史：2015年1月5日上午9：15无明显诱因突发意识丧失，呼之不应，面色苍白，牙关紧闭，四肢冰冷，呼吸、心搏骤停（持续时间3 ~ 4min），急行心肺复苏术，45min后心肺复苏成功，转入ICU予呼吸机辅助呼吸及对症治疗（具体不详），1月6日神志转清，四肢约束带固定，1月7日撤除呼吸机，可自主呼吸，可言语，音量低，后开始行高压氧治疗（共50次），1月13日转至神经内科病房，患者反应迟钝，记忆力差，四肢力量差，予药物治疗（具体不详），1月17日转至外院行语言、肢体康复治疗，并行针灸、理疗等治疗，治疗后言语音量略增大，可两人辅助步行。2月18日左右出现双上肢轻微震颤，可独立步行，但运动速度减慢，后症状逐渐加重，3月27日起应用美多芭62.5mg，3次/天治疗，手部震颤略有好转，现患者言语音量低，反应迟钝，双上肢震颤，步行不稳，为进一步康复入院。

既往史：否认高血压、糖尿病、心脏病史，患者于2014年12月31日行左颈部肿瘤切除术，术后病理为甲状腺乳头癌，术后病情平稳，恢复良好，左颈部手术切口留置引流管，持续引流液外引流，手术切口阵发疼痛，疼痛时伴大汗，因出现乳糜漏，2015年1月3日起禁食，可饮水，静脉能量供应（具体不详）。患者精神状态好，语言、肢体功能等正常。本次颈部肿瘤手术后曾出现短暂血压升高，血压最高160/105mmHg，予降压药治疗（具体不详），目前血压平稳，未应用降压药物。否认肝炎、结核等传染病史，否认外伤史，否认其他手术史，否认输血史。否认食物过敏史，有应用塞来昔布过敏史。

【辅助检查】

（1）头颅CT（2015-1-7）：未见异常（图2-13）。

（2）头颅MRI（2015-1-15）：双侧大脑半球、小脑半球及脑干脑实质弥漫性肿胀、水肿，以脑皮质区、双侧基底节区、双侧海马为著，考虑为脑实质弥漫性缺血、缺氧性损伤（图2-14）。

（3）头颅MRI（2015-3-23）：双侧尾状核、豆状核、内囊膝及后肢异常信号灶，符合缺血缺氧性脑病后遗改变（图2-15）。

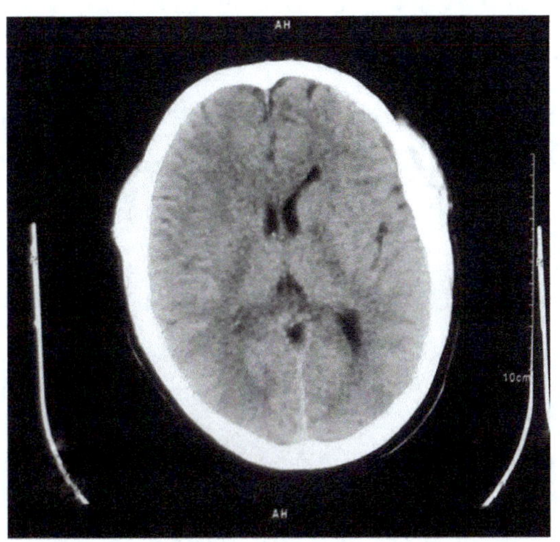

图 2-13　头颅 CT 平扫（2015-1-7），除沟裂等显示不清，余未见异常

（4）肿瘤标记物、甲功五项（2015-4-9）：未见异常。

（5）病例会诊报告（2015-4-8）：（左锁骨上肿物）软组织中有甲状腺滤泡性肿瘤浸润性生长伴有钙化、骨化、囊性变，符合滤泡乳头状癌。建议排除转移癌后再考虑甲状腺外移位甲状腺发生的癌变。

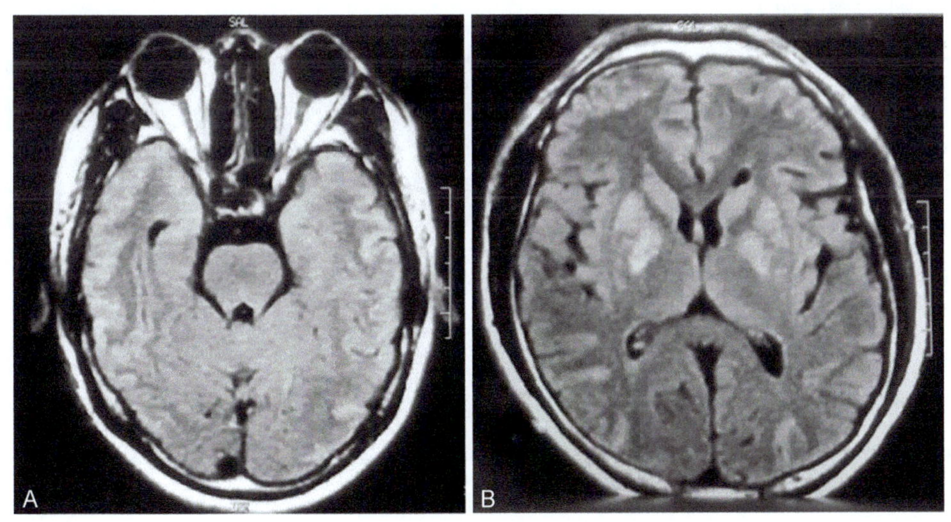

图 2-14　头颅 MRI（2015-1-15）

A：MRI T1 加权像示双侧大脑半球、小脑半球及脑干等肿胀；B：MRI T1 加权像示双侧尾状核头部、双侧豆状核异常信号

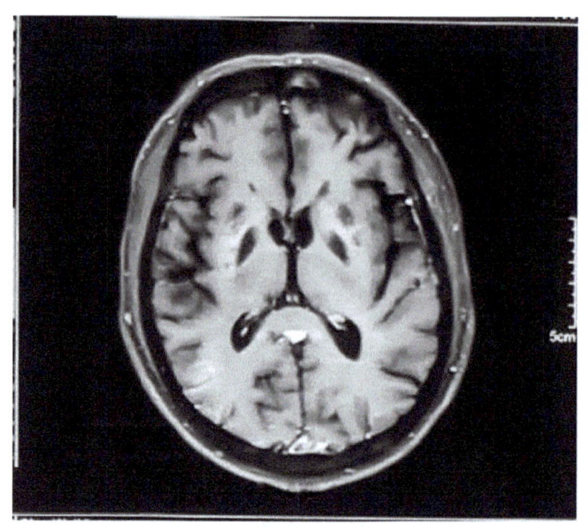

图 2-15 头颅 MRI（2015-3-23）

MRI T1 加权像示双侧豆状核、尾状核异常信号，脑沟、脑裂增宽

（二）康复诊断

（1）缺血缺氧性脑病恢复期，弥漫性脑损害，双侧偏瘫、认知障碍，缺血缺氧性，心肺复苏术后，帕金森综合征。

（2）认知障碍，言语障碍，双侧肢体运动障碍，平衡障碍。

（3）ADL 部分依赖。

（4）社会参与能力减退。

（5）甲状腺乳头癌术后。

（三）康复方面临床讨论

1. 主要问题点

（1）缺血缺氧性脑病恢复期。

（2）认知障碍。

（3）言语障碍。

（4）双侧肢体运动障碍。

（5）平衡障碍。

（6）ADL 部分依赖。

（7）社会参与能力减退。

2. 康复目标

（1）近期目标：维持各关节活动度，注意良肢位摆放，降低肌张力，提高主动性，纠正异常步态，提高 ADL 能力。

（2）远期目标：回归社会。

3. 康复治疗措施及手段　康复治疗：物理治疗、作业治疗、呼吸、平衡、步歌、文体、动能医生、腰背肌等治疗。康复护理注意防止跌倒，认知训练，主动被活动和良肢位摆放指导。目前患者步行稳定性明显提高。患者入院后予营养神经、盐酸多奈哌齐改善认知、改善循环等治疗。美多巴逐渐加量至 250mg，3 次 / 天，肢体震颤无明显改善，左手出现肌张力齿轮样升高。

（四）讨论

患者在甲状腺肿瘤术后，出现乳糜漏，有持续体液流失，并且进食，液体入量不详，术后 1 周突发呼吸、心搏骤停，导致缺氧缺血性脑病，考虑与体液丢失过多致低血容量密切相关。脑部影像学表现呈缺氧缺血性脑病及以后的脑萎缩等表现。心肺复苏后，出现记忆力减退和肢体力量差，行语言、肢体康复、针灸、理疗等治疗，治疗后言语音量略增大，可两人辅助步行。后来出现双上肢轻微震颤，可独立步行，但运动速度减慢，且症状逐渐加重，应用小剂量美多芭治疗手部震颤略有好转。目前的药物治疗可停用盐酸多奈哌齐，加用安坦和美金刚，维持乙酰胆碱和多巴胺系统平衡，纠正锥体外系症状。建议外院行 PET 检查，明确有无其他脏器转移。加强肢体节律性运动，提高运动功能。经过住院康复治疗，患者主动性及运动速度较前提高，肢体震颤略有改善。

（迟茜茜）

第三章

神经系统中毒性疾病的康复(5例)

一、一氧化碳中毒性脑病康复

【摘　要】 报道1例27岁男性患者，一氧化碳中毒后引起严重的意识、认知、运动等功能障碍，严重影响日常生活能力，通过个体化的康复治疗，患者的功能有改善。

【关键词】 一氧化碳中毒性脑病；康复

（一）病历介绍

患者，男性，27岁，主因“交流困难伴双侧肢体活动障碍6月余”以“一氧化碳中毒性脑病”入院。

病残史：患者于6个多月前（2014年10月11日11：00左右）被同事发现躺在床上呼之不应，双眼上翻，左上肢有轻微抖动，面色稍苍白，口唇淡红色，无呕吐、抽搐和大小便失禁（2014年10月10日晚住室内曾有少量木炭燃烧，患者电脑显示当晚24：00左右有聊天记录）。急送往当地医院，诊断为“急性一氧化碳中毒”，即予高压氧、营养神经、改善微循环，醒脑、调节代谢、抗感染等药物治疗，次日出现双眼紧闭、双上肢屈曲、双下肢僵直状；4天后转往外院，并给予亚低温疗法、高压氧（共计60次，口服巴氯芬60mg/d）等治疗，期间一直意识不清，呈“去皮质状态”。20天后能间断无目的睁眼，1个月时偶有“哭”声，3个多月时给流质食物入口能自主咀嚼和吞咽，四肢肌张力较前有减低，但肢体无主动运动，偶能“笑”，与环境无关。4个月时情感反应增多，对不喜欢吃的食物或大便前有“痛苦”表情，父母对其讲话能“笑”，小便时常有短暂瞪眼动作；5个月时予营养神经、降肌张力等药物治疗及物理治疗、作业康复治疗，不愉快时会发“a”（如大便时）。目前患者自发睁眼，有睡眠觉醒周期，能经口进食水，不能独坐，ADL完全辅助。

查体：生命体征平稳，最小意识状态，无实质性言语，偶有情感反应。双侧瞳孔等大同圆，直径约3mm，光反射灵敏，眼动自如，不能定视和追视，辐辏反射不能完成。左上肢屈曲位，右上肢及上下肢伸展位，右上肢肌张力改良Ashworth Ⅲ级，左上肢及双下肢肌张力Ⅳ级，四肢均无主动运动。双侧肱二头肌、肱三头肌肌腱反射活跃，桡骨膜反射活跃，双侧膝腱反射、跟腱反射活跃，髌阵挛阴性。双侧Hoffmann征阴性，双侧Babinski征阳性，双侧掌颏反射阴性，吸吮反射阳性。双跟腱短缩，双足下垂。肩肘腕髋膝踝关节活动均受限。颈部肌张力高，余检查不能配合。

【辅助检查】

（1）谷丙转氨酶：59.4U/L（稍高），碱性磷酸酶：166.4 U/L（稍高），胆红素、蛋白、血糖、脂、肾功能、心肌酶均未见异常。

（2）脑电图和动态视频脑电图：中度异常，弥漫性慢波。

（3）听觉诱发电位：右侧Ⅱ波、Ⅲ波、Ⅴ波潜伏期延长；左侧Ⅲ波、Ⅴ波潜伏期延长，双侧Ⅰ～Ⅲ，Ⅲ～Ⅴ波波间期延长。提示：双侧听觉-脑干径路传导阻滞。

（4）头颅 MRI（2014-10-18）：双侧苍白球、海马病变，半卵圆中心部分脱髓鞘改变（图 3-1）。

（5）头颅 MRI（2015-2-6）：双侧苍白球萎缩软化，双侧脑白质广泛脱髓鞘改变，弥漫性脑萎缩（图 3-2）。

（6）头 CT（2015-5-22）：双基底节斑片状软化灶，双侧放射冠、脑室旁脑白质变性改变，弥漫性脑萎缩。

（7）CRS 评分：9 分。

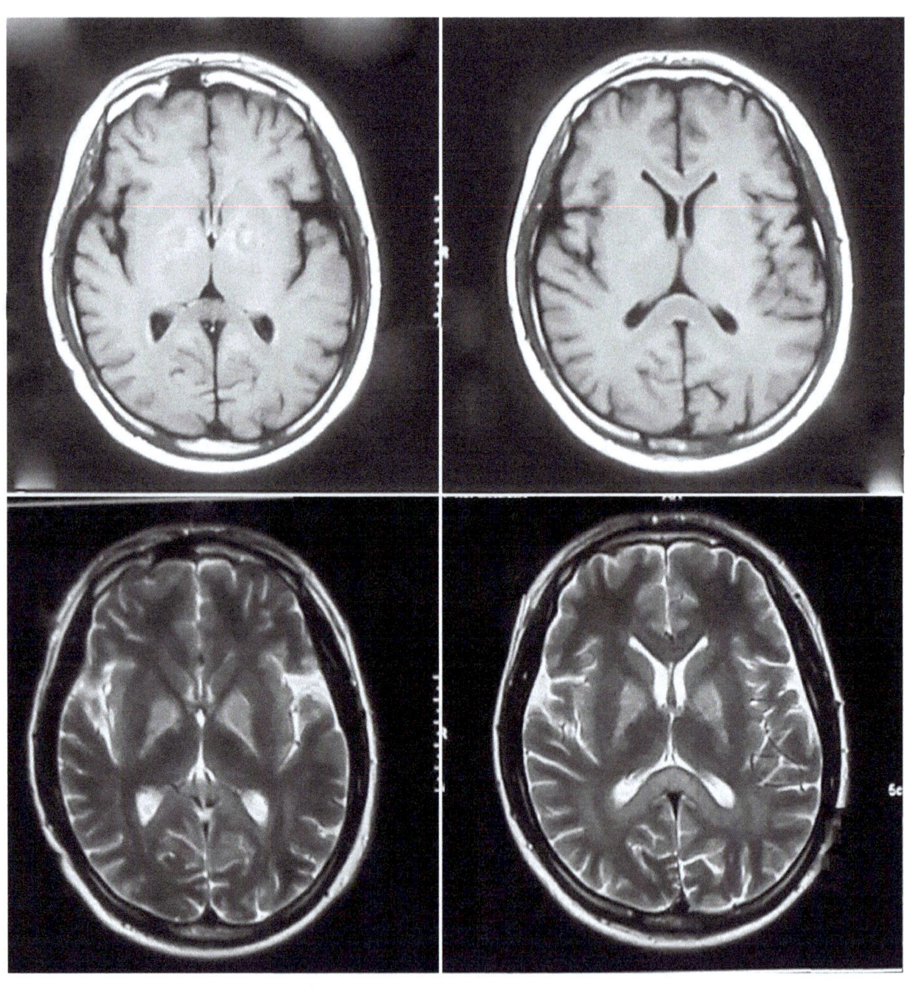

图 3-1 头颅 MRI（2014-10-18）

双侧苍白球、海马对称性略短 T_1 长 T_2 信号，半卵圆中心对称性斑片状长 T_2 信号

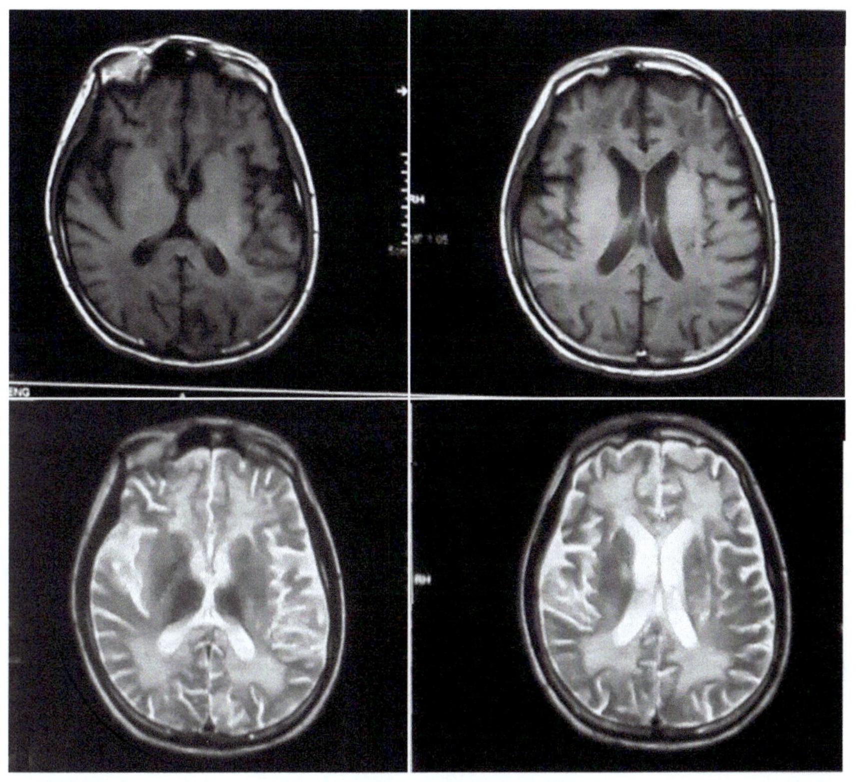

图 3-2　头颅 MRI（2015-2-6）
双侧苍白球萎缩软化，双侧侧脑室旁、半卵圆中心广泛长 T_1、T_2 信号，双侧脑沟对称性增宽加深

（二）康复诊断

（1）一氧化碳中毒性脑病（双侧皮质及皮质下），最小意识状态，双侧肢体运动功能障碍，中毒性。

（2）最小意识状态，双侧肢体运动功能障碍。

（3）ADL 重度功能缺陷。

（4）社会参与能力完全丧失。

（三）康复方面临床讨论

1. 定位诊断　患者有正常醒觉周期，可自发睁眼，发简单“啊”音，偶有情感反应，与外界交流困难，定位于广泛皮质及皮质下。四肢肌张力升高、腱反射活跃，无主动运动，双巴氏征阳性，定位于双侧锥体束和锥体外系，结合头颅 MRI，定位于双侧皮质及皮质下。

2. 定性诊断　患者青年男性，既往体健，有明确一氧化碳中毒病史，头颅 MRI 中毒性脑病表现，故定性为一氧化碳中毒性。

3. 主要问题点

（1）最小意识状态：有主动睁闭眼，有睡眠觉醒周期，不能执行指令，能发“啊”等单音，能咀嚼和吞咽食物，二便时有固定的表情动作。

（2）肢体运动功能障碍：四肢无主动运动，肌张力高。

（3）坐位保持困难，不能站立。

（4）二便功能障碍。

（5）关节活动受限，尤其双踝关节短缩明显。

（6）ADL 完全辅助。

（7）社会参与能力丧失。

4. 康复目标设定

（1）近期目标：维持并扩大各关节活动度，降低肌张力，注意良肢位摆放，促醒、改善认知。

（2）远期目标：回归家庭。

5. 药物及康复治疗　入院后口服巴氯芬联合盐酸替扎尼定，外用白脉软膏改善肌张力治疗，并给予尼麦角林口服改善脑循环，促进脑代谢。于 20 天时出现头颈部向右侧不自主的摆动，白天睁眼时多发，睡觉时消失，给予吡贝地尔片口服，1 周后摆动明显减少。于 25 天和 35 天时分别给予左侧上、下肢局部 A 型肉毒素注射：肱二头肌、肱肌、肱桡肌、旋前圆肌、旋前方肌、拇长屈肌、拇收肌、指浅屈肌、指深屈肌、桡侧腕屈肌、尺侧腕屈肌、拇长屈肌；左侧腓肠肌、比目鱼肌、胫骨后肌和胸大肌。

6. 康复计划

（1）物理疗法：2 次 / 天，45 分 / 次，5 次 / 周；包括扩大关节活动度训练，坐位平衡和核心控制训练。

（2）作业疗法：1 次 / 天，45 分 / 次，5 次 / 周；坐位平衡训练，扩大关节活动度训练及坐位平衡训练。

（3）水疗（水温 37℃～39℃）：1 次 / 天，20 分 / 次，5 次 / 周；同时被动活动各关节。

7. 康复治疗结果　入院近 1 个月后情绪反应增多，有符合环境的哭笑反应。40 余天时按指令张闭口，50 天时能指令性睁闭眼和抓握对方的手，听觉刺激可定位，近 2 个月时神志转清，能语，声音低沉，对答切题，眼睛追视不充分。CRS-R 评分：20 分；出现主动运动，双侧手指可按指令轻度伸展及屈曲；肌张力下降，颈部改良 Ashworth Ⅱ级，右上肢Ⅱ级，左上肢Ⅲ及左下肢肌张力Ⅲ级、右下肢肌张力Ⅳ级，关节活动度有改善，左侧踝关节能被动背屈到功能位。

（四）讨论

一氧化碳是一种无色、无味、无刺激性的气体。在自然界极稳定，不易自行分解，也不易被氧化，对神经系统有剧毒作用。一氧化碳中毒性脑病的病理生理全部作用机制还不完全清楚，所知道的是一氧化碳与血红蛋白、肌球蛋白和线粒体细胞色素氧化酶的结合而限制组织氧的供应及引发脑脂质过氧化作用。一氧化碳与血红蛋白的结合能力是 O_2 的 240 倍，但解离速度却比氧慢 3600 倍，极易使血红蛋白失去携氧能力，造成组织缺氧性损伤，最先受累的是脑，其次是心脏；同时一氧化碳与肌球蛋白的亲和力 60 倍于氧气 的，引起心脏输出量减少导致脑缺血；高浓度的一氧化碳与还原型细胞色素氧化酶的二价铁结合，抑制该酶的活性，抑制细胞呼吸和氧化过程，阻碍细胞对氧的利用，影响氧从毛细血管弥散到组织细胞内的线粒体，从而损害线粒体的功能，这就干扰了有氧代谢和 ATP 的合成，成为无氧代谢造成缺氧、乳酸中毒，最后细胞死亡。

一氧化碳对中枢神经系统的损害主要机制包括对内皮细胞破坏和化学性介导物质形成造成脑部循环障碍和脂质过氧化（不饱和脂肪酸的降解）；一氧化碳引起内皮细胞和血小板释放一氧化氮和形成氧自由基包括过氧硝酸盐，这进一步造成线粒体功能障碍，细胞膜受损，细胞凋亡；脂质过氧化作用使脑白质可逆性的脱髓鞘延迟，从而引起脑水肿和坏死，这种脑损伤主要发生在恢复期而造成认知功能缺失，特别是记忆和学习、运动障碍，这种障碍主要脑灰质和基底节，同时，缺氧引起水肿、颅内压增高，造成脑血循环障碍，导致白质广泛脱髓鞘病变，产生帕金森综合征和一系列精神症状。关于一氧化碳中毒的迟发型脑病非常常见，本例没有发生，不再细述。

【治疗方面】

目前认为，急速离开中毒现场和及时有效的给氧是治疗本病最重要的治疗原则。高压氧（HBO）治疗机制是高压氧能够增加血液和组织中物理溶解氧，提高总体氧含量，促进氧释放，迅速纠正缺氧，缩短昏迷时间和病程，预防一氧化碳中毒引发的迟发性脑病。同时，能加速患者血中一氧化碳与碳氧血红蛋白和细胞色素氧化酶的分离，从而加速一氧化碳的排出纠正组织缺氧。在 3 个大气压下吸氧能降低一氧化碳的半衰期到 23 分钟，而在正常氧下则需 80 分钟，同时能加速氧由血浆输送到组织，部分的由血红蛋白正常分流。同时，高压氧对一氧化碳中毒所致的各种并发症均有良好的防治作用。当然，中毒时间的长短、多种病理生理机制造成的脑损伤和治疗是否及时等多种因素的协同不是单纯的吸氧能完全解决的，因此临床上必须注意尽早干预，综合治疗。

该患者肌张力高是因一氧化碳中毒所致脑皮质及皮质下损害（特别是基底节苍白球、壳核病变）引起，为继发性肌张力障碍。治疗上给予多巴胺类激动剂如吡贝地尔片（泰舒达）或金刚烷胺类及中枢性骨骼肌松弛剂（如盐酸替扎尼定）比较合适。巴氯芬也是肌张力降低药物，是 GABA 的衍生物。GABA 不能通过 BBB，经在结构 β 碳原子核上对位—氯笨族后即由亲水性变成亲脂性物质，而能通过 BBB 起作用。巴氯芬作用部位为传入脊髓的神经终末突触前抑制，以改变中间神经元活动而抑制天门冬氨酸、谷氨酸的释放，与降低单触性与多触性反射和（或）使神经元内钾离子外流产生超极化，使上运动神经元综合征引起骨骼肌痉挛状态缓解，及下降 α 运动神经活动正常化，故对脊髓病变引起的痉挛作用较脑病引起者较好。对于锥体束损害造成的肌张力增高的痉挛有效。水疗是利用水的温度、浮力和压力及水流的冲击刺激以缓解肌肉痉挛、改善肌张力。而 A 型肉毒素是由致命的肉毒杆菌分泌而出的细菌内毒素，有剧毒，作用于胆碱能运动神经的末梢，干扰乙酰胆碱的释放，使肌纤维不能收缩使肌肉松弛，主要用于肌肉痉挛、角弓反张，但作用时间有限，维持效果通常在 3 ～ 6 个月，且只能局部应用并有累积中毒可能。

【康复方面】

通过丰富治疗环境，声、光等视听觉刺激和 ROOD 技术（如音乐、呼唤、皮肤接触等）及被动活动关节等多种现代康复技术，以促醒、改善认知及肢体功能。实验及临床研究表明，由于中枢神经系统存在可塑性，具有功能恢复的可能，治疗上给予吸氧和神经营养药物应用之外，良肢位摆放、各关节的被动活动、神经促通等康复技术的早期介入和持续跟进能大大减少患者致残，提高日常生活能力，从而更好地回归家庭和社会，需要引起同仁们的高度重视。

（芦海涛　陈立嘉）

参考文献

陈灏珠，陆再英，钟南山 .2013，内科学 . 第 8 版 . 北京：人民卫生出版社 .
朱镛连，张皓，何静杰 .2013. 神经康复学 . 第 2 版 . 北京：人民卫生出版社 .

二、有机磷中毒迟发性神经病临床特点及康复分析

【摘　要】**目的** 探讨有机磷中毒迟发性神经病临床特点及康复治疗重点，进一步提高其综合治疗效果。**方法** 本文分析我院 2 例患者病例特点及康复治疗过程。**结论** 治疗本病的关键是早期发现、早期诊断、早期治疗。下肢功能恢复差的患者及早配置下肢矫形器有助于提高步行能力。

【关键词】有机磷中毒；周围神经病；康复

（一）病历介绍

病例一：女性，33 岁，主因“有机磷中毒后四肢活动不灵 3 个月余”于 2008 年 6 月 17 日入院。

病残史：患者于 2008 年 3 月 3 日服甲胺磷 1 瓶，量约 500ml，逐渐出现意识障碍，1h 后至医院行洗胃及对症治疗。3 月 6 日因呼吸肌麻痹给予气管切开，呼吸机辅助呼吸，支持对症治疗后患者神志逐渐转清，但中毒 20 余天后患者出现肢体活动差，肢体远端为著。为进一步康复入院。

查体：神志清楚，高级脑功能未见异常。双上肢握力正常对称，肌力 V 级，肌张力正常，双肱二头肌，肱三头肌，桡反射正常，右手大小鱼际肌，蚓状肌，背侧骨间肌萎缩。双上肢可疑套样痛觉减退，指鼻试验正常。双下肢髋内收、外展肌力Ⅳ级，伸膝位下肢不能抬起，屈膝位令伸膝时下肢控制差。双下肢屈伸肌张力轻度增高，改良 Ashworth 分级Ⅰ级，双膝反射亢进，双踝反射未引出。下肢肌萎缩明显，肌松弛。双巴氏征阴性。双下肢可疑痛觉减退。大小便功能正常。辅助检查：肌电图，右正中神经波幅下降约 70%，双下肢胫腓神经运动波幅未引出。上下肢周围神经源性损害（轴索为主，下肢重）。腰椎 MRI 平扫未见脊髓异常信号。

病例二：女性，18 岁，主因四肢活动不利 6 个月余于 2008 年 11 月 20 日入院。

病残史：患者 2008 年 6 月 7 日情绪不佳，自服用过期“敌敌畏”约 100ml，9 小时后家人发现患者处于昏迷状态，呼吸微弱，大小便失禁。床边发现大量呕吐物。送至医院行洗胃及对症治疗，经抢救 1 天后神志转清，半月后逐渐出现四肢远端为主的运动，感觉及自主神经功能障碍，病情发展 10 余天达高峰，四肢无力，下肢远端完全失去运动能力。四肢末端发红，小便潴留，排便无力。予 GM1 及高压氧治疗后病情稳定并好转。为进一

步康复入我院，入院时患者四肢活动不灵，远端为主，不能独自站立及行走，ADL 部分辅助。查体：神志清楚，言语流利，认知功能正常，脑神经无异常，四肢远端肌力减弱，上肢远端Ⅳ级，下肢远端 0 级。上肢腱反射减弱，膝反射活跃，踝反射未引出。双巴氏征阴性。双上肢远端套状浅感觉减退。四肢肌肉萎缩，远端明显。辅助检查：肌电图：下肢腓神经及胫神经运动电位未引出，双侧尺神经远端运动传导潜伏期延长，波幅明显降低。双侧正中神经、尺神经感觉传导速度减慢，神经源性损害（重度周围神经病变）以运动神经为主，提示轴索损伤极为严重。脑脊液正常。

【诊断依据】

（1）以上 2 例有明确的有机磷农药口服史。

（2）于中毒急性症状好转后半月和 20 余日发病。表现四肢对称性迟缓性瘫痪；远端重于近端，伴肢体远端感觉减退；肢体肌萎缩。神经肌电图检查提示：神经源性损害。

（3）可除外感染、贫血、肿瘤、代谢异常及使用特殊药物病史。

【治疗】

1. *药物治疗*　针对轴索损害：给予神经生长因子；对髓鞘损害：予大剂量使用 B 族维生素（维生素 B_1，甲钴胺），因丁苯酞（恩必普）对线粒体功能恢复有益也积极使用，配合高压氧疗；加兰他敏，吡啶斯的明，一叶秋碱可促进轴浆运输，提高脊髓兴奋性，在有机磷酸盐诱导的迟发周围多神经病（OPIDP）患者中应用可促进神经组织的修复、再生和神经兴奋的传导，同时应用舒血宁促进神经组织的血液循环、改善代谢。

2. *主要障碍点*　盆肌无力，下肢远端肌力差，对指功能差。

3. *康复目标*　增加四肢远端肌力及手指精细运动能力。纠正双足下垂，提高站立能力。

4. *康复方法*

（1）ROM 训练。

（2）肌力强化训练：利用股四头肌训练器增强股四头肌肌力，侧卧位臀中肌增强训练，搭桥训练。

（3）双膝跪位平衡训练提高平衡能力。

（4）腰背肌训练，站立床训练，辅助下站立，负重训练。

（5）手指机能训练，手指伸肌肌力训练及精细、灵活性训练。

（6）制作双侧膝踝足矫形器进行双下肢支具支持下行走训练。

（7）康复护理，心理护理和耐力训练。

5. 以上 2 例患者均因自杀服毒，在心理测试后均给予抗抑郁治疗和心理治疗。

（二）康复效果

治疗 40 多天后患者一可独立平衡坐位，在 1 人少许辅助下站立，病情好转出院。患者二在少许借助下站立，穿戴踝足矫形器可在双杠中完成独立步行。

（三）讨论

有机磷酸盐（Organophosphates，Ops）在发展中国家广泛用于工农业中，Ops 通过皮肤，呼吸道或胃肠道进入体内。有机磷中毒（acute organphosphorus pesticides poisoning，AOPP）引起不可逆的乙酰胆碱酯酶抑制，在昆虫和人类均发生突触毒蕈碱和烟碱传递去极化阻滞。AOPP 常见的威胁生命的急性神经并发症有癫痫、麻痹、神经肌肉和心脏传导障碍。早期给予阿托品，解磷定和支持疗法对治疗急性症状至关重要。迟发的神经病（Organophosphate-induced delayed polyneuropathy，OPIDP）是有机磷中毒少见的并发症，占中毒病例的 2%，是由于神经靶酶受抑制而非乙酰胆碱酯酶抑制引起。在众多有机磷酸盐中，少数可以引起延缓发生的多神经病，在人体引起远端轴突多神经病的有机磷酸盐化合物有磷酸三邻甲苯酯、溴苯磷、丙胺氟磷、敌百虫、脱叶亚磷、内吸磷、灭蚜磷、甲胺磷和毒死蜱。OPIDP 多发于周围神经，极少数可累及脊髓，目前尚无有效的临床治疗方法。OPIDP 恢复慢，严重影响患者的生活质量。现分析我院 2 例患者临床资料，以探讨其临床特点及康复治疗重点，进一步提高其综合治疗效果。

有机磷化合物在全球用于害虫防治已有 100 多年的历史。有机磷中毒后可以出现 3 种不同类型的神经病变。常见的胆碱能危象是由于 Ops 对乙酰胆碱酯酶阻滞后乙酰胆碱对毒蕈碱性受体过度刺激引起。中间综合征的发病率是 8% ~ 49%，通常发生在中毒 24 ~ 96h 后，发病机制是过度释放乙酰胆碱和 Ca^{2+} 后突触前后烟碱性受体下调导致神经肌肉接头处功能障碍，临床主要表现近端肌肉和颈肌无力。在不合并感染和心律失常的情况下 5 ~ 18 天内恢复。有机磷中毒后迟发性多发性神经病为有机磷中毒后出现的神经系统并发症之一，是 AOPP 经抢救治疗病情平稳，症状缓解后出现的一种神经肌肉病变，临床上较为少见。为有机磷农药损害了周围神经系统内神经病靶酯酶（Neuropathy target esterase，NTE），使该酶失活。有机磷酸盐是否引起 OPIDP 与残基与 NTE 的结合和亲和性相关。病理改变为轴索由远端 - 近端逆行性死亡过程。关于 OPIDP 各文献报道不一，一般认为发生于有机磷中毒后 2 ~ 6 周，少数患者在数月后才出现，多数文献认为潜伏期一般在中毒后 20 天左右。主要表现为肌无力，并可出现肢体麻木、疼痛、痛觉减退、可出现肌肉萎缩。

我们的病例报告表明甲胺磷和敌敌畏可以引起不可逆转的多神经损害。2 例 OPIDP 临床均表现中毒后 2 ~ 3 周出现四肢肌力差，下肢明显重于上肢，远端重于近端，认知功能及脑神经检查正常；四肢肌萎缩，双下肢为著，双足下垂；骨盆肌无力；在 10 天左右病情达高峰。双膝反射活跃 - 亢进状态，与肌萎缩程度不一致，其中 1 例有大小便障碍，故不能排除脊髓损害也存在的可能性。

OPIDP 患者恢复时间长，下肢功能恢复差，我们收治的 2 例患者在摄食 Ops 后均出现三阶段的神经病变，因此，有机磷中毒的患者至少需随访 1 个月。治疗本病的关键是早期发现、早期诊断、早期用激素、足量 B 族维生素和血管扩张剂及神经营养药物治疗，配合针灸康复和功能锻炼。

（杜晓霞　张小年　何静杰）

参考文献

贾巍，陈青霞，张建荣 . 2005. 有机磷中毒迟发性神经病 30 例分析 . 中国误诊学杂志，5（7）：1354.
杨宏，李淼，王捷 .2005. 有机磷中毒后迟发性多发性神经病 9 例诊断分析 . 中国实验诊断学，9（5）：

830-831.

Besser R，Gutmann L，Dillmann U， et al.1989.Endplate dysfunction in acute organophosphate intoxication. Neurology，(39)：561-567.

Holisaz MT，Rayeganism，Hafezy，R，et al.2007.Screening for peripheral neuropathy in chemical warfare victims，IntJ Rehabil Res，(1)：71-74.

Jokanovic，M，P.V. Stukalov，M. Kosanovic. 2002. Organophosphate induced delayed polyneuropathy. Curr Drug Targets CNS Neurol Disord，1（6）：593-602.

Lotti M，Moretto A.2005. Organophosphate-induced delayed polyneuropathy. Toxicol Rev，24（1）：37-49.

Lotti M.1992. The pathogenesis of organophosphate delayed neuropathy. Crit Rev Toxicol，(21)：465-487.

Minton NA，Murrey VSG.1988. A review of organophosphate poisoning.Med Toxicol Adverse Drug Exp，(3)：350-375.

Sevim S，Aktekin M，Doguo，et al.2003.Late onset polyneuropathy due to organophosphate（DDVP）intoxication，Can J Neurol Sci，30（1）：75-78.

三、硫化氢中毒性脑病的康复报道

【摘　要】 本文报道1例硫化氢中毒病例。患者接触大量硫化氢后发生意识丧失，抢救治疗后遗留肢体运动功能障碍、言语障碍、吞咽障碍、视力减退和严重的创伤后应激障碍。经安排心理治疗、言语吞咽训练等综合康复治疗后运动言语功能改善，唯视力提高不多。

【关键词】 硫化氢；中毒性脑病；创伤后应激障碍；康复

（一）病历介绍

患者，男性，25岁。主因“硫化氢中毒后智力减退、言语不能2月余”，以“硫化氢中毒性脑病”于2014年5月19日收住入院。

病残史：患者于2014年3月12日下午15：00在检修设备时发现硫化氢截止阀漏气，准备关闭安全阀时出现意识丧失，呼之不应，急送至当地医院急诊，入住ICU。下午5：00，患者清醒，可言语交流，肢体活动无障碍。当天晚上9：00左右患者再次昏迷。3月13日患者苏醒，不能言语，对外界反应能力差。经高压氧、营养神经治疗，患者于4月3号转入神经内科继续行高压氧及营养神经、改善循环治疗，患者肢体活动逐渐好转，言语改善不明显。现患者可搀扶下行走、步态异常，左下肢拖拽，仍有言语不能、智能减退、视力减退，ADL小部分依赖。

既往史：否认高血压病史，糖尿病病史，否认食物药物过敏史。病前为油田工人。

查体：神清，言语不能，认知功能检查不配合。双侧瞳孔等大同圆，直径约3mm，光反射灵敏，视力减退，眼动自如，辐辏反射正常。咬肌、颞肌检查不配合，下颌无偏移，角膜反射存在。双侧额纹对称，双侧鼻唇沟对称。听力检查不配合。悬雍垂居中，咽反射灵敏，软腭动度正常。转颈、耸肩检查不配合。关节活动度无明显受限，双上肢布式分期Ⅴ期，双手布式分期Ⅴ期，双侧下肢布式分期Ⅴ期。双侧肢体肌张力正常，双侧肱二头肌、肱三头肌肌腱反射降低，桡骨膜反射降低，双侧膝腱反射、跟腱反射活跃，髌阵挛、踝阵挛阴性。双侧Hoffmann征阴性，左侧Babinski征（+），双侧掌颏反射阴性，吸吮反射阴性。左侧偏身浅、深感觉减退，指鼻试验、跟膝胫试验不配合，Romberg征不配合。坐位平衡及站立平衡好，患者可扶持下行走，左下肢轻度拖拽步态。

【辅助检查】

头颅MRI（2014年3月16日）：两侧侧脑室旁脑实质脱髓鞘改变（图3-3）。肝功能异常。

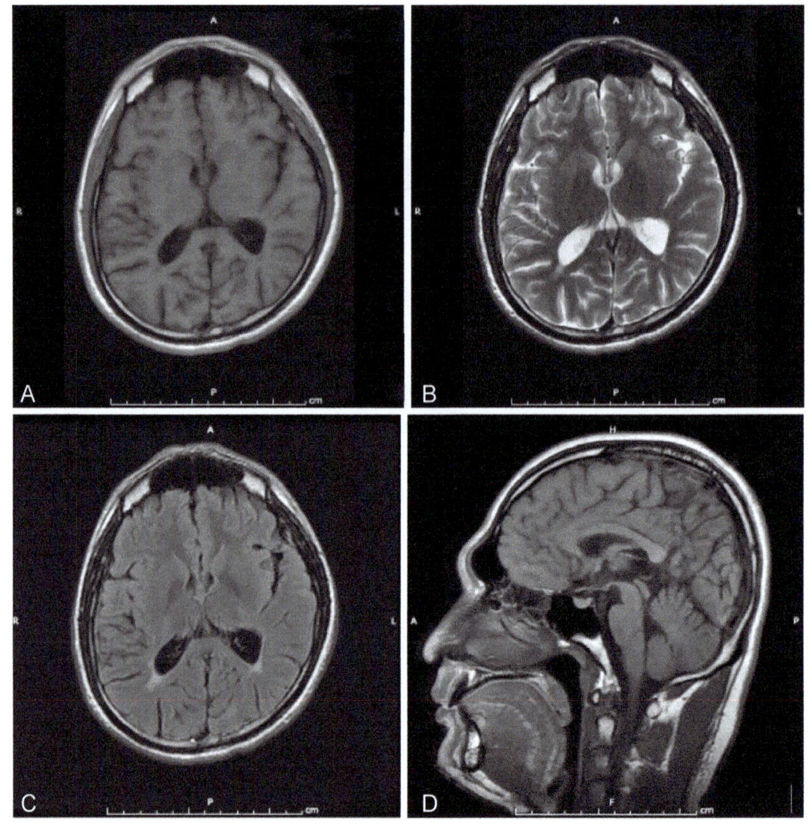

图 3-3 头颅 MRI（2014-5-19）

双侧侧脑室后角周围脑白质区少许弥漫性分布斑片状长 T_1、长 T_2 信号改变，双侧侧脑室后角轻度扩大，符合中毒弥漫性脑缺氧缺血后遗改变

（二）入院诊断

（1）硫化氢中毒性脑病（双侧大脑），言语、认知障碍、左侧肢体运动功能障碍，硫化氢中毒。

（2）创伤后应激障碍。

（3）肝功能异常。

（三）康复方面临床讨论

患者智能减退，言语不能，定位于大脑半球。左侧面部感觉减退和左侧偏身浅、深感觉减退分别定位于三叉丘系、脊髓丘脑系和内侧丘系，左侧肢体运动差，步态异常，病理征（+），定位于右侧皮质脊髓束。结合头颅 MRI 定位于双侧大脑。定性：青年男性，有明确硫化氢中毒病史，故定性为中毒性脑病。

1. 主要问题点

（1）认知障碍：智能减退，情感淡漠，无目光接触，交流欲望低下，可见张口及伸舌，左右摆头等动作。速度慢。时间地点定向，物体形状失认，左右失认，结构性失用，注意障碍，记忆障碍，思维障碍。

（2）言语障碍：言语理解及表达均不能。

（3）创伤后应激障碍：语言表达被动并迟缓，找词困难，觉陪同的同事是坏人、大骗子，对其防御。表达不出时全身紧张、颤抖，逐渐能适应心理治疗。HAMA：13，HAMD：23；

（4）左侧上肢缺乏自主运动，左肩被动 ROM 疼痛。左手实用性差。

（5）视力减退：眼科会诊示视路损害。

（6）ADL 部分依赖。

（7）社会参与能力丧失。

2. 康复目标设定

（1）近期目标：提高智能及言语能力；改善心理状态。

（2）远期目标：回归家庭。

3. 康复治疗方法　心理疏导和高压氧舱治疗，语言治疗（发音训练、听理解训练）。

4. 康复治疗措施及手段　给予营养神经、改善认知等药物治疗。

【康复计划】

申请物理治疗、职业治疗、言语治疗、针灸、认知功能康复、高压氧等康复训练；行高压氧治疗后出现右眼斜视，视物模糊。

【诊疗经过】

右眼内收位，外展受限，眼肌麻痹。语言训练后患者出现少量自发语，可简单交流，但反应迟钝、音量小，时有握拳，呼吸频率加快等情绪波动表现。住院康复期间因言语刺激后情绪激动，出现躯干反复性后仰，四肢频繁抽动，当时查体：呼吸 36 次 / 分，血压 146/70mmHg，呼之不应，闭目紧，被动睁眼后可见双眼上视，对光反射存在，张口呼吸。考虑创伤后应激障碍，继续给予药物治疗，心理疏导，避免情绪诱因。脑电图 EEG：额区、中央区、颞区少量中波幅慢波。康复护士在护理上主要重视安全，防止跌倒坠床，自伤他伤，烫伤等；给予 ADL 方面指导；建立沟通交流平台；给予心理护理。

（四）讨论

硫化氢是具有刺激性和窒息性的无色气体。低浓度接触仅有呼吸道及眼的局部刺激作用，高浓度时全身作用较明显，表现为中枢神经系统症状和窒息症状。硫化氢具有“臭蛋样”气味，但极高浓度很快引起嗅觉疲劳而不觉其味。在采矿和从矿石中提炼铜、镍、钴等，煤的低温焦化，含硫石油的开采和提炼，橡胶、鞣革、硫化染料、造纸、颜料、菜腌渍、甜菜制糖等工业中都有硫化氢产生；开挖和整治沼泽地、沟渠、水井、下水道和清除垃圾、污物、粪便等作业，以及分析化学实验室工作者都有接触硫化氢的机会；天然气、矿泉水、火山喷气和矿下积水，也常伴有硫化氢存在。由于硫化氢可溶于水及油中，有时可随水或油流至远离发生源处，而引起意外中毒事故。急性硫化氢中毒一般发病急，出现中枢神经和（或）呼吸系统为主的临床表现。

轻度中毒临床表现主要是刺激症状，表现为流泪、眼刺痛、流涕、咽喉部灼热感，或伴有头痛、头晕、乏力、恶心等症状。检查可见眼结膜充血、肺部可有干啰音，脱离接触后短期内可恢复。

中度中毒，接触高浓度硫化氢后以脑病表现显著，出现头痛、头晕、易激动、步态蹒跚、烦躁、意识模糊、谵妄，癫痫样抽搐可呈全身性强直阵挛发作等；可突然发生昏迷；也可发生呼吸困难或呼吸停止后心跳停止。眼底检查可见个别病例有视神经乳头水肿。部分病例可同时伴有肺水肿。脑病症状常较呼吸道症状出现为早。X 线胸片显示肺纹理增强或有片状阴影。

重度中毒，接触极高浓度硫化氢后可发生电击样死亡，即在接触后数秒或数分钟内呼吸骤停，数分钟后可发生心跳停止；也可立即或数分钟内昏迷，并呼吸骤停而死亡。死亡可在无警觉的情况下发生，当察觉到硫化氢气味时可立即嗅觉丧失，少数病例在昏迷前瞬间可嗅到令人作呕的甜味。死亡前一般无先兆症状，可先出现呼吸深而快，随之呼吸骤停。

硫化氢中毒多为吸入性或者皮肤接触导致的中毒；硫化氢中毒到目前为止，尚无写进教科书的、大家公认有效的解毒剂，一般都是对症治疗。本例患者出现硫化氢的迟发中毒反应，国内也有急性硫化氢中毒迟发脑病的报道，有报道少数重度急性硫化氢中毒患者出现迟发性神经精神异常，表现为记忆力、定向力、判断力丧失，视听力明显减退，肢体瘫痪、共济失调及不同程度意识障碍，脑电图示广泛节律异常。工伤硫化氢中毒的诊断标准参照职业性急性硫化氢中毒诊断标准。硫化氢中毒患者立刻离开现场，安静休息，严密观察，重者进行抢救，对呼吸心跳停止者进行复苏，施行口对口人工呼吸，高压氧治疗有效。肾上腺皮质激素有利于防止脑水肿、肺水肿及心脏损害，治疗原则是早期、足量、短疗程。

本例患者由于一过性缺氧，刺激气道，意识水平下降。而后意识恢复，因硫化氢进入神经，损伤脑部神经而再次昏迷。患者中毒病史肯定，症状与以往报告患者相符，在 MRI 图像上有双侧侧脑室后角（见图 3-3C）轻度片或点状病变，说明损伤白质内小血管可能，如此可以加重认知功能障碍等。经康复后，视力未有进步，检查证实视路损伤所致，眼底尚无视神经萎缩征象，出院后仍需继续治疗以观后效，本例恢复期尚遗留多种功能障碍，包括严重的创伤后应激障碍，创伤后应激障碍（PTSD）是指个体经历、目睹或者遭遇到一个或多个涉及自身或他人的实际死亡。加或受到死亡的威胁、严重的受伤或躯体完整性受到威胁后，所导致的个体延迟出现和持续存在的精神障碍，本例患者主要表现警觉性增高症状、注意力不集中、惊跳反应增加，给予选择性 5- 羟色胺再摄取抑制剂（SSRIs）药物盐酸氟西汀治疗。经过综合康复治疗后运动言语功能改善，视力提高不多。

（杜晓霞）

参 考 文 献

王新德 .2008. 现代神经病学 . 北京：人民军医出版社，1087-1088.

王沄，田仁云，穆进军 .1992. 急性硫化氢中毒迟发脑病 1 例报告 . 中国工业医学杂志，（1）：7.

吴娜，王涤新 . 2010. 硫化氢中毒机制及治疗研究进展 . 中国工业医学杂志，（6）：434-436.

向礼欣，万建平 .2008. 突发性重度硫化氢中毒的抢救治疗体会 . 江西医药，（12）：1335-1336.

四、乌头碱中毒后缺血缺氧性脑病康复

【摘　要】 本例报道 1 例乌头碱中毒后引发心搏骤停，引起缺血缺氧性脑病病例。患者临床表现肢体运动功能障碍，言语障碍，吞咽障碍。经安排物理治疗、作业治疗、言语吞咽训练和水疗等综合治疗后病情好转。

【关键词】 乌头碱；缺血缺氧性脑病；康复

（一）病历介绍

患者，男性，36 岁。主因“四肢活动不利伴言语不利 1 年余”以“缺血缺氧性脑病后遗症”收住入院。

病残史：患者于 2013 年 2 月 10 日（1 年余前）家庭聚会时误饮药酒约 40ml 后即刻出现口周麻木，随后出现双侧手脚麻木，并向躯干扩散，伴口周、四肢抽搐、恶心呕吐，呕吐物为胃内容物，同时饮酒其他二人均出现类似症状。约 1 小时后急诊就医，急诊科测血压 90/60mmHg，心率 160 次 / 分，皮肤湿冷，反复出现室速、室颤，给予非同步电除颤等措施治疗 2h 后出现心搏骤停，给予心肺复苏，心律恢复窦性，但出现躁动，意识不清，需呼吸机辅助呼吸，于次日转院 ICU 治疗。2013 年 2 月 13 日行气管切开，发病后 12 天睁眼，脱离呼吸机，意识逐渐转清，四肢逐渐有运动。但出现阵发性四肢紧张，表现为表情惊恐，上肢屈曲，下肢伸直，39 天后出院。先后在外院继续行高压氧疗、营养神经、对症治疗，以上症状渐减少，但睡眠少，情绪不稳定，表现为表情惊恐、嘶吼，夜间较重。半年前转入家庭护理，以上症状明显缓解，肢体运动功能进一步恢复。现患者可自行翻身，辅助坐起。ADL 大部分依赖，为进一步康复收入我院。

既往史：既往有高脂血症病史，否认食物药物过敏史。

入院查体：血压 120/80mmHg，脉搏 70 次 / 分。神清，共济失调性构音障碍，可简单发音，听理解较差，一步指令部分完成。反应迟钝，注意力不集中，情绪不稳定，易激动，表情惊恐。双侧瞳孔等大同圆，直径约 4mm，光反射灵敏，眼动自如，辐辏反射正常。咀嚼对称有力，下颌无偏移，角膜反射存在。听力检查不配合。悬雍垂居中，咽反射消失，软腭无运动，伸舌不能，未见舌肌萎缩。转颈对称有力。关节活动度无明显受限，双上肢、双手布式 V 期，双下肢布式Ⅳ期，左侧较右侧差。肱二头肌腱反射活跃，髌阵挛、踝阵挛阴性。双侧 Hoffmann 征、Babinski 征阴性，双侧掌颏反射阳性，吸吮反射阳性。感觉查体不合作。指鼻试验欠稳准，浅、深感觉，跟膝胫试验不配合，坐位平衡可，站位不能保持，Romberg 征检查不配合。

【辅助检查】

（1）血检（2013-2-10）：乌头碱中毒。

（2）颅脑 CT（2013-3-25）：脑萎缩，双侧基底节、小脑半球多发低密度灶。

（3）颅脑 CT（2013-10-23）：脑萎缩较前加重，双侧基底节、小脑半球多发低密度灶。

（4）颅脑 MRI（2013-5-5）：脑萎缩；双侧基底节区，双侧小脑多发软化灶（图 3-4）。

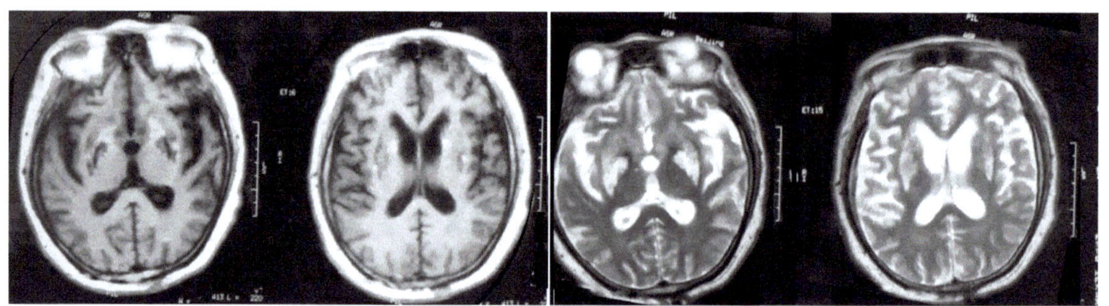

图 3-4 颅脑 MRI（2013-5-5）

双侧基底节区 T_2W 上现对称性长 T_2 信号，为脑缺氧表现，双侧侧脑室对称，脑沟、脑裂增宽，脑萎缩

（二）入院诊断

（1）缺血缺氧性脑病后遗症（双侧大脑半球、基底节区、小脑），四肢瘫，构音障碍、吞咽障碍，缺血缺氧性。

（2）乌头碱中毒。

（3）心肺复苏术后。

（4）焦虑抑郁状态。

（三）康复方面临床讨论

1. 定位诊断　认知减退、反应迟钝定位于大脑皮质；左侧肢体运动功能障碍，腱反射活跃，定位于双侧皮质脊髓束；饮水呛咳，吸吮反射、掌颌反射阳性，定位于双侧皮质脑干束；运动协调性差，构音障碍定位于双侧小脑。结合影像学检查定位于双侧大脑半球、双基底节区、小脑。

2. 定性诊断　该患者急性起病，有明确中毒、心脏骤停史，已明确诊断为缺血缺氧性脑病，病因为乌头碱中毒。

3. 主要问题点

（1）缺血缺氧性脑病恢复期。

（2）认知功能障碍：智力减低，可完成简单指令。

（3）运动性构音障碍：无自发语，双唇力度可，伸舌居中，左右摆动，灵活性和精确性均差。咽反射减弱。试喂 3ml 水吞咽动作启动慢。喉体上抬欠充分，咳嗽明显延迟。言语清晰度差，发音拖长音。可以摇头、点头回答是否问题，基本切题。

（4）吞咽障碍：口腔期、咽期。VE 检查见明显喉前庭渗透及误咽，反射性咳嗽，双侧梨状窝及会厌谷大量残留。

（5）肢体运动功能障碍：双上肢、双手布式Ⅴ期，双下肢布式Ⅳ期。废用综合征和协调运动障碍为主。穿衣梳洗等 ADL 受限。

（6）肢体感觉功能障碍？

（7）平衡功能障碍：转移功能步行功能减退。

（8）焦虑状态：焦虑、情绪易激惹。

4. 康复目标设定

（1）近期目标：维持和扩大各关节活动度，提高肌力，提高核心控制能力，改善 ADL。提高言语吞咽能力。

（2）远期目标：回归家庭。

5. 康复治疗方法

（1）物理治疗：口令体位刺激以提高其主动运动意识和耐力；主动被动的手法关节松动；仰卧起坐训练；骨盆周围各关节活动度训练；下肢交替性伸展训练；仰卧位到侧卧位体位转换训练；坐位平衡训练，站床训练增加下肢负重能力，诱发主动运动。

（2）作业治疗：扩大上肢关节活动度训练；提高上肢运动的准确性协调性，进行精细运动训练和耐力训练；ADL 指导。

（3）语言治疗：电刺激、冰棒刺激、咽后壁呼吸训练、构音器官训练、发音训练、听理解训练。

（4）康复护理：注意安全，跌倒和烫伤的风险；误吸的风险和误吸应急处理的指导，病房内吞咽和发音训练指导；心理护理。

6. 康复治疗措施及手段　患者运动状态差，耐力差，构音障碍，情绪不稳定，依赖性强，沟通平台不易建立。长期卧床废用综合征明显，肌肉萎缩，关节挛缩。坐立位动态平衡不能独立完成。ADL 完全辅助。治疗重点：①对症处理，重点解决患者情绪问题；②益智治疗；③申请物理治疗、作业治疗、言语治疗、认知、针灸、理疗，高压氧疗，水疗促进步行能力，听力语言科安排言语训练和吞咽训练。

（四）讨论

乌头，包括川乌、草乌。含有乌头碱的常见药物有川乌、草乌、附子。附子是川乌根茎的附根。乌头碱中毒神经系统的表现有四肢麻木，特异性刺痛及蚁行感，麻木从上肢远端（指尖）开始向近端蔓延，继后为口、舌及全身麻木，痛觉减弱或消失，有紧束感。伴有眩晕、眼花、视物模糊。重者躁动不安、肢体发硬、肌肉强直、抽搐，意识不清甚至昏迷。循环系统由于迷走神经兴奋及心肌应激性增加，可有心悸、胸闷、心动过缓、多源性和频发室性早搏、心房或心室颤动或阿-斯综合征等多种心律失常和休克。呼吸系统出现呼吸急促、咳嗽、血痰、呼吸困难、发绀、急性肺水肿，可因呼吸肌痉挛而窒息，甚至发生呼吸衰竭。消化系统有恶心、呕吐、流涎、腹痛、腹泻、肠鸣音亢进，少数有里急后重、血样便、酷似痢疾。

目前已有大量关于乌头碱中毒后心律失常抢救治疗的总结性文章，急性中毒后心脏情况的合理处理对于改善预后至关重要，而关于康复方面的文章尚无报道。在临床实践中，缺氧与缺血不可截然分割，脑缺血时，不但伴有 PaO_2 降低，而且脑组织代谢所需要各种物质亦随之缺乏；脑组织代谢几乎完全依赖氧和葡萄糖，当各种因素导致大脑组织急性缺氧时，脑的代谢成为无氧代谢，造成脑组织弥漫性改变，引起一系列临床症状和体征。该患者因乌头碱中毒导致严重心律失常、心搏骤停，继而导致大脑缺血缺氧改变。主要累及双侧大脑皮质、基底节区和小脑。主要功能障碍为构音吞咽障碍、协调运动功能障碍和废用综合征，以及焦虑抑郁状态。入院后经营养神经、促智治疗和物理治疗、职业治疗、吞咽等康复训练，情绪和肢体运动功能障碍较前改善。患者家属学习家庭康复训练方法后出院。

（杜晓霞）

参考文献

褚晓波 . 2008. 乌头碱中毒 13 例急诊救治临床分析 . 当代医学（学术版），(20)：172-173.
郭先浪，黄智前 . 2005. 中西医结合治疗乌头碱中毒致严重心律失常 26 例 . 现代医药卫生，(16)：2184.
莫北溪，苏月南 .2010. 急性乌头碱中毒致心律失常的特点及救治分析 . 当代医学，(15)：137-138.
王祥凯 .2011，乌头碱中毒 23 例临床分析 . 中国当代医药，(4)：56.
张阳，沈丽娟，王长谦 .2012. 乌头碱中毒 92 例临床分析 . 心血管康复医学杂志 . (5)：548-549.
郑建伟 .2014. 急性乌头碱中毒的综合救治分析研究 . 中国医药指南，(25)：274-275.

五、山豆根中毒后康复

【摘　要】 报道1例山豆根中毒后康复病例。患者服山豆根15g后逐渐昏迷，抢救治疗后遗留肢体无力伴言语不清。山豆根中毒性脑病影像学有特征性对称病变，急性期早期积极洗胃导泻，支持对症治疗；恢复期根据障碍点结合综合康复治疗。

【关键词】 山豆根；中毒性脑病；康复

（一）病历介绍

患者，男性，70岁。主因“头晕、肢体无力伴言语不清近2个月”以“中毒性脑病”于2014年2月27日收住入院。

病残史：患者于近2个月前（2014年1月2日晚10：00）口服中药（含山豆根15g）后出现头晕，呈头部昏沉感，伴视物模糊，不敢睁眼，无视物旋转、视物成双。后恶心呕吐，呕吐3次，呈非喷射性，为胃内容物，伴大汗、四肢乏力，无心前区疼痛。急送至渭南市中心医院，查头颅CT未见明显异常，急诊考虑“眩晕综合征、肺内感染”，给予止晕、抑酸、抗感染营养神经等治疗，未再呕吐。后患者意识状态逐渐加深，至第二日早晨约7：30出现昏迷，诊断考虑药物中毒、颅内感染不能除外，加用激素、抗病毒、脱水降颅压、营养神经等治疗。第4天（1月6日）起患者意识逐渐好转，可间断睁眼，伴言语欠清，饮水呛咳，左下肢肌力稍差。现患者意识清楚，言语欠清，饮水呛咳，不能独立站立及行走，ADL大部分依赖，为求进一步康复入院。既往有高血压和高脂血症病史。查体：血压120/90mmHg，呼吸100次/分，神清，构音障碍；记忆力、计算力、定向力明显减退，MMSE 20分。双侧瞳孔等大同圆，直径约3mm，光反射灵敏，眼动自如，双眼球可见水平细小眼震，快相向右，右眼球内收减弱。咬肌、颞肌对称有力，下颌无偏移，角膜反射存在。双侧额纹对称，左侧鼻唇沟浅，示齿口角右偏。悬雍垂居中，咽反射灵敏，软腭动度正常，伸舌右偏。转颈对称有力，双侧耸肩力可。左上肢布氏分期Ⅴ期，左手Ⅴ期，左侧下肢布氏分期Ⅳ～Ⅴ期，右下肢布氏分期Ⅳ～Ⅴ期，肌张力稍低。左侧肱二头肌、肱三头肌肌腱反射（+），桡骨膜反射（+），左侧膝腱反射（+），跟腱反射（+），髌阵挛（－），踝阵挛（－）。左侧Hoffmann征（－），左侧Babinski征（－），右侧Babinski征加强（+），左侧掌颏反射（+），吸吮反射（+）。左侧偏身浅、深感觉稍减退，左侧指鼻试验差，辨距不良，轮替试验笨拙，双侧跟膝胫试验（+），意向性震颤，Romberg征不能完成。患者坐位平衡可，站立平衡差。

【辅助检查】

头颅 MRI（2014-3）双侧基底节区对称性病变（图 3-5）。

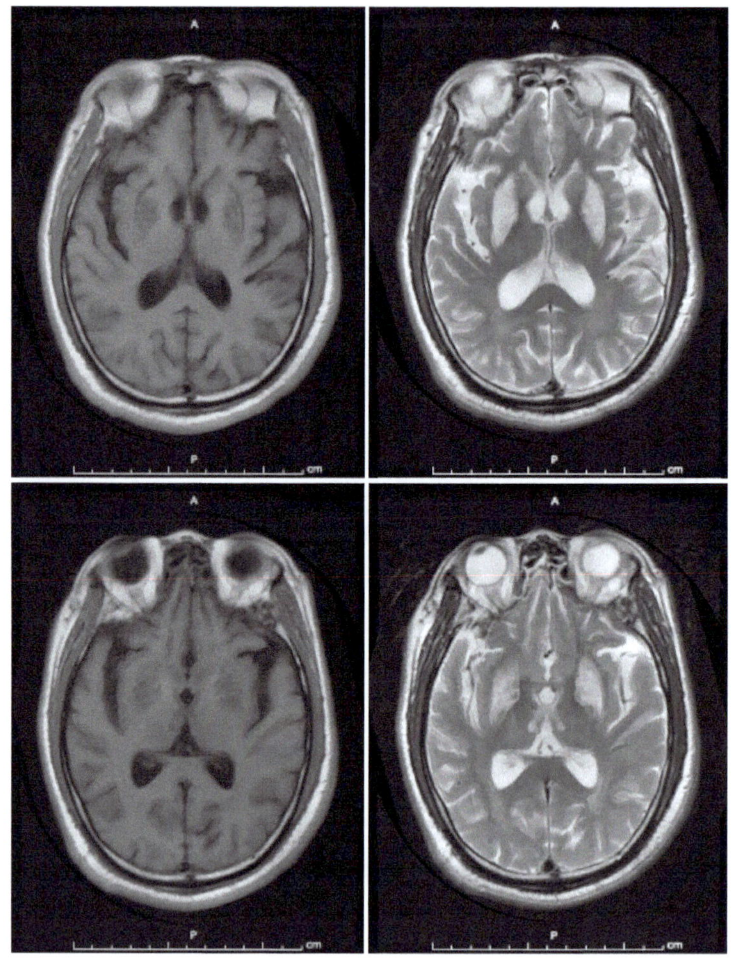

图 3-5　头颅 MRI

双侧基底节区多发斑片状长 T_1、长 T_2 信号灶，呈对称性分布，双侧，侧脑室、三脑室轻度扩大，脑沟、脑裂略增宽

（二）入院诊断

（1）中毒性脑病（双侧基底节区、背侧丘脑、中脑、脑桥、小脑），构音障碍、吞咽障碍、肢体运动功能障碍、共济失调，药物中毒性。

（2）肺内感染。

（3）腔隙性脑梗死，高血压 1 级（极高危），高脂血症。

（三）康复方面临床讨论

1. 定位诊断　构音障碍、饮水呛咳，咽反射灵敏，考虑假性球麻痹，左侧掌颏反射、双侧吸吮反射（+），定位于双侧皮质核束；右眼内收减弱，定位于右侧内直肌、神经肌肉接头或动眼神经及皮质核束；双侧额纹对称，左侧鼻唇沟变浅，示齿口角右偏，为左侧中枢性面瘫，定位于右侧皮质核束；伸舌偏右，定位于左侧皮质核束；左侧面部感觉减退和左侧肢体浅感觉减退分别定位于右侧三叉丘系、脊髓丘脑束、内侧丘系、丘脑腹后外侧核及其上行纤维；左侧深感觉减退，定位于左侧脑桥、内侧丘系、丘脑腹后外侧核及其上行纤维；左侧指鼻试验差，辨距不良，轮替试验笨拙，双侧跟膝胫试验（+），意向性震颤定位于前庭、小脑及其联系纤维。结合头颅 MRI，定位于背侧丘脑、中脑、脑桥、小脑。

2. *定性诊断* 老年男性，病前有服用中药(山豆根)15g 过量史，山豆根治疗量为 3 ~ 6g，若超过 9g 即出现中毒反应，此次发病以头晕、恶心呕吐为首发表现，后出现神经系统缺损症状，且头颅 MRI 上病灶位于山豆根中毒性脑病好发部位，故考虑诊断。

3. *主要问题点*

（1）构音障碍：自发语震颤音，言语清晰度 50% 以下，噘嘴、咧嘴幅度小，舌外伸可，舌左右摆动可，舌上抬略差，有震颤。最长呼气时间及发音时间短，声音嘶哑，异常音调。音量过低，能发单音词。句子表达障碍。构音器官运动障碍，发音时对“z，c，s，zh，ch，sh 及 j、q、x”混淆。

（2）吞咽障碍：吞咽反射启动慢，饮水试验有呛咳，3ml、5ml 水有误吸，误吸量约 10%，咳嗽反射延迟出现，吞咽造影 VFSS 检查见有会厌谷及梨状窝残留，固体食物咀嚼范围小，向咽部移动慢，食团形成差。

（3）左侧肢体运动功能障碍：双下肢布氏分期Ⅳ ~ Ⅴ期，肌张力正常。运动状态差、耐力差，主动性运动意识较差。

（4）左侧肢体感觉功能障碍：左侧面部及肢体深浅感觉减退。下肢本体感觉较差。

（5）平衡功能障碍：立位平衡差。静态平衡功能测试：位移运动轨迹长度及面积稍增大，重心稍右偏。

（6）ADL 中度功能缺陷：洗梳、进食、洗澡等日常生活大部分依赖。

（7）社会参与能力减退。

4. *康复目标设定*

（1）近期目标：改善构音及吞咽障碍，提高下肢负重能力，提高 ADL 能力。

（2）远期目标：回归家庭。

5. *康复治疗方法* 入院后给予抗血小板、营养神经等药物治疗；行 PT、OT、理疗等康复训练。

6. *康复治疗措施及手段* 入院后因患者摔倒风险高，告知家属 24 小时留人陪护，注意避免摔伤；患者有肺内感染，加强每两小时翻身扣背排痰。请营养科会诊改善营养。饮水时应用增稠剂。物理康复给予主被动 ROM 训练，仰卧起坐训练，单膝跪位训练，站立重心转移训练。作业治疗予左上肢负重 0.5kg 肌力训练，手指灵活性训练（手指楼梯、插拔小钉），肌耐力训练（套板训练、垒积木）。语言训练予改善交流训练，唇舌运动训练，呼气训练，发音训练，书写训练，拼图训练。训练后患者认知功能改善、语言清晰度较前可辨，辅助下步行，稳定性差，易摔倒，建议步行时家人陪同。康复护理方面注意防止跌倒和外伤，吞咽和语言训练，生活方式健康宣教。

（四）讨论

山豆根（Radix Sophorae Tonkinensis，RSTE），为豆科植物越南槐（Sophora tonkinensis Gapnep）的干燥根及根茎，主产于广西、贵州，多为野生，其药性苦寒，有毒，归肺、胃经；具有清热、解毒、消炎、止痛、利咽的功效，临床常用于咽喉肿痛、牙龈肿痛、湿热黄疸、湿热带下以及心律失常、肝炎、肝癌等。2010 年版《中国药典》（一部）记载其有毒，常用剂量：3 ～ 6g。若超过 9g 可出现毒性反应。

山豆根中的主要有效成分是苦参碱（Matrine）、氧化苦参碱（Oxymatrine）等，苦参碱和金花雀碱是毒性成分。国内临床上曾有报道患者服用过量山豆根后有中毒症状出现，其不良反应主要包括胃肠道反应和神经毒性反应。苦参碱有烟碱样作用，能使胆碱能自主神经系统兴奋，从而出现腹痛，腹泻，呕吐，流涎，肺水肿；金雀花碱能反射性兴奋呼吸中枢和血管运动中枢，使呼吸急促，心跳加快，血压升高。山豆根中毒受损最严重的为神经系统。大部分患者表现不同程度的神经受损，个别患者甚至是不可逆的大脑皮质受损。临床表现较多的有头痛、头晕、四肢无力、肌肉抽搐、行走不稳、出汗、视物不清、言语不清等。其中 7 例患者 MRI 示：双侧基底节区大片对称性低密度灶（坏死性），1 例基底节病灶呈斑点状长 T_1、T_2 信号（非坏死性）3 例双侧苍白球坏死（其中 1 例伴继发性全身扭转痉挛），5 例致小脑炎。有学者从临床患者山豆根中毒的脑 MRI 表现进行观察研究，证实了山豆根中毒可以特异性累及齿状核和豆状核；王晓平等从临床患者神经影像学改变到大鼠神经电生理及神经病理损害进行观察研究，证实了山豆根对大脑基底神经核和海马的病理改变，这些都肯定了其神经毒性。本例无论在临床或头颅 MRI 上均与以上报道相符，在康复上也取得了认知和吞咽功能的改进。发生山豆根中毒后早期积极洗胃导泻，注射山莨菪碱或者阿托品，支持对症治疗。恢复期应根据障碍点结合康复治疗。

（杜晓霞　李　芳）

参考文献

鄢英慧，潘坤官，郑芳 .2012，山豆根中毒反应 .92 例回顾性分析 . 海峡药学，24（9）：256-257.

易婷玉，吴宗忠，张梅芳，等 .2013. 山豆根中毒性脑病例报告及文献复习 . 中风与神经疾病杂志，30（8）：750-751.

Huang Y，Huang J，Tao L，et al. 2005.Studies on fingerprint spectrum of Radix Sophorae Tonkinensis from Guangxi. Zhong Yao Cai，28（1）：21-22.

Li F，Yao G，Jin R，et al.2011.Mechanism studies on hepatotoxicity of rats induced by Sophorae Tonkinensis Radix et Rhizoma in rat.Zhongguo Zhong Yao Za Zhi，36（13）：1821-1823.

第四章

周围神经病的康复（4 例）

一、重度吉兰-巴雷综合征患者康复成功

【摘　要】 **目的**：为同行提供吉兰-巴雷综合征的康复经验及方法。**方法**：通过评价会的形式，详细介绍了1例重度吉兰-巴雷综合征恢复期的老年患者的康复过程。**结果**：康复对吉兰-巴雷综合征的功能恢复是有效的，即使是超过半年以上的老年患者也有效。对于损伤较重的周围神经病药物治疗是非常必要的。**结论**：对于老年吉兰-巴雷综合征患者，康复评价要全方面，康复手段要多元化，康复治疗不仅仅只限于肢体功能，患者及家属的心理因素、回归社会等因素都是康复治疗的主要目的。

【关键词】 吉兰-巴雷综合征；周围神经病；康复治疗

（一）病历介绍

患者男，76岁。主因“四肢活动不利6个月余”门诊以“急性吉兰-巴雷综合征恢复期”于2013年12月20日收入院。

病残史：患者于半年前无诱因出现双小腿肌痛，以夜间为著。1周后出现四肢乏力，并呈进行性加重。当时，不能站立，双手抓握无力，但能上抬和屈伸双臂。以“糖尿病周围神经病”收治当地医院。给予改善血液循环等对症治疗（用药不详）。治疗3天，症状加重，不能站立。急行肌电图示：①双下肢呈重度周围神经源性损害；②右上肢呈中度周围神经源性损害。考虑“急性吉兰-巴雷综合征”，给予丙种球蛋白冲击及神经节苷酯等药物治疗（用量不详），治疗第10天，肢体症状稍有改善，四肢可以抬离床面，但出现高热、腹痛伴黄疸。行腹部CT示：“胆总管结石”。急行微创取石术及抗炎治疗。术后10天，患者四肢呈完全迟缓瘫，予B族维生素等药物治疗，并配以针灸、按摩等中医治疗，肢体功能无改善。2个月后转入某三甲医院行腰穿示：“蛋白-细胞分离”，压力不详；肌电图示：广泛周围神经损伤（感觉及运动神经纤维均受累，轴索损伤与脱髓鞘并存）。给予环磷酰胺、醋酸泼尼松等治疗，2周后四肢肌肉可见主动收缩，但无关节运动。后因白细胞过低停用环磷酰胺。入我院时，泼尼松减至15mg，1次/天，口服。每7天减2.5mg。四肢活动困难，近端、远端均差，远端重于近端，不能独立翻身、起坐，独坐不稳。

患者发病前3周曾有“腹泻”病史，1周后治愈。患病自发病以来，无意识障碍、呼吸困难、饮水呛咳等，大小便正常。无心慌、胸闷、胸痛、气短，精神佳，睡眠良好。

既往史：糖尿病30年，现胰岛素泵治疗，血糖控制良好。高血压病15年，规律服用降压药，血压控制良好。冠心病10年，冠脉多发狭窄，现规律用药，无不适主诉。否认结核、

肝炎等传染病史。否认吸烟、饮酒史。有青霉素类、头孢类及磺胺类过敏史。否认输血史。

查体：血压 120/80mmHg，呼吸 70 次 / 分，神清语利，言语交流无障碍。认知功能 MMSE 评分：30 分，未见异常。脑神经检查未见异常。四肢肌张力低，双上肢近端肌力 4 级，远端 3 级，腕关节可轻度背屈（5° 左右）。双手轻度肿胀，集团屈曲和伸展达 2/3 范围，双手不能持物。双手第一指间肌肉萎缩，右侧较左侧重。双下肢近端肌力 3 级，远端肌力 3－级，右踝可轻度背屈 2°，左侧踝关节无运动，双踝轻度肿胀。双侧痛、温觉检查不能配合，本体感觉对称存在。腹壁反射未引出（太胖），双侧上、下肢腱反射未引出。双侧 Babinski 征（－），端坐位平衡不能保持。双下肢负重不能，两人搀扶下不能站立。Barthel 指数 20 分，除大小便能够控制外，日常生活完全依赖家属。

【辅助检查】

（1）脑脊液检查（2013-8-23）：球蛋白（阳性，具体不详），白细胞：1×10^6/L。

（2）肌电图示（2013-11-25）：感觉传导：双侧胫神经、腓浅神经远端 SNAP 未引出；运动传导：右正中神经、尺神经各点刺激诱发 CMAP 波幅均不同程度降低，MCV 减慢，双侧胫神经、腓神经各点均未刺激出 CMAP；EMG：右胫前肌、右姆短展肌、左第一骨间肌均呈神经源性损害表现，右胸锁乳突肌未见明显异常；F 波：双侧正中神经 F 波出现率均降低，正中神经 F 波潜伏期延长；提示：广泛周围神经损伤（感觉及运动神经纤维均受累，轴索损伤与脱髓鞘并存）。

（3）骨密度检查（2013-12-27）：中重度骨质疏松。

（二）康复诊断

（1）急性吉兰 - 巴雷综合征恢复期。

（2）四肢运动障碍，手足间质性水肿，平衡功能严重障碍，双侧踝关节活动受限，废用综合征。

（3）日常生活完全依赖。

（4）社会参与能力下降。

（5）焦虑抑郁状态，2 型糖尿病，高血压 3 级（极高危），冠状动脉粥样硬化性心脏病，ERCP 术后。

（三）治疗

醋酸泼尼松 15mg，1 次 / 天，逐渐减量；给予营养神经、改善微循环、扩张冠脉血管、监测控制血压、血糖，抗动脉硬化，抗血小板、补钙、抗焦虑抑郁等药物治疗。目的是促进其神经功能的恢复、控制其基础病、改善全身功能、做好脑血管病的一级预防。同时给予物理疗法、作业疗法、理疗、坐位平衡训练、腰背肌强化训练、起立床站立训练、针灸、按摩、四肢气压充气训练等康复治疗。同时给予心理疏导。

（四）康复评定会

1. *初期康复评定会*　参加人员：主任医师，主管康复医师，物理治疗师（PT），作业治疗师（OT），心理治疗师，营养师，康复护士。

(1) 主管康复医师：患者系吉兰-巴雷综合征恢复期，周围神经损伤及运动功能障碍严重。现已发病 6 个月余，肢体功能恢复极慢。目前主要存在问题及障碍：①老年，基础疾病较多，高血压、糖尿病、冠状动脉粥样硬化性心脏病、胆囊炎等疾病会影响患者的康复训练强度；②肥胖、长期卧床、骨质疏松、全身耐力极差，并伴有明显的废用综合征；③四肢运动功能障碍严重，近端肌肉萎缩明显，四肢远端间质性水肿。腕关节、手指关节及踝关节、足趾等主动运动功能极差；④平衡功能极差，坐位平衡不能保持、站立完全不能；⑤日常生活完全依赖，床上翻身、起坐及转移、移乘须完全借助；⑥患者病前是当地政协主席，发病前、后生活反差较大，有抑郁情绪、家属有焦虑情绪；⑦社会参与能力下降。

请各科治疗师及护士针对患者的上诉障碍问题进行针对性地提出康复计划。

(2) 物理治疗师 (PT)：首先是提高患者的全身耐力，维持、扩大四肢各关节的活动范围，强化四肢肌力训练，特别是股四头、肩胛带肌等大肌群。尽快提高患者独立翻身、起坐及站立能力，减少废用综合征带来的负面影响。目前主要以维持改善各关节的活动训练、翻身起坐训练、坐位平衡训练、四肢肌力训练等，提高日常生活能力，减少辅助。

(3) 作业治疗师 (OT)：行双侧上肢机能检查示左手为 22 分，右手为 31 分。协调性极差，不能拿捏 2cm 以内的木块。双手肿胀明显。双手的手功能均为辅助手 C。作业治疗训练首先是提高患者的全身耐力，提高坐位静、动态的平衡控制能力。维持、扩大双上肢各关节的活动范围，改善双侧受限的腕关节、掌指关节及指间关节的活动程度。强化肩胛带肌、肱二头肌、肱三头肌等近端肌力。促进手腕及手指肌肉力量的恢复，改善双手的间质性水肿，避免发生双手的挛缩畸形，提高双手的实用能力。具体采用桌面擦拭训练、砂板磨训练、负重挂圈训练、木钉盘训练。

(4) 心理治疗师：患者文化程度较高，掩饰性较强，哈密尔顿焦虑量表得分 7 分，哈密尔顿抑郁量表得分 15 分均在临界状态。但与患者交流及与家属沟通过程中，能够看出患者有轻度抑郁情绪，家属有明显的焦虑情绪。心理治疗将采取行为矫治及音乐疗法给予心理疏导，希望主管医生和各科治疗师们多给患者及家属鼓励，配合我们治疗，使患者能够尽快正确面对现实，调整好今后的生活方式等。

(5) 康复护士：患者年龄较大，肢体功能障碍较严重，ADL 评分 20 分。被动体位，不能进行独立翻身，日常生活完全依赖，手脚肿胀。情绪焦虑，常常与家人发脾气。近期康复护理所采取的措施：为预防关节挛缩，指导家属床上良肢位摆放，定时翻身、按摩受压皮肤，避免发生褥疮。指导家属对患者进行的床边的翻身起坐训练，指导床边坐位的保护，转移、移乘的借助。指导家属注意抬高患者远端肢体，并指导家属给患者手指缠线、冷热水交替浸泡等方法改善手脚水肿情况。指导家属帮助患者进行盥洗、如厕、洗澡等方面的辅助。

(6) 主任医师：患者系吉兰-巴雷综合征恢复期。查体主要表现为四肢运动障碍为主，自主神经功能障碍主要表现在双手间质性水肿，没有主观感觉障碍和脑神经损害。肌电图显示周围神经有脱髓鞘改变的同时，还有广泛神经根和周围神经的运动和感觉神经纤维轴索损害。提示急性运动感觉轴索型神经病 (acute motorsensory axonalneuropathy,

AMSAN）恢复期。是吉兰-巴雷综合征一种特殊类型之一，主要以神经根和周围神经的运动与感觉纤维华勒变性为主。往往神经损害较重，发病早期即出现腱反射消失、肌肉萎缩，一般感觉障碍比运动障碍为轻，长期卧床可出现局部或全身废用综合征。康复预后差，致残程度高。此患者还伴有自主神经障碍症状：手足肿胀等。从国内外的文献看上，伴有严重轴索损伤的吉兰-巴雷综合征的患者，功能恢复速度往往第二年要好于第一年，恢复中神经营养药物的给予非常重要，特别是神经生长因子、神经节苷脂及B族维生素类等药物的大剂量应用。所以，要与家属进行良好的沟通，做好患者住院费用及康复预后的病情交代，心理治疗师应尽快介入，掌握好患者及家属的情绪变化，及时与主管医生及治疗师进行沟通。

患者年龄大、体态肥硕，病程较长、发病早期肢体功能完全瘫痪，目前功能恢复有限，障碍严重，基础疾病多，全身耐力差、废用综合征比较突出，关节活动受限明显，手指功能严重受损伴间质性水肿（很容易造成手指关节的挛缩畸形），坐位不能保持，更谈不上站立行走。故强化全身耐力、提高坐立位能力是非常首要的工作。

我同意大家制定的康复训练计划。我们现在已将患者的血压、血糖控制良好，稳定了心肺功能，全力保障训练的医疗安全。但考虑年龄因素，各位治疗师在训练中，还要根据患者的实际的全身状态，逐渐增加其主动的抗阻力运动的训练量，在保证安全的前提下，尽快提高患者的肢体功能。

由于是周围神经病变，肌力弱、肌肉紧张性过低，对膝关节、踝关节、肘关节及腕关节的控制力较差，故物理治疗师、作业治疗师及按摩师等在对患者强化肌力、维持扩大关节活动度的训练过程中，特别要注意关节的保护，特别是膝关节在过伸状态下最易受损。同时要求物理治疗师、作业治疗师及护士要及时指导患者及家属掌握保护膝关节和避免关节的损伤的方法。必要时可穿戴长下肢矫形器。

目前因口服激素，骨密度提示：中度骨质疏松。但双侧股骨头的X线片未见股骨头的坏死征象，已加口服钙剂。故训练中要注意手法的力度，预防摔倒，避免发生骨折等。

从肌电图结果看，患者的周围神经脱髓鞘及轴索损伤均较严重，我们会交替给予神经营养药物促进其神经修复。同时配合行针灸、经皮电刺激等多种刺激手段，诱发神经传导功能的恢复。四肢远端间质性水肿考虑是吉兰-巴雷综合征较常见的并发症，会影响其手指的集团屈曲和伸展，及手指的抓捏等动作的恢复，会导致手指的挛缩畸形。故应尽快使用“气压式血液循环驱动器”和手指向心性缠线等方法促进其水肿的消退，降低手指功能的致残率。由于腕关节和踝关节背屈等功能极差，申请理疗科行经皮电刺激神经疗法，以诱发其功能的尽快恢复。

尽快申请Biodex等速肌肉训练，加强腰背肌、髂腰肌等躯干肌的强化训练，为其坐位、立位平衡功能的改善打好基础。同时还要强化肩胛带肌、胸大肌、肱二头肌、肱三头肌及腕屈、伸肌的肌力力量，促进上肢功能尽快回复。

患者入院时情绪低落，有明显的抑郁情绪，对康复训练会产生负面影响。家属的焦虑情绪对患者本人也有影响，故希望心理治疗师和各科治疗师要保持良好的沟通方式，随时调整治疗策略。同时还要兼顾家属的情绪，必要时也可以给家属一定的心理疏导。在护理方面，患者的床上翻身起坐等所有的日常生活完全需要家人帮助，加上身材过高、体重过大，所以护士在实施日常生活护理的同时也要注意生活细节方面及其安全性的指导。

总之，我们要采取一切可以采用的康复手段进行全面的康复强化训练。2个月的目标：小部分辅助下能够翻身起坐；能够保持坐位平衡；辅助下可以进行床—轮椅间的转移移乘；起立床站立30min以上，双手柱状抓握直径4cm。长期目标：辅助下轮椅生活，回归家庭，日常生活部分自理，部分回归社会。

2. 中期康复评定

（1）康复医师总结：患者经过2个月系统康复训练后，手功能达到辅助手B，可以独立翻身，但坐起还需要小部分辅助。坐位动态平衡保持良好，但不能够弯腰拾物。可辅助下立站，但动态平衡不能保持。穿戴辅助具下可自主进食。辅助下可以洗脸等，但穿、脱衣裤等还需要大部分帮助。情绪较入院时有较大的改变，能够接受目前的现实情况，家属也恢复常态。物理治疗、作业治疗、护理、理疗、心理等训练继续，略。

（2）主任医师总结：目前患者康复训练效果较好，没有发生摔倒、骨折不良反应事件，训练也较为刻苦。下一步的训练重点是注重患者实用性能力的提高。目前在穿戴膝踝足矫形器进行训练可步行15步。希望康复训练中，各科治疗师要多考虑借助辅助具，最大限度地提高患者的生活实用能力。长期目标——电动轮椅生活，辅助下训练性步行，回归家庭，部分回归社会。

3. 末期康复评定　康复医师总结：患者从入院到现在接受系统康复训练4个月余，手功能已达到辅助手B，接近辅助手A。可以接听电话，用勺子进食（不能用筷子），除了拧毛巾和挤牙膏外，盥洗基本可以完成。双手指能够抓捏直径大于2cm的大白豆，生活需要的辅助明显减少。助行器下可独立行走，但耐力差，只能行走40米左右。如厕、洗澡等还需要家人辅助。可以独立翻身起坐，转移移乘等动作基本能独立完成，但还是不能够弯腰拾物（可能与患者服用激素导致腹部过胖有关）。穿、脱衣裤仍需要帮助。ADL-Barthel指数55分。目前已基本达到康复目的，情绪也基本恢复到发病前的状态。同意1周后出院。在出院前，各科治疗师要与家属进行全方位沟通，为回家后可能遇到的实际问题给予帮助和指导，并帮助制订回家后的康复计划。

此为吉兰-巴雷综合征患者经系统治疗及康复训练较成功的病例。这与合理用药及正确的系统康复训练密切相关。在康复训练的过程中，不仅考虑肢体功能和日常生活能力的提高，同时还要关注患者及患者家属的心理健康，这非常重要。对于重度轴索损伤的吉兰-巴雷综合征患者来说，在疾病的早期，积极的临床治疗与废用综合征的预防及远端肢体的保护和康复同等重要。特别是手功能的保护和挛缩的预防直接关系到患者未来的生活质量。故希望神经科医生在治疗疾病本身的同时，还要多关注其肢体功能的保护和如何更好地提高患者未来生活质量。

（陈　巍　许晓东）

参考文献

王宁，单守勤.2014. 格林-巴利综合征患者的评估及康复训练进展. 中国疗养医学，2014（4）：308-310.

Dua K，Banerjee A.2010.Guillain-Barré syndrome：a review.Br J Hosp Med（Lond），（9）：495-498.

Forsberg A，Widén-Holmqvist L，Ahlström G.2015. Balancing everyday life two years after falling ill with Guillain-Barré syndrome：a qualitative study. Clin Rehabil，（6）：601-610.

Khan F .2004.Rehabilitation in Guillian Barre syndrome.Aust Fam Physician，（12）：1013-1017.

Rajabally YA，Uncini A.2012.Outcome and its predictors in Guillain-Barre syndrome.J Neurol Neurosurg Psychiatry，（7）：711-718.

二、多发性周围神经病康复治疗

【摘　要】 报道一例42岁女性患者，热射病后继发吉兰-巴雷综合征或危重病性多发性神经肌肉病，引起极严重的语言、构音、运动、感觉等功能障碍，日常生活能力下降。通过个体化的康复治疗方案，患者的功能改善。

【关键词】 周围神经病；吉兰-巴雷综合征；危重病性多发性神经肌肉病；康复

（一）病历介绍

患者，女性，42岁，主因“高热后四肢活动不利7个月余”入院。

病残史：患者于7个多月前（2014年6月10日）因觉双下肢“冰凉感”穿两条羽绒长裤和一条保暖裤，加用电热毯保暖，6月11日出现畏寒及全身不适感，逐渐加重，继续保暖未诊治。6月15日上午患者出现表情淡漠，意识模糊，测体温40.5℃，口服扑热息痛，体温未见明显下降。下午5点患者呕吐1次，为胃内容物，伴意识不清，测体温42℃。由“120”送至外院一。当时血压70/28mmHg、肌酶增高（最高CK 5486U/L）、肝功能异常、血象升高（最高白细胞16.1×10^9，NEU 93%）、血小板降低（最低下降至21×10^9/L），APTT及D-二聚体升高，伴颈部、躯干、双上肢可见散在皮下出血点，诊断为“非劳力性热射病、休克、横纹肌溶解、DIC、肝功能异常”，予降温、血液滤过、补液、降颅压、输注血小板2单位等治疗，并予气管插管呼吸机辅助呼吸，体温下降至36℃～38.9℃。6月16日患者出现肢体抽搐1次，具体部位及持续时间不详，予苯巴比妥、丙戊酸钠抗癫痫后未再发作。发病9天后（6月19日）患者意识转清，但精神差，除眼球各向可动，头部及四肢完全不能活动，转至外院二，测体温38℃，予以拔除气管插管，继续行持续血液滤过、抗肺部感染、保肝治疗约5d后血CK降至92U/L，血白细胞及血小板恢复正常，体温降至正常，四肢恢复至可抬离床面，双手可大把抓握。停止血滤后1天（发病第15天，6月25日）患者体温再次升高，最高至38.9℃，伴咳嗽咳痰，6月27日四肢肌力逐渐下降，6月29日出现呼吸急促、咳痰困难、呼之不应，再次气管插管呼吸机辅助呼吸，通气改善后意识恢复。6月30日肌力下降至完全不能活动伴肌肉明显萎缩。发病22天(7月2日）转入外院，GCS评分4分，体温最高37.5℃，查免疫抗体均为阴性。发病23天（7月3日）行腰穿测压力145mmH_2O，呈蛋白细胞分离表现（蛋白1.27g/L，细胞总数0），考虑“吉兰-巴雷综合征”，予人免疫球蛋白20g静脉滴注5天，维生素B_1、B_{12}营养神经，泰能抗感染。发病27d（7月7日）行肌电图检查示：上下肢周围神经源性损害，运动感觉均受累。当日行气管切开呼吸机辅助通气，7月18日脱机。期间患者肢体运动未见改善。发病40天(7

月 20 日）患者转至我院 ICU 住院 6 个月，间断抗肺部感染、止吐、营养神经等药物治疗，予床边被动活动、站床等训练，患者逐渐可通过睁眼闭眼、转头点头交流，不能发声，为求进一步诊治入我科。

既往史："产后抑郁症""产后风湿、关节疼痛"2 年余，曾查类风湿因子及抗"O"抗体均正常，中医治疗效果不佳；"胃下垂、浅表性胃炎"7 年。否认高血压，否认糖尿病，否认冠心病，否认肝炎、结核等传染病史。"剖宫产"（2011 年 9 月 21 日）时输血，发病后输血小板 400ml，否认食物、药物过敏史。

个人社会生活史：生于山东省烟台市，长期居住于青岛，否认疫区、疫水接触史，否认毒物及放射线接触史。否认吸烟饮酒史。14 岁月经初潮，月经周期 5 ～ 7 天，经期 30 天，无异常阴道流血史。38 岁结婚，40 岁生育 1 子，配偶及儿子体健。

家族史：母亲患高血压病史。

职业史：病前为公司经理。

心理史：病前性格好强，病后常哭泣、恐惧。

入院查体：血压 133/88mmHg，脉搏 88 次 / 分，双肺呼吸音粗，左下肺少量湿罗音。神清，不能发声。认知功能检查粗测正常，脑神经查体：舌肌萎缩、舌肌纤颤，余未见异常。四肢肌肉萎缩。肌围度：上臂鹰嘴突上（5cm）左 21cm，右 20cm，前臂鹰嘴突下（5cm）左 17cm，右 16.5cm，大腿髌上（10cm）左 28cm，右 27.5cm，小腿髌下（10cm）左 23cm，右 23cm。四肢肌张力低，双侧胸大肌可触及肌肉收缩，双侧肱二头肌 0 级，肱三头肌左 1 级右 2 级，双侧腕背伸肌肌力 2 级，双侧指屈肌肌力 0 级，双侧拇指展肌肌力 0 级。双下肢关键肌肌力 0 级。双手指掌指及指间关节 ROM 屈曲受限，双侧跟腱短缩。四肢肌腱反射（－），髌阵挛、踝阵挛（－）。双侧 Hoffmann 征（－），双侧 Babinski 征（－），双侧掌颏反射（－），下颌反射（－）。四肢浅感觉正常，双侧髂前上棘以下音叉振动觉减退。

【辅助检查】

（1）生化检查（2014-6-15）：AST 738U/L，LDH 900U/L，CK 77U/L，CKMB 12U/L。

（2）颅脑 MRI（2014-6-24）：双侧筛窦、蝶窦炎症。

（3）脑脊液（2014-7-3）：压力 145mmH_2O，蛋白 1.27g/L，细胞总数 0。

（4）血、脑脊液（2014-7-3）：GM1 阴性，脑脊液 TORTH、免疫组化 6 项阴性。

（5）肌电图检查示（2014-7-7）：四肢运动未引出波形，感觉传导速度明显下降，提示上下肢周围神经源性损害，运动感觉均受累。

（二）康复诊断

（1）周围神经病（多发性），危重病性多发性神经肌肉病可能性大，吉兰－巴雷综合征（不除外），热射病。

（2）构音障碍，四肢运动功能障碍，双下肢深感觉功能障碍，平衡功能障碍，大小便功能障碍，废用综合征。

（3）ADL 极重度功能缺损。

（4）社会参与能力减退。

(5) 焦虑状态，抑郁状态，心动过速，肺部感染，胃肠功能紊乱。

(三)康复方面临床讨论

1. 定位诊断　患者舌肌萎缩、舌肌纤颤，提示舌下神经核或核下神经受损。四肢肌张力，肌力较低，双侧腱反射减弱，双侧 Babinski 阴性，双侧 Hoffmann 征阴性，四肢浅感觉正常，双侧髂前上棘以下音叉振动觉减退，肌电图提示神经源性损害，定位于下运动神经元损伤。

2. 定性诊断　中年女性，亚急性起病，以高热、DIC、横纹肌溶解、感染伴多器官功能衰竭起病，收入 ICU 治疗 10 天后出现四肢对称性软瘫，逐渐加重，肌电图提示神经源性损害，考虑非劳力性热射病后继发危重病性多发性周围神经病可能性大。

3. 鉴别诊断　吉兰-巴雷综合征：患者在感染后 4 周内出现舌下神经受损、四肢肌力下降至 0 级，肌张力低，腱反射、病理反射均未引出。脑脊液检查提示蛋白明显增高，蛋白细胞分离现象，考虑吉兰-巴雷综合征不能除外。但脑脊液蛋白增高偶也可见于重症病性周围神经病，因此可借助神经活检检查进一步区别，但因患者家属拒绝活检检查，缺乏此项资料。

4. 问题小结

(1) 四肢运动功能障碍：四肢肌力下降，双侧胸大肌 1 级，双侧肱二头肌 0 级，肱三头肌左 1 级右 2 级，双侧腕背伸肌肌力 2 级，余肌力 0 级。

(2) 平衡功能障碍：不能保持坐位。

(3) 废用综合征：长期卧床致体力耐力下降、呼吸排痰费力、四肢肌肉萎缩；关节活动度受限。

(4) 下肢深感觉功能障碍：双下肢髂前上棘以下音叉振动觉减退。

(5) 情绪障碍：焦虑、抑郁。

(6) 构音障碍：发音费力，无声。

(7) 气管切开状态：影响构音，肺部感染风险大。

(8) 大、小便障碍：大便借助开塞露，小便失禁。

(9) ADL 极重度功能缺损：BI 0 分。

(10) 社会参与能力丧失 。

5. 康复目标

(1) 近期目标：改善体力耐力及营养状态；维持及扩大各关节活动度；提高肢体肌力、肌张力，刺激诱发肢体主动运动；促进排痰、预防肺炎、压疮等并发症；改善情绪状态。

(2) 远期目标：回归家庭，轮椅生活。

6. 康复治疗方法

【治疗方面】

(1) 缓慢泵入营养液，予法莫替丁抑酸、多潘立酮加强胃动力，1 个月后过渡至可经口进食馄饨、面条等半固体食物。

(2) 加强呼吸道管理，予口服、雾化化痰治疗，夜间气道湿化，间断封管 1 ～ 8h。

(3) 予劳拉西泮、盐酸帕罗西汀改善患者焦虑抑郁情绪。患者夜间大声哭泣，入睡困难，睡眠时间 1 ～ 2h，后停用劳拉西泮，改为奥氮平联合帕罗西汀治疗后情绪睡眠改善。

（4）先后予腺苷钴胺、单唾液酸四己糖神经节苷脂、12 种复合维生素、复方三维 B、鼠神经生长因子、脑苷肌肽、三磷酸胞苷二钠、辅酶 Q_{10}、胞磷胆碱、聚乙二醇。碳酸钙 D3、酒石酸美托洛尔等治疗。

【康复方面】

（1）针灸：四肢，1 次 / 天，30 分 / 次，5 次 / 周。

（2）床边物理疗法：被动活动，诱发肌肉主动收缩，2 次 / 天，30 分 / 次，5 次 / 周。

（3）站床：角度 30 °～ 70 °，1 次 / 天，30 分 / 次，5 次 / 周。

（4）神经肌肉电刺激生物反馈治疗：四肢，1 次 / 天，15 分 / 次，5 次 / 周。

（5）气压助动循环治疗：四肢，1 次 / 天，30 分 / 次，5 次 / 周。

（6）呼吸训练：1 次 / 天，10 分 / 次，5 次 / 周；包括胸廓松动技术、深吸气呼气训练、腹式呼吸训练、缩唇呼吸训练等。

（7）心理指导及音乐放松治疗：2 次 / 周，30 分 / 次。

（8）康复护理：皮肤的护理，翻身扣背，床上活动训练；预防肺部感染和泌尿系感染。

患者经康复治疗后情绪稳定，夜间睡眠可达 6h；无肺炎、压疮、骨质疏松等并发症；发病 10 个月后封闭气管切开；肌力部分改善，肱三头肌肌力左 2 级右 3 级，腕背伸肌肌力左 2 级右 3 级，左下肢内收肌肌力 2 级，右下肢内收肌肌力 1 级，余肌力 0 级。肌围度增加 0.5 ～ 1cm；下肢深感觉基本恢复正常。患者可乘轮椅行动。

（四）讨论

本例患者诊断多发性周围神经病明确，是热射病继发吉兰－巴雷综合征还是危重病性多发性神经肌肉病需要进一步讨论。无论何种病因引起的多发性周围神经病，急性期过后遗留的主要问题多有相似之处，因此康复治疗原则、康复方案均可共同参考。

1. *热射病即重症中暑*　由于暴露在高温高湿环境中导致机体核心温度迅速升高，超过 40℃，伴有皮肤灼热、意识障碍（如谵妄、惊厥、昏迷）等多器官系统损伤的严重临床综合征。热射病分为劳力型及非劳力型热射病。本病例属于非劳力型热射病，隐匿起病，1 ～ 2 天后加重，出现神志模糊、谵妄、昏迷等，或有大小便失禁，体温高，可达 40 ～ 42℃，可有横纹肌溶解、弥散性血管内凝血（DIC）、急性肝损害、急性肾损害等表现，很少遗留周围神经病损表现。

2. *吉兰－巴雷综合征*　发病前有呼吸道或者消化道感染史，急性起病，常两周内达高峰，1 个月内开始恢复，出现对称的肢体无力，部分患者可表现有脑神经的受损，严重者呼吸肌无力，腱反射减弱或消失。部分患者有自主神经功能障碍，多呈短暂性。脑脊液检查显示蛋白细胞分离现象。吉兰－巴雷综合征的预后相对较好，都有不同程度的肌力恢复。

3. *危重病性肌病*（CIM）　是在危重症基础上出现的肌肉病变。临床表现为肢体近端弛缓性肌无力，可累及四肢肌肉、颈肌、躯干肌、面部肌肉和膈肌，眼外肌不受累；大多数患者出现呼吸机撤离困难。危重病性多发性神经病（CIP）是危重症基础上发生的多发性神经病，临床表现为呼吸机撤离困难，可伴有肢体无力。电生理检查呈运动和感觉神经轴索病变的表现。危重病性多发性神经肌肉病可同时存在上述两种情况。CIM 和（或）CIP 的发生可延长患者的机械通气时间和在院治疗时间，还可导致长期的功能障碍，近 1/3 的 CIM 和（或）CIP 患者无法恢复独立行走或自主呼吸能力。此类疾病与吉兰-巴雷相比预后更差。

（李晁金子　王　强　宋鲁平　杜晓霞　孙　蓉　肖　琳）

参考文献

全军重症医学专业委员会 .2015. 热射病规范化诊断与治疗专家共识（草案）解放军医学杂志,40（1）:1-7.

荣鹏，孟建中，陈宇 .2010. 热射病的发病机制及防治策略的研究新进展，生物医学工程研究，29（4）：287-291.

张静，郭力 .2012. 吉兰-巴雷综合征发病机制研究进展，中国现代神经疾病杂志，12（2）：117-121.

三、Bickerstaff脑干脑炎合并吉兰-巴雷综合征病例的康复

【摘　要】 目的 探讨 Bickerstaff 脑干脑炎合并吉兰-巴雷综合征的临床特点及康复方法。**方法** 通过召开康复评价会，明确患者的功能障碍点，制订康复计划。**结果** 系统康复训练后，患者功能障碍显著改善，达到生活完全自理并回归社会。**结论** Bickerstaff 脑干脑炎和 Miller-Fisher 综合征及吉兰-巴雷综合征密切相关并形成一个连续的疾病谱，临床表现可以相互重叠，对于此例患者给予营养神经及肌力增强训练，预后良好。

【关键词】 Bickerstaff 脑干脑炎；吉兰-巴雷综合征；肌电图；康复

（一）病历介绍

患者，男性，35 岁，主因“四肢无力伴言语不清、吞咽困难 5 个月”入院。

病残史：患者于 2013 年 8 月 14 日午睡后出现视物成双，未予重视。8 月 15 日上午觉下肢无力逐渐加重，行走不能，需借助轮椅。双侧上肢当时未觉异常。无发热、头痛、恶心、呕吐。排黄色稀便 3 次，在当地县医院行头颅 CT 示未见明显异常，未予特殊处理。夜间 7：00 就诊于外院，当时双眼内收，视力下降（单眼视力 0.4），血钾数值不详，考虑为“低钾性周期性麻痹”，予补钾等治疗（具体不详），病情未见明显改善。8 月 16 日凌晨 1：00 自觉嘴唇发厚，言语不清，无吞咽困难、饮水呛咳。5:00 出现排尿费力，双眼睁眼困难。之后逐渐出现双眼固定不动、意识不清。16 日 12：00 为求进一步治疗转往外院二，当时四肢均能抬起，但力量较差，以近端为重，言语仅能发“啊”。行头颅 MRI 示右侧大脑半球散发点状异常信号，双侧侧脑室周围轻度缺血性改变。行肌电图检查示四肢体感诱发电位未见异常，右侧上肢、左侧下肢周围神经运动及感觉传导未见异常。右侧上肢正中神经、左侧下肢胫神经 F 波未见异常。考虑吉兰-巴雷综合征，予营养神经、丙种球蛋白注射等处理。患者痰液较多，咳嗽咳痰无力，痰不易咳出，胸部 CT 示双肺感染，予抗感染等对症处理。病后第 4 天（8 月 17 日）出现吞咽困难，予留置胃管。第 6 天患者出现呼吸困难，予气管插管呼吸机辅助呼吸治疗，并予甲泼尼龙 500mg 冲击、营养神经等对症支持治疗，第 8 天时行气管切开，第 9 天（8 月 22 日）行腰穿检查示脑脊液红细胞 10×10^6/L，白细胞 1×10^6/L，葡萄糖略高 5.19mmol/L，氯略低 119.2mmol/L，蛋白 0.33g/L。继续营养神经、抗炎等对症支持治疗，并予针灸、床边肢体康复训练，2 周时症状逐渐减轻，手能沿床面活动，1 个月余拔除气管套管，睡眠好转，能发音。拔除尿管后排尿正常。双眼能睁开，眼球活动正常，但眼睑闭合不全。2 个月余患者能

独立步行十几米，但步距较宽。言语欠清晰。手能在支撑下书写，双肩不能抬起。复查肌电图（10 月 17 日）示左侧上肢拇短屈肌、三角肌呈神经源性损害，左侧上肢、右下肢周围神经损害，左侧上肢尺神经、右侧下肢胫神经 F 波异常。后转往外院行吞咽训练，3 个月拔除鼻饲管，经口进食，右上肢能上举过头。因眼睑闭合不全，转往自治区中医院行针灸等治疗，眼睑闭合力量较前提高，右侧稍差。四肢力量提高，言语清晰度改善。目前遗留四肢力弱，左侧上肢近端力弱，言语不清，为求进一步康复入院。患者自发病前 4 天受凉后出现咳嗽咳痰，无发热，未予重视。发病前 2 天就诊当地卫生院，予炎琥宁、利巴韦林、左氧氟沙星输液治疗，症状未见明显缓解。发病以来饮食、睡眠欠佳，大小便正常。既往体健。发病前无疫苗接种史。查体：血压 120/70mmHg，脉搏 80 次 / 分，神清，构音障碍。认知功能检查正常，脑神经查体：双侧瞳孔等大等圆，直径 3mm。双侧眼球外展露白 2mm，伴细小眼震，上下视伴眼震。面部感觉对称，颞肌、咬肌有力，下颌反射（－），角膜反射存在。双侧额纹消失，抬眉无力，右侧更差，双侧闭目无力，右侧更差，露白 3mm。双鼻唇沟变浅，鼓腮无力。伸舌居中，咽反射存在，软腭抬举有力。转颈耸肩对称。四肢肌张力略低。右侧肱二头肌，肱三头肌腕背伸肌肌力 4 －级，左侧三角肌 3 级、肱二头肌、肱三头肌、腕背伸肌肌力 4 级。右侧拇伸肌肌力 4 －，左侧拇伸肌肌力 4 级。双侧大小鱼际及骨间肌萎缩。双下肢髂腰肌肌力 4 级，臀大肌肌力 4 级，臀中肌肌力 4 级，股四头肌肌力 4 级，双侧胫前肌肌力 4+ 级，腓肠肌肌力 4 级，双侧拇长伸肌肌力 4+ 级。双侧肱二头肌、肱三头肌肌腱反射（－），桡骨膜反射（－），双侧膝腱反射（－）、跟腱反射（－），髌阵挛、踝阵挛阴性。双侧 Hoffmann 征（－），双侧 Babinski 征（－），双侧掌颏反射（－），下颌反射（－）。四肢感觉基本正常，左手、右侧下肢麻木，深感觉基本正常。左侧上肢指鼻欠稳准，伴震颤，左侧下肢跟膝胫试验欠稳准，伴震颤。起坐困难。

【辅助检查】

血液检查：

白细胞计数：12.31 × 10^9/L（8-18），23.35 × 10^9/L（8-19），13.81 × 10^9/L（8-20），后逐渐下降至 9.47 × 10^9/L（9-2）。

CRP：26.37mg/L（8-18），100.47mg/L（8-19），134.26mg/L（8-20），后逐渐下降至 59.39mg/L（8-21），3.27mg/L（8-28）。

ESR（8-17）：29mm/h。

磷酸肌酸激酶：426U/L。

免疫指标（8-17）：补体 4 0.04g/L（0.16 ～ 0.38g/L），IgE 237IU/ml（0 ～ 160IU/ml），K 轻链 14.9g/L（6.29 ～ 13.5g/L），IgG19.4g/L（7.51 ～ 15.6g/L），L 轻链 8.54g/L（3.13 ～ 7.23g/L）。

免疫指标（8-28）：补体 40.15g/L，IgE422IU/ml。

生化指标（9-30）：血浆 G- 脂多糖 31 pg/ml（＜ 10pg/ml），葡聚糖 468 pg/ml（＜ 60pg/ml）。生化指标（10-11）：脂多糖 9 pg/ml，葡聚糖 47 pg/ml。

脑脊液（8-22）：常规：无色透明，红细胞 10 × 10^6/L，白细胞 1 × 10^6/L，其他阴性。生化：蛋白 0.33g/L，氯 119.2mmol/L，糖 5.19mmol/L。

肌电图（8-17）：四肢体感诱发电位未见异常，右侧上肢、左侧下肢周围神经运动及感觉传导未见异常。右侧上肢正中神经、左侧下肢胫神经 F 波未见异常。

2013-10-17，左侧上肢拇短屈肌、三角肌呈神经源性损害，左侧上肢、右下肢周围神经感觉运动受损，左侧上肢尺神经、右侧下肢胫神经 F 波异常。

头颅 MRI：2013-8-16，右侧大脑半球散发点状异常信号。双侧侧脑室周围轻度缺血性改变。

（二）康复评定会

(1) 主治医师：患者有意识障碍，眼外肌麻痹，四肢无力，吞咽困难，共济失调，缺少长束征与锥体束征，患者入院诊断为 Bickerstaff 脑干脑炎合并吉兰－巴雷综合征，主要定位于下运动神经元损伤及第Ⅵ、Ⅶ脑神经损伤；主要障碍为周围性瘫痪、构音障碍；病因考虑为免疫介导性。平衡功能检查示位移运动轨迹长度及面积均增大，重心左偏倾斜，单腿最大负重能力 L/R=0/11，左侧为重，动态平衡测试极限范围缩小，到达目标准确性差，时间延长。躯干调整反应能力障碍。跌倒风险指数 100%。跌倒风险为极高危，注意保护。感觉功能检查示患者双侧额部、面部轻触觉正常，双侧手掌及足背轻触觉不同程度受损。步态检查示步态不对称，双下肢诸关节运动异常，控制能力下降。右膝关节反张，双足站立相末期蹬离动作无力。步速缓慢，不稳定步态，步态欠流畅。予营养神经药物治疗、申请物理治疗、作业治疗、腰背肌训练、针灸、电刺激等康复训练。

(2) 物理治疗师：患者躯干、四肢肌力弱，平衡差，步行姿势异常，治疗目的为提高四肢、躯干肌力，提高平衡能力，改善异常步态。给予躯干、四肢肌力训练，平衡训练，步行训练。

(3) 作业治疗师：给予四肢肌力增强训练和 ADL 训练。

(4) 言语治疗师：患者自发语略粗糙，噘嘴、咧嘴幅度小，伸舌幅度略小，舌左右摆动灵活性差，幅度略小，舌上抬差，唇力度减低，鼓腮不能，言语速度慢。印象：运动性构音障碍，是一种假性球麻痹表现，指导唇舌主动及抗阻训练。

(5) 中医康复治疗中心：配合针灸和按摩改善面瘫。

(6) 康复护理：ADL 动作指导；语言指导；康复体操。

（三）康复治疗

1. 障碍点　发音不清、平衡及协调障碍、双足背屈弱。

2. 康复训练　患者床上及坐位功能好，但步态异常，站立平衡差，髋、膝关节控制差，训练以下肢肌肉力量训练、腰背肌力量训练及平衡训练为主。配戴下肢矫形器提高步行能力。

3. 治疗效果　站立步行能力提高，回归社会。

4. 讨论　Bickerstaff 脑干脑炎可与 Fisher 综合征重叠。可用免疫抑制治疗，如激素、静脉注射免疫球蛋白（IV IgG）等；或血浆交换、免疫吸附治疗。IV IgG 不能缩短病程，但可明显改善意识障碍水平。下肢功能恢复差的患者尽早配戴下肢矫形器有助于提高平衡能力。

（四）治疗结果

经过综合康复训练后构音障碍改善，发音较前清晰。认知功能检查正常，双侧瞳孔等大等圆，双侧眼球外展露白 2mm，伴细小眼震。面部感觉对称，颞肌、咬肌有力，下颌反射（－），角膜反射存在。右侧额纹浅，抬眉无力，右侧闭目力弱，露白 1mm。双鼻唇沟变浅，鼓腮无力。伸舌居中，咽反射存在，软腭抬举有力。转颈耸肩对称。四肢肌张力正常，右侧肱二头肌，肱三头肌，腕背伸肌肌力 5 级，左侧三角肌肌力 4 级、肱二头肌、肱三头肌、腕背伸肌肌力 4 级。右侧拇长伸肌肌力 4 －，左侧拇长伸肌肌力 4 级。双侧大小鱼际及骨间肌萎缩。双下肢髂腰肌肌力 4 级，臀大肌肌力 4 级，臀中肌肌力 4 级，股四头肌肌力 4 级，双侧胫前肌肌力 4+ 级，腓肠肌肌力 4 级。双侧肱二头肌、肱三头肌肌腱反射（－），桡骨膜反射（－），双侧膝腱反射（－）、跟腱反射（－），髌阵挛、踝阵挛阴性。双侧 Hoffmann 征（－），双侧 Babinski 征（－），双侧掌颏反射（－），下颌反射（－）。四肢感觉基本正常，左手、右侧下肢麻木略缓解，深感觉基本正常。左侧上肢指鼻欠稳准，伴震颤，左侧下肢跟膝胫欠稳准，伴震颤。日常生活翻身、起坐可，独立步行。继续肌力增强训练，准备回归工作岗位。

（五）讨论

患者急性起病，表现四肢弛缓性瘫痪和感觉异常，查体眼肌麻痹、共济失调、跟腱反射消失，考虑吉兰－巴雷综合征或 Fisher 综合征。但患者有意识障碍，动眼神经损害，明显构音障碍和吞咽困难，不能用 Fisher 综合征解释，且 Fisher 综合征预后较好，病程自限，和患者病程不符合。Bickerstaff 脑干脑炎是一组急性起病的以眼肌麻痹、共济失调、意识障碍、腱反射亢进或病理反射阳性为特征的临床综合征，该病任何年龄均可发病，以儿童及青壮年多见，在临床上和吉兰－巴雷综合征、Fisher 综合征有较多重叠的疾病，均考虑与感染、自身免疫有关，血中、脑脊液中（抗 GQ1b IgG 抗体）阳性，且认为 GQ1b IgG 抗体可能是真正的发病原因，提示这 3 种疾病密切相关并形成一个连续的疾病谱，临床表现可以相互重叠，起病前均可有感染、均可有共济失调、眼肌麻痹、肌力减退、感觉减退，脑脊液有蛋白细胞分离现象，肌电图有神经源性损害，但 MFS 是以周围神经受累为主的疾病，而 Bickerstaff 以中枢神经系统受累为主，主要鉴别点是 Bickerstaff 患者可以有意识障碍、病理征和影像学异常。患者诊断为格林巴利综合征并 Bickerstaff 脑干脑炎。一般认为 Fisher 综合征和 Bickerstaff 为单相病程，但文献也有报道 Bickerstaff 有复发的。Bickerstaff 影像学表现一般认为在脑干，但研究报道丘脑、脑干、侧脑室均可有异常信号，小脑也可出现病灶。

Bickerstaff 可与 Fisher 综合征重叠。可用免疫抑制治疗，如激素、静脉注射免疫球蛋白（IV IgG）等；或血浆交换、免疫吸附治疗。IV IgG 不能缩短病程，但可明显改善意识障碍水平。康复训练主要给予肌力增强训练，及时有效的治疗可以改善患者的最终结局。

（杜晓霞　张　露　张红云）

参考文献

刘月秋，刘辉 .2010.Bickerstaff 脑干脑炎 . 中风与神经疾病杂志，(8)：764-765.
刘峥，董会卿，贾建平 .2012，复发性 Fisher-Bickerstaff 综合征 2 例临床分析 . 脑与神经疾病杂志，(5)：332-336.

四、POEMS 综合征周围神经损伤的康复治疗

【摘　要】 本文报道 1 例周围神经损害显著的 POEMS 综合征患者，给予抗阻肌力训练、精细动作及协调性训练等综合康复治疗，四周后，在肌肉力量、平衡功能及日常生活动作等方面有明显改善。

【关键词】 POEMS 综合征；康复；周围神经损害；抗阻肌力训练

（一）病历介绍

患者，男性，45 岁。主因“四肢远端进行性无力伴脾脏肿大、皮肤色素沉着 2 年 5 月余”，以“POEMS 综合征”于 2013 年 10 月 15 日收住入院。

病残史：患者 2011 年 5 月无明显诱因出现饮食增多，体重下降，诊断“糖尿病”，给予降糖药物治疗后好转。同时出现右侧脚掌感觉异常，伴右脚浮肿，就医后未确诊。1 个月后出现双下肢远端力量减弱，双侧踝关节处肿胀，右侧更明显，随后双下肢力弱逐渐进展至不能抬离床面。2 个月后患者出现双上肢力量减弱，不能持物，并逐渐进展至四肢活动不能。期间接受过“丙种球蛋白、B 族维生素”等药物治疗，未见明显好转。发病 6 个月后，患者出现双侧肘关节肿胀，少量腹水伴脾脏肿大，全身皮肤色素沉着，呈黑色，汗毛较前明显增多增长，实验室检查结果提示 M 蛋白阳性，诊断“POEMS 综合征”。2011 年 12 月接受自体干细胞移植治疗，治疗结束 6 个月后，皮肤颜色逐渐褪去，双上肢力量恢复至可持筷，9 个月后可 1 人少量辅助下扶站，现为进一步康复治疗入院。

【诊疗经过】

入院后给予营养神经、改善微循环药物治疗。同时给予物理治疗及作业治疗等康复治疗。经过 4 周训练，患者双侧腹直肌及右侧竖脊肌肌力略有升高；坐位静态平衡改善；移动能力较前改善。

（二）康复诊断

(1) 多发性周围神经病，四肢瘫，自身免疫性（POEMS 综合征）。

(2) 四肢运动功能障碍，肢体末端感觉功能障碍，平衡功能障碍。

(3) ADL 中度功能缺陷。

(4) 社会参与能力减退。

(5) 脾肿大，糖尿病，强直性脊柱炎，股骨头缺血性坏死（双侧）。

（三）康复方面的临床讨论

1. 主要问题点

（1）四肢运动功能障碍：四肢末端肌肉力量明显减退，肌肉萎缩；左侧髋关节前屈及外展、外旋被动活动受限；助行器辅助下可独立步行，但足下垂明显。

（2）肢体末端感觉功能障碍：双下肢远端呈袜套样深、浅感觉减退。

（3）平衡功能障碍：立位动静态平衡差。

（4）ADL 中度功能缺陷：穿衣、洗漱、如厕等日常生活动作均需辅助。

（5）社会参与能力降低。

2. 康复目标设定

（1）短期目标：维持各关节活动度，提高四肢远端肌肉力量，防止肌萎缩，改善步态；日常生活动作训练，提高生活自理能力。

（2）长期目标：回归家庭。

3. 康复治疗方法　药物治疗、物理治疗、作业治疗。

4. 康复治疗措施及手段

（1）药物治疗：给予 12 种复合维生素、神经节苷脂静滴，腺苷钴胺肌注营养神经治疗，同时给予胰激肽原酶肠溶片改善微循环。

（2）物理治疗：采用抗阻肌肉力量增强训练法，由治疗师徒手给予阻力或利用自身重力，进行目标肌肉抗阻训练。训练的主要肌肉有：腹直肌、腹内外斜肌、胫前肌、小腿三头肌。每天训练 1 次，每次 45min，每个动作重复的次数及训练间隔，以不引起患者疲劳为原则。此外，患者每日进行约 30min 的踏车训练及坐位动态平衡训练。

（3）作业治疗：采用拣棋子作业活动，训练手指精细动作能力；穿珠子作业活动，训练双手动作的协调性；重锤式手指肌力训练桌，练习双手手指屈伸肌肉力量。每天训练 1 次，每次 45min。

（4）康复护理：安全宣教，防止皮肤破损，肌力训练，被动活动。

5. 治疗前后康复评定结果

（1）运动功能：经过 4 周训练，患者双侧腹直肌及右侧竖脊肌的表面肌电图显示肌力略有升高；躯干前后肌群力量的改善，提高了躯干的核心控制能力及稳定性，故坐位静态时重心移动轨迹长度较前明显减小，尤以闭眼时为著；Berg 平衡量表测试中转移项目较前提高了 2 分；FIM 量表中行进项目较前增加了 4 分，提示患者移动能力（步行或驱动轮椅以及上下楼梯）较前改善（表 4-1）。

（2）日常生活能力：经过 4 周训练，患者日常生活自理能力提高，改良巴氏指数较前增加了 15 分；主要是在用厕、转移以及上下楼梯 3 个评定项目中有进步（表 4-1）。

表 4-1 入院及训练 4 周后功能评估

	表面肌电图				坐位静态平衡功能测试重心移动轨迹长（cm）		Berg 平衡量表	FIM	改良巴氏指数
	双侧腹直肌最大收缩平均幅值（μV）		双侧竖脊肌最大收缩平均幅值（μV）						
	L	R	L	R	睁眼	闭眼			
入院时	12.93	12.06	55.21	36.86	25.70	28.27	4	84	55
4 周后	13.17	12.68	54.27	39.67	21.47	20.47	6	88	70

（四）讨论

POEMS 英文字母“P”代表多发性神经病，“O”代表脏器肿大；“E”代表内分泌病变；“M”代表 M 蛋白；“S”代表皮肤改变。本例病史中 5 项具备。POEMS 综合征是脱髓鞘性神经病的罕见原因，目前多数研究认为由浆细胞单克隆增生介导的血管内皮生长因子过度生成可能为其负主要责任。这种慢性进展性的多神经病通常是对称性和上升性的，最后 POEMS 患者可能因运动为主的残疾而被限制在轮椅中。本例 POEMS 综合征患者以右侧足底感觉异常起病，缓慢进展至双下肢对称性力量减退，累及运动神经，逐渐上升至双上肢力弱，最重时四肢活动不能，日常生活完全介助，符合该病的发病特点。POEMS 综合征在未出现多系统症状体征前的疾病早期阶段，难以与慢性格林巴利综合征进行鉴别，本例患者在疾病初期也被诊断为慢性 GBS，但早期激素及免疫抑制剂治疗不能抑制疾病进展可以作为鉴别诊断的依据。

本例 POEMS 综合征患者在接受自体外周血干细胞移植治疗后症状体征有了明显的改善，从本例个案报道来看，自体外周血干细胞移植为治疗 POEMS 综合征的有效手段。文献也报道自体外周血干细胞移植已经成为存在正常器官功能的年轻 POEMS 综合征患者的一线治疗方法，该方法有较高的有效率及持久的缓解率。

抗阻训练为增强肌肉力量的有效方法。在 Pucci 的研究中，对 10 例正常男性进行股四头肌等长抗阻训练，3 周后与对照组相比股四头肌最大随意收缩（maximal voluntary contraction，MVC）增加了 35%。Daly 等将 16 例老年性肌肉力量下降的患者进行为期 6 周的上肢抗阻训练，结果提示训练后一次最大重复值（1-repetition maximum，1RM）显著增加。本例 POEMS 综合征患者在接受 4 周抗阻训练后竖脊肌、腹直肌等躯干核心控制肌群力量以及双手握力均明显增加，表现为翻身、坐起等日常生活基本动作介助量减少，坐位静态平衡稳定性提高，持筷进食、写字等日常生活自理能力改善。在 Haddad 的肌肉萎缩动物模型中，等长抗阻训练不能阻止肌萎缩的早期阶段，可能的原因是等长抗阻训练并不能维持萎缩肌肉的肌原纤维蛋白含量。

本例个案报道提示，自体外周血干细胞移植治疗后联合综合性康复治疗，能有效减轻 POEMS 综合征患者运动功能残疾，提高生活自理能力，为远期回归家庭或社会提供条件。

（徐 莹 杜晓霞）

参考文献

Daly M, Vidt ME, Eggebeen JD, et al.2013, Upper extremity muscle volumes and functional strength after resistance training in older adults. J Aging Phys Act, 21 (2): 186-207.

Haddad F, Adams GR, Bodell PW, et al. 2006, Isometric resistance exercise fails to counteract skeletal muscle atrophy processes during the initial stages of unloading. J Appl Physiol (1985), 100 (2): 433-441.

Ji ZF, Zhang DY, Weng SQ, et al.2012, POEMS Syndrome: A Report of 14 Cases and Review of the Literature. ISRN Gastroenterol, (2012): 584287.

Kawano Y, Nakama T, Hata H, et al.2010, Successful treatment with rituximab and thalidomide of POEMS syndrome associated with Waldenstrom macroglobulinemia. J Neurol Sci, 297 (1-2): 101-104.

Kuwabara S.2010.Advances and perspectives in treatment for refractory neuropathies with special reference to immune-mediated neuropathies and Crow-Fukase syndrome. Rinsho Shinkeigaku, 50 (4): 219-224.

Li J, Zhou DB. 2013, New advances in the diagnosis and treatment of POEMS syndrome[J]. Br J Haematol, 161 (3): 303-315.

Pucci AR, Griffin L, Cafarelli E.2006, Maximal motor unit firing rates during isometric resistance training in men. Exp Physiol, 91 (1): 171-178.

第五章

脊髓病变的康复（2 例）

一、急性脊髓炎脊髓休克期的康复疗效观察

【摘　要】 本文通过康复评定会的形式，介绍了1例典型急性脊髓炎患者的临床表现，认识脊髓休克期的临床特点，掌握该类患者的康复要点。

【关键词】 康复；急性脊髓炎；脊髓休克期

（一）病历介绍

患者，女性，16岁。因“双下肢无力伴尿便障碍21天”于2014年6月24日以“急性脊髓炎”收入院。

病残史：患者于21天前（2014年6月3日）中午12：00左右弯腰搬小凳子时，突然出现下腰中部疼痛，为酸胀样疼痛，不伴放射痛，持续数秒钟可部分减轻，无明显头晕、头痛，无肢体麻木无力。自行回宿舍睡觉休息，1小时后清醒发现双下肢无力，可在床上活动，伴有双下肢麻木、发胀感，腰痛较前略有缓解，未予重视。复入睡，又1h后清醒发现双下肢完全不能活动，并有脐周束带感，脐以下感觉完全丧失，伴有大小便失禁，伴有恶心，无呕吐，腰痛已缓解，双上肢感觉、运动正常。6h后被送至当地医院，行磁共振、CT等检查，留置尿管，未予特殊治疗。次日（6月4日）患者至外院就诊，行腰穿检查，诊断为急性脊髓炎，并予“地塞米松10mg、甘露醇、维生素、氯化钾”等药物治疗，患者双下肢运动、感觉变化不明显，大便渐有知觉，但仍无法控制大便，今为进一步诊治及康复入院。

患者病前1个月内无感冒、腹泻病史，无疫苗接种，无外伤及剧烈活动史，病前1个月在某市某酒店实习（服务员），常熬夜。发病来无头晕头痛，无视物不清，无发热，神志清楚，大便渐有感觉，但仍不能自行控制，小便留置尿管，饮食睡眠可。

既往史、婚育史、家族史无特殊。

个人社会生活史：患者有1个弟弟，父母健在。

心理史：性格外向，无重大心理创伤史。

职业史：患者为在职中专生，病前在酒店进行服务员实习。

入院查体：血压120/70mmHg，心率80次/分，心、肺、腹部查体无明显异常。神志清楚，语言流利，高级皮质功能正常。双眼视力正常，双侧瞳孔等大等圆，直径约4mm，直接及间接对光反射灵敏，双眼各方向眼动充分。余脑神经查体均正常。双侧肢体关节活动度基本正常。双上肢肌力5级，双上肢肌张力正常。双下肢肌力0肌，双下肢肌张力减低。双侧肱二头肌、肱三头肌腱反射（++），双侧膝腱反射（+），双侧跟腱反射（－）。

双侧踝阵挛、髌阵挛（－）。左双划征可疑，右侧（－），双侧掌颌反射（－）。双侧上中下腹壁反射消失。左侧 T_9 以下针刺觉、轻触觉减退，T_{11} 以下针刺觉消失，腹股沟 T_{12} 以下轻触觉消失；右侧平脐 T_{10} 以下针刺觉减退，L_1 以下针刺觉消失、轻触觉消失。右侧膝关节位置觉、运动觉减退，左髋关节位置运动觉减退；双髋关节、膝关节振动觉减弱，右踝关节以下振动觉消失，左踝关节振动觉消失。双侧坐骨结节以下针刺觉及轻触觉消失，双侧肛周针刺觉及轻触觉减退。肛门指诊反射存在，肛门黏膜浅反射存在，球海绵体反射(+)。肛门括约肌轻微自主收缩。颈软，无抵抗，布氏征、克氏征阴性。

【辅助检查】

（1）胸椎 MRI（2014-6-4）：胸 6 至腰 1 脊髓内散在带状长 T_1、长 T_2 信号。

（2）胸椎 MRI（2014-6-6）：胸 6 至腰 1 脊髓内片状长 T_1、长 T_2 信号，异常信号面积较前明显增大，脊髓肿胀明显。

（3）颈椎 MRI（2014-6-9）：颈髓未见明显异常信号病灶。

（4）头颅 MRI（2014-6-9）：颅内未见明显异常信号灶。

（5）胸椎 MRI（2014-6-27）：胸段脊髓炎内散在小斑片状长 T_2 信号。与 2014-6-6 比较病变面积明显减少。

（6）脑脊液检查（2014-6-5）：腰穿压力 130mmH_2O，无色透明，常规示白细胞总数 0，脑脊液生化：脑脊液蛋白 0.5g/L，葡萄糖 3.4mmol/L，氯化物 124mmol/L；细胞学正常、TORCH（－）、OB、MBP、AQP4，NMO-IgG 阴性，找菌及免疫阴性。

（7）血常规（2014-6-4）：淋巴细胞百分比 16.6%，单核细胞百分比 2.8%，中性粒细胞百分比 79.9%。嗜酸性粒细胞百分比 0.1%。

（8）血液检查（2014-6-4）：感染四项：正常。凝血：凝血酶原时间 13.2%，INR：1.15。

（9）尿常规（2014-6-25）：白细胞 66 个 /dl。复查尿常规白细胞：14 个 / μl。

（10）下肢血管彩超、超声心动结果正常。

（11）膀胱残余尿量：538ml。2014 年 7 月 2 日行尿动力学显示为神经源性下尿路功能障碍，表现为逼尿肌过度活动，膀胱顺应性下降，膀胱测压容积减少，膀胱感觉消失，膀胱壁较光滑，膀胱颈开放，未见膀胱输尿管反流。

（12）肌电图及视觉诱发电位（2014-7）：双胫神经 H 反射未测出；右下肢深感觉径路传导阻滞；右胫前肌小力大力收缩为无力收缩；双眼分别刺激，双侧 P100 潜伏期正常，波幅正常。

（13）盆底电生理检查报告（2014-7-3）：刺激阴蒂神经，皮质未记录到动作电位。刺激阴蒂神经，肛门括约肌记录到动作电位，潜伏期在正常范围。阴部神经传导测定，未记录到运动电位。肛门括约肌肌电图检查大力收缩未见明显电位变化。

（二）康复诊断

（1）急性脊髓炎，泌尿系感染，神经源性膀胱。

（2）双下肢运动功能障碍，双下肢感觉功能障碍，小便障碍，便秘。

（3）日常生活完全依赖。

（4）社会参与能力丧失。

（三）治疗

继续醋酸泼尼松片50mg口服，每周递减10mg，继续氯化钾、碳酸钙、法莫替丁等药物维持治疗；维生素B_1、腺苷钴胺营养神经治疗及改善微循环等治疗。并给予保肝治疗等。患者目前泌尿道感染较轻，拔除尿管，间歇导尿，4次/天，嘱患者规律饮水，平均100ml/h。申请运动疗法、心理治疗、社会康复评定科的评定及治疗。进行肢体功能等康复训练，提高残余肌力，改善翻身、坐起能力，及坐位平衡功能，减少日常生活辅助量。

（四）康复评定会

参加人员：主任医师、主管医师、物理治疗师、心理治疗师、社会康复师、护理人员。

（1）主管医师：患者为青少年女性，急性起病，迅速达高峰，表现为双下肢感觉运动障碍，大小便障碍，有明确感觉平面，脊髓病变诊断明确。患者病前无外伤史，无过度剧烈活动史，不考虑外伤性脊髓病变；患者有疲劳、熬夜史，不除外免疫力低下病毒感染诱发的自身免疫反应；患者脑脊液白细胞正常，蛋白基本正常，生化正常，可排除脊髓直接感染；患者无视力减退病史，颈椎MRI、头颅MRI未见异常信号灶，除外多发性硬化、视神经脊髓炎。诊断为急性脊髓炎。根据脊髓损伤ASIA损害分级，B为不完全性损害。在神经平面以下包括骶段（S_4～S_5）存在感觉功能，但无运动功能。目前康复诊断：急性脊髓炎，T_6～L_1横贯性。功能障碍有：①双下肢运动功能障碍；②双下肢感觉功能障碍；③小便功能障碍。日常生活完全依赖，社会参与能力丧失。④便秘。

根据患者的病史和病情变化分析，相应处理如下：双下肢运动功能障碍，目前双下肢肌张力较低、腱反射减弱，左侧病理征可疑，右侧（-），脊髓休克期仍未完全渡过，双下肢仍属于软瘫期，因目前距发病不到1个月，肌肉萎缩不明显，关节被动活动尚可，需要继续进行下肢各关节的被动活动，防止关节挛缩及肌肉萎缩。患者青年女性，双上肢及腰腹部肌肉力量较差，需要加强患者上肢运动功能及腰腹部力量，加强患者在床上翻身起坐及转移能力。患者下肢肌张力将会逐渐升高，注意体位摆放，必要时可加用药物治疗。可进行站床，防止骨质疏松并能给予下肢深感觉刺激。患者存在深浅感觉障碍，注意保护患者，防止烫伤。患者入院时保留导尿，拔出尿管，残余尿量较多，给予间断导尿，可让患者练习自己导尿，注意防止泌尿系感染。患者便秘，饮食上注意摄取纤维含量多的食物，定时按摩腹部，每天固定时间排便，给予开塞露和当归芦荟片等药物。定时翻身、保证皮肤干燥清洁，防止压疮。尽量减少卧床时间，增加下肢被动活动，给予气压助动、穿弹力袜防止下肢深静脉血栓形成。

（2）物理治疗师：患者目前双下肢关节被动活动度基本正常，没有主动活动，肌张力低，不能独自翻身，不能从床上坐起，坐位平衡可，不能站立。具体拟采取的治疗方法是：①关节被动活动，维持关节活动度；②翻身训练；③起坐训练，加强腹部肌肉力量；④双上肢支撑及转移能力训练；⑤坐位平衡训练；⑥站立床训练；⑦轮椅操作技巧训练。

（3）心理治疗师：患者既往体健，没有重大精神创伤史。脊髓炎发病急、瘫痪重，患者难以接受目前情况，容易产生悲观情绪。父母对患者预期恢复理想化，需要先对患者父母进行心理疏导。使其正确面对现实，树立自信的心理支撑点，以平常的心态面对残疾，获得重返社会必须的适应能力，向其提供心理治疗是非常重要的。

（4）社会康复师：患者为在读中专生，酒店服务专业，根据目前诊断患者终生依赖轮椅可能性很大，不大可能继续学业。患者患病时间较短，尚不能接受终生残疾的现实，已向患者父母交代预后，因患者近期康复有一定成效，坐位平衡和力量都有一定改善，康复热情较高，鼓励其与病友接触促进学习，借此逐步认识终生残疾的现实。建议加强家庭和社会支持，缩短否认期，促进其早日回归社会，追求有意义的人生。

（5）康复护士：患者 ADL 评分 25 分，存在的护理问题是容易出现压疮，二便的管理，防止坠床。拟给予的护理措施是：①给予正确的良肢位摆放及体位。交换指导；②定期检查有无压疮；③患者有尿潴留，嘱患者按时规律饮水，间断导尿，并教予患者自主导尿。

（6）主任医师：急性脊髓炎早期常为脊髓休克，表现为双下肢弛缓性瘫痪，肌张力低下、腱反射消失，病理征阴性。脊髓休克期可持续 3 ～ 4 周，如脊髓损伤严重或并发肺炎、泌尿系感染等，脊髓休克期可延长 1、2 个月或更长。球海绵体反射是判断脊髓休克消失的指征之一，此反射的消失为休克期，反射的再出现表示脊髓休克的终止。具体检查方法为：用戴手套示指插入肛门，另一手刺激阴蒂（男性刺激龟头），阳性时手指可以明显感觉肛门括约肌的收缩。

（五）讨论

脊髓休克产生的原因乃是由于断离的脊髓节段失去高级中枢的调节性影响，特别是来自大脑皮质、前庭核和脑干网状结构的易化性影响。在正常情况下，这些部分通过其下行的纤维与脊髓神经元所构成的突触联系，使这些脊髓神经元保持一种阈下的兴奋状态，这可称为易化作用。由于横断脊髓，失去此种易化性影响，脊髓神经元兴奋性暂时地降低就表现为脊髓休克。

脊髓炎急性期康复主要目的是防止失用综合征，为以后康复创造条件。①良肢位保持：卧床时保持肢体良肢位，防止肢体畸形；②防止压疮：应用气垫床，并根据患者情况定时变换体位；③坐起训练：胸段以下者早期即可坐起；④站立训练：可用电动起立床训练，从患者能耐受的角度开始，逐渐增加角度，直至直立，每日 2 ～ 3 次，每次 20 ～ 30min；⑤关节被动活动训练：对瘫痪肢体应每日 2 次以上的各关节、全活动范围的被动活动，防止关节挛缩等并发症。

脊髓炎康复期的训练。①健肢的主动关节活动或抗阻运动：患者需加强上肢及腰背肌肉肌力训练，为转移及代偿瘫痪肢体运动功能做准备；②垫上训练：在治疗师指导下进行垫上训练，如翻身、长坐位训练；垫上移动训练；四点跪位训练；爬行训练等；③轮椅操纵应用训练：对于双下肢运动功能差而双上肢功能尚好者，估计短期内不能恢复者，可利用上肢的功能，给予轮椅操纵及移乘训练。

患者为 T6 ～ T12 完全性脊髓病变，这类患者上肢完全正常，肋间肌亦正常，因而呼吸功能基本正常，躯干部分瘫痪，双下肢完全瘫痪。此类患者生活完全能自理，能独立使用标准轮椅和完成转移动作，可从事一般的家务劳动，可从事坐位的工作。利用长下肢支具、拐杖、助行器或平行杠做治疗性步行训练，此种步行虽无实用价值，但给患者能独立行走的感觉，使患者产生强大的心理支持。下肢负重可减缓骨质疏松的发生。下肢活动可改善血液、淋巴循环，促进大小便排泄，减少对他人的依赖，因此应大力开展这项训练。

脊髓休克期过后，肌张力增高，容易出现痉挛，痉挛是脊髓损伤的常见并发症，是一种因牵张反射兴奋性增高，所致的以速度依赖性肌肉张力增高、伴有腱反射亢进为特征的运动障碍，属于上运动神经元综合征的表现之一。早期注意保持良肢位摆放，避免过度用力、疲劳，检查关节被动活动，若严重时，可进行治疗性的主动性运动训练，配合水疗、按摩、针灸及矫形器的使用。可口服脊髓内突触传递阻滞剂如巴氯芬药物。

轮椅的选择：获得患者基本的身高、体重等数据后，定制轮椅，注意高度，防止下肢肌张力过高。

排尿障碍：脊髓休克期，膀胱呈完全的弛缓性麻痹，全部反射功能和肌肉功能均消失，排尿能力丧失，表现为尿潴留。此时可留置导尿或耻骨上穿刺置管引流，防止膀胱过度膨胀，若长期留置导尿可诱发膀胱结石、膀胱萎缩或阴茎阴囊瘘等并发症，故应及早进行间歇导尿。

(1) 间歇导尿：①控制液体量：每日液体摄入 2000ml 以内（包括饮用的流质和水），每小时 125ml 左右。避免短时间内大量饮水。晚 8：00 以后不要饮水。②开始每 4h 导尿 1 次，保持膀胱容量在 500ml 以下，以后根据膀胱残余尿量的多少来调整导尿次数。一般残余尿量＞ 200ml，每天导尿 4 次；150 ～ 200ml，每天导尿 3 次；100 ～ 150ml，每天 2 次；100ml 以下每天导尿 1 次；50 ～ 80ml 以下或为膀胱容量 20% 以下时，可停止导尿。③每次导尿不能超过 500ml。另注意定期检查尿常规、尿培养，及时防治泌尿系感染。

(2) 直肠电刺激疗法：用专用电击棒置入肛门，刺激膀胱壁或骶髓骶神经运动支，可引起逼尿肌收缩而排尿。每日 2 次，每次 20min。

(3) 针灸治疗：可艾灸关元、神阙等穴，针刺关元、中极、气海、膀胱俞等。

(4) 耻骨上膀胱造瘘术：对于各种原因致膀胱功能不能恢复，需长期导尿者，可酌情考虑此手术。

排便障碍：正常排便是大肠在神经系统支配下所进行的活动。排便指令由脑皮质发出，低位中枢在骶髓（S2 ～ S4）。当脊髓损伤，伤及排便有关的神经时，失去脑皮质支配。另外结肠反射缺乏、肠蠕动减慢，最终导致大便排出困难，临床称为神经源性大肠功能障碍。该患者脊髓损伤平面在 S2 ～ S4 以上，脊髓排便中枢未受损伤，存在排便反射弧，称为反射性大肠，患者可通过反射自动排便，但缺乏主动控制能力。

对该患者，可用戴手套手指经肛门入直肠施行刺激，将坚硬大便抠出，手指沿直肠壁做柔和的环形运动，顺时针刺激 30 ～ 60s，刺激直肠的排空功能。如让刺激同时排便，可如下操作，先使用直肠栓剂（如开塞露），然后手指刺激直肠壁 10 ～ 15min，再辅助患者坐便椅上让重力协助排便。

同时进行饮食调节，进食高纤维素、高容积和高营养的，每天至少有 3 次蔬菜和水果。必要时加用药物治疗，比如乳果糖。

性功能障碍：脊髓损伤后患者可发生性功能障碍，患者目前为青少年，暂不需要此类康复，待育龄期时，需要进行相关康复训练。患者生育将不受影响。

家居改造：患者脊髓炎，双下肢运动功能受限，需要长期轮椅生活。患者在农村居住，平房；有院子，入口有台阶，对患者家入口进行改造，增加斜坡，门的宽度进行改造，最好改为滑动门，过道、走廊、转弯的宽度进行评测并改造，以适应轮椅需求。水龙头、电灯开关、冰箱门扳手、桌高、柜高、电话可接近、马桶高度及前、左、右宽度均需进行评估并进行相关改造，目的使患者生活便利，达到生活自理。

移乘能力：患者今后若出行范围增大，可考虑电动轮椅。上肢功能较好的脊髓损伤患者可通过上肢完全掌握驾驶技术，目前国内针对脊髓损伤患者的汽车改造仍不完善，给此类患者远距离移乘带来影响。

患者近期康复目标是增加上肢力量，维持下肢关节活动度，提高坐位平衡能力，提高转移能力。远期目标是生活自理，盼回归社会。

今后减重平板车步行训练对患者步行可能会有进一步改善，可以进行。

（郭　鸣　李冰洁　赵　军）

二、主动脉夹层术后并发脊髓缺血康复疗效分析

【摘　要】 主动脉夹层是一类会危及生命的大血管疾病，起病较急、病情凶险、病死率高。主动脉替换术是治疗主动脉夹层的有效手段，但常并发脊髓缺血性损伤，致残率较高，其主要原因为主动脉阻断时的脊髓缺血及开放后的脊髓再灌注损伤。康复治疗对主动脉夹层术后并脊髓缺血性损伤具有明显效果。

【关键词】 主动脉夹层；脊髓缺血；康复

（一）病历介绍

患者，男性，66 岁，主因“双侧肢体活动不利、感觉减退、大小便障碍 12 天”以“脊髓缺血恢复期”收住入院。

病残史：患者于 2015 年 12 月 9 日因胸痛、主动脉夹层、溃疡，行支架植入及升主动脉替换手术，术后第 2 天患者出现双侧下肢活动不能，伴有腰背部疼痛，大小便控制障碍，诊断考虑为脊髓缺血，予以脑脊液引流、激素、脱水、抗凝、营养神经等治疗，腰背部疼痛逐渐好转，双侧下肢仍无法活动。

目前患者双侧下肢活动不能，留置尿管，有便意，翻身、转移、如厕等日常生活需他人帮助，为进一步康复收入院。

既往史：高血压病史 10 余年，未规律监测及口服药物控制，最高 180/100mmHg，10 余年前行阑尾炎手术及疝气手术，否认糖尿病病史，否认肝炎结核等传染病病史，否认食物药物过敏史。

入院查体：神清、语利，血压 140/80mmHg，脉搏 85 次 / 分，认知功能检查正常，饮水无呛咳。双侧瞳孔等大同圆，直径约 3mm，光反射灵敏，眼动自如，辐辏反射正常，咬肌、颞肌对称有力，下颌无偏移，角膜反射存在。双侧额纹对称，鼻唇沟对称，双侧听力粗测正常，双侧 Rinne 试验气导大于骨导，Weber 试验居中。悬雍垂居中，咽反射灵敏，软腭动度正常，伸舌居中。转颈及耸肩对称有力，关节活动度无明显受限，双侧下肢肌张力低，双侧上肢肌力 5 级，双侧下肢肌力 0 级，双侧肱二头肌、肱三头肌肌腱反射对称，桡骨膜反射对称，双侧膝腱反射、跟腱反射未引出，髌阵挛、踝阵挛阴性。双侧 Hoffmann 征阴性，左侧 Babinski 征阳性，右侧 Babinski 征未引出，双侧掌颏反射阴性，吸吮反射阴性，双侧腹壁反射未引出，双侧提睾反射阴性，感觉检查 T_6 以下针刺觉减退，L_2 以下感觉消失，振动觉及关节位置觉减退，双侧指鼻试验稳准，双侧跟膝胫试验不能完成，可扶坐，Romberg 征不能完成，骶尾部可见压红。

【辅助检查】

胸椎 CT（2016-1-7）：胸部椎体骨质增生，双侧神经通路未见异常，椎小关节未见明显异常，骨性椎管未见狭窄，椎管内结构清晰，未见异常密度灶，椎旁软组织未见明显异常，主动脉支架术后，胸骨开胸术后。

（二）康复诊断

（1）脊髓缺血性不完全损伤（$T_6 \sim L_5$），ASIA 分级：B 级，双下肢运动功能障碍，双下肢感觉功能障碍，升主动脉置换 + 象鼻支架植入术后，神经源性膀胱，尿路感染，压疮，焦虑、抑郁状态。

（2）双下肢运动功能障碍，双下肢感觉功能障碍，大、小便障碍。

（3）ADL 重度功能缺陷。

（4）社会参与能力减退。

（5）高血压 3 级（极高危），前列腺增生。

（三）康复方面临床讨论

入院后给予控制血压、抗血小板聚集、营养神经、抗焦虑抑郁、抗感染、压疮换药、改善前列腺增生及神经源性膀胱症状等治疗；给予肢体功能训练、理疗、针灸、按摩、悬吊等康复训练。

1. 主要问题点

（1）双侧下肢运动功能障碍：双侧下肢肌力 0 级，坐位平衡控制不良；

（2）双侧下肢感觉功能障碍：感觉检查双侧 T_6 以下针刺觉减退，L_2 以下感觉消失，振动觉及关节位置觉减退。

（3）二便控制障碍：留置尿管；排便有便意，排便力弱。

（4）ADL 重度功能障碍：转移、穿衣、如厕等日常生活需他人帮助；改良巴氏指数：20 分。

（5）社会参与能力减退。

2. 康复目标

（1）近期目标：维持各关节活动度，注意良肢位摆放，提高双侧下肢肌力及躯干控制能力，提高 ADL 能力。

（2）远期目标：回归家庭，部分生活自理。

3. 康复治疗及疗效　根据患者的障碍，给予良肢位摆放、关节被动运动、肌力增强、转移、坐位平衡、立位平衡、日常生活自理能力训练、心理治疗等训练，肌力增强训练重点为髂腰肌、股四头肌、胫前肌、股二头肌、腓肠肌、腰背肌训练，转移训练主要为进行床—轮椅转移训练，日常生活自理能力训练包括自我修饰、穿衣、如厕、洗漱等训练。经过 2 个月的治疗及康复训练，患者血压平稳，感染控制，压疮痊愈，障碍明显改善，患者双下肢肌力明显增加，左下肢髂腰肌 4 级，股四头肌 3 级，胫前肌 2 级，股二头肌 3 级，腓肠肌 3 级，右下肢髂腰肌、股四头肌、股二头肌、胫前肌肌力均达肌力 4 级，腓肠肌 3

级。可辅助下行走，尿管拔除，可自主排尿，排便基本正常，偶有便秘，需开塞露辅助排便，ADL 水平明显提高，改良巴氏指数达 50 分。

（四）讨论

主动脉夹层是指血液通过主动脉内膜裂口进入主动脉壁并造成动脉壁的分离，是最常见的主动脉疾病之一，年发病率为 5/100 000 ~ 10/100 000，是腹主动脉瘤破裂发病率的 2 ~ 3 倍，病死率约 1.5/100 000，男女发病率之比为 5 ∶ 1 ~ 2 ∶ 1。常见于 45 ~ 70 岁人群，尤其好发于马凡综合征患者，在 40 岁前发病的女性中 50% 发生于孕期。从发生部位上看，约 70% 内膜撕裂口位于升主动脉，20% 位于降主动脉，10% 发生于主动脉弓部三大血管分支处。其病理病因：①主动脉中层囊性变性：主动脉中层退行性改变，即胶原和弹力组织退化变质，常伴囊性改变，被认为是主动脉夹层的先决条件；②高血压：高血压是导致夹层的重要因素，约半数近端和几乎全部的远端主动脉夹层者有高血压，因为长期高血压可引起平滑肌细胞肥大、变性及中层坏死；③外伤：直接外伤可引起主动脉夹层，钝挫伤可致主动脉局部撕裂、血肿而形成主动脉夹层。主动脉内插管或主动脉内球囊反搏插管均可引起主动脉夹层。

脊髓动脉供应来源主要有：①椎动脉的脊髓前、后动脉；②颈升动脉、肋间动脉、腰动脉和髂动脉的脊髓支，这些脊髓支伴相应脊神经进入椎间孔，称根动脉，沿脊神经前后根进入脊髓。左右椎动脉在延髓上升段中各发出两支下行小动脉，上部一对动脉转向脊髓背部，形成脊髓后动脉，下部一对动脉形成脊髓前动脉，沿脊髓前正中裂迂回下降，途中接受 6 ~ 8 支根动脉。脊髓前动脉供血范围约占脊髓的前 2/3。脊髓后动脉分出小支直接供应脊髓的后 1/3。脊髓前、后动脉有分支吻合。根动脉进椎管后分为前根动脉和后根动脉，与相应段的脊髓前、后动脉相延续。脊髓的血液供应，在 2 个来源不同的分布区移行带部分，可称之危险区。$T_{1\sim4}$ 和 L_1 部位就是危险区。此区血管损伤常导致脊髓缺血改变。

主动脉替换术是治疗主动脉夹层的有效手段，但常并发脊髓缺血性损伤。致残率较高，其症状主要为各种脊髓损伤综合征，目前，尚未完全明确其确切机制。Svensson 等认为，主动脉夹层术后并发脊髓缺血性损伤主要有三大原因：①脊髓缺血的时间和程度；②部分血管闭塞无法有效恢复脊髓血供；③生化介导的脊髓再灌注损伤。本例患者为主动脉夹层术后并发脊髓缺血（T_6 ~ L_5），其原因可能为不完全或部分阻断脊髓前动脉，因而造成脊髓急性缺血性不完全损伤。本例患者主要障碍为双下肢运动、感觉及大小便障碍，发病 12d 后开始介入康复训练，康复进展较快，康复预后良好。经过 2 个月康复治疗后，患者双下肢肌力明显恢复，可辅助下行走。本例患者康复治疗过程提示我们，康复治疗对主动脉夹层术后并脊髓缺血性损伤有明显效果 . 采取较全面的康复治疗方案，可促进患者的功能恢复。

（胡雪艳　何静杰　杨宇琦　刘　平　刘丽旭）

参考文献

陈曦，张源明 .2008. 主动脉夹层病因学进展 . 心血管病学进展，（4）：549-553.

王敏生，顾凯时 .2003，胸心外科手术学 . 上海：上海科学技术出版社，134-135.

Buth J，Harris P L，Hobo R，et al.2007，Neurologic complications associated with endovascular repair of thoracic aortic pathology：Incidence and risk factors.a study from the European Collaborators on Stent / Graft Techniques for Aortic Aneurysm Repair（EUROSTAR）registry.J Vasc Surg，46（6）：1103-1111.

Coulon C.Thoracic aortic aneurysms and pregnancy.Presse médicale，2015，（11 ）：1126-1135.

Funatsu T，Kondoh H，Taniguchi K .2015.Paraparesis due to spinal cord infarction associated with acute aortic dissection.Asian Cardiovasc Thorac Ann，23（9）：1137.

Kawaharada N，Morishita K，Kurimoto Y，et al.2007.Spinal cord ischemia after elective endovascularstent graft repair of the thoracic aorta. Eur J Cardiothorac Surg，31（6）：998-1003.

Khanafer A，Khashram M，Mann D.2015，Recent changes in the management of aortic dissection.The New Zealand medical journal.N Z Med J，128（1419）：9-11.

Moon MR.Approach to the treatment of aortic dissection.Surg Clin North Am，2009（4）：869-893.

Siddiqi HK，Eagle KA.2013，Acute aortic dissection in women：challenges and opportunities.Expert Rev Cardiovasc Ther，11（11）：1527-1539.

Svensson LG，Crawford ES，Hess KR，et al.1993，Experience with 1509 patientsundergoing thoracoabdominal aortic operations.J Vasc Surg，（2）：357-370.

Vega SJ，Zamorano GJ，Pereira CN，et al. Acute aortic syndrome.Rev Med Chil，2014（3）：344-352.

第六章

神经系统其他疾病的康复（8 例）

一、疑是原发性中枢神经系统血管炎的诊治和康复预后

【摘　要】 本文介绍了1例疑是原发性中枢神经系统血管炎的青年男性患者，以左侧基底节区腔隙性梗死灶首发，双联抗血小板治疗2周后出现左侧基底节区脑出血，病情稳定后1个月余康复治疗期间，出现双侧额叶及左侧顶叶、胼胝体压部新发缺血灶，头颅MRA发现左侧大脑中动脉M1段局限性狭窄，2次查c-ANCA阳性。通过该病历的介绍，讨论原发性中枢神经系统血管炎的诊断、药物、康复治疗及预后。

【关键词】 青年卒中；原发性中枢神经系统血管炎；诊断；治疗；康复预后

（一）病历介绍

患者，男性，24岁。主因“右侧肢体活动不利2月余，言语不清1月余”门诊以“脑出血恢复期”于2015年8月10日收入我院神经内科病房。

病残史：患者2个月余前（2016年1月20日）夜间睡眠中无明显诱因，自觉往左侧翻身费力，无明显头痛、头晕，无恶心、呕吐，未予重视。晨起发现右侧肢体力弱，右脸麻木，嘴角往左侧歪斜，但右上肢仍能抬起，右手可持物，可独立行走，言语尚流利，无头痛、头晕，无恶心、呕吐，无视物旋转。就诊于外院一，查头颅CT及MRI提示“左侧基底节区脑梗死”（图6-1），给予“阿司匹林、氯吡格雷双联抗血小板聚集及依达拉奉清除自由基，丁苯酞改善脑代谢”等药物治疗。患者上述症状逐渐好转，病情未再加重。

住院期间实验室检查提示：抗中性粒细胞胞浆抗体、抗核抗体（ANCA、ANA）阳性，未予特殊处理。病后4天左右，上述症状完全缓解，继续药物治疗于病后2周（2016年2月4日）出院。

出院当日下午4：00，患者独自在家时突发剧烈头痛，电话通知家属，言语尚流利，但情绪烦躁，肢体活动情况不详。约20min后家属赶到，发现患者意识不清，呼之可睁眼，身旁有呕吐物。急呼120送外院，当时测血压110/70mmHg，查头颅CT提示“左侧基底节区脑出血破入脑室，量约40ml”（图6-2）。为求手术治疗于当日下午5：00转至外院，复查头颅CT提示“出血量较前增多，约60ml”，下午6：00左右患者出现昏迷，呼之不应，于外院急行“开颅去骨瓣减压+颅内血肿清除术”，术中及术后共输血浆7袋。术后给予“抗炎、抑酸、保护胃黏膜、营养神经等”药物治疗，术后第7天可睁眼，意识渐清，发现右侧肢体完全不能活动，言语理解及表达不能。于当地医院接受被动肢体活动及针灸治疗数天，

右下肢逐渐可稍屈伸，余肢体及言语未见明显好转。为求进一步康复于 1 个月前（2016 年 3 月 2 日）收入我科住院治疗。入院后复查“ANCA 阳性，ANA 阴性”。18 天前患者出现精神差，睡眠增多，查头颅 MRI 提示“双侧额叶及左侧顶叶、胼胝体压部新发缺血灶”（图 6-3），行腰穿检查结果提示“脑脊液压力 170mmH_2O，无色透明，白细胞数 5×10^6/L，蛋白 66.88mg/dl”。为求进一步治疗于 14 天前（2016 年 3 月 17 日）转入外院，给予“依达拉奉清除自由基，丁苯酞及脑苷肌肽营养神经”等药物治疗，患者精神状态逐渐好转。于外院三复查“ANCA、ANA 及 ACA 等相关自身免疫抗体均为阴性”，行头 DSA 检查提示“左侧大脑中动脉 M1 段轻度狭窄”，诊断“原发性中枢神经系统血管炎？”，未予激素及免疫抑制剂治疗。于外院接受语言及肢体活动训练，患者听理解较前略有改善。目前患者右侧肢体活动不利，言语理解及表达不能，日常生活大部分依赖，为求进一步治疗收入我科。

患者自发病以来神志情况如上述，饮食、睡眠可，大小便正常，体重未见明显变化。

既往史：否认高血压、糖尿病、高脂血症病史。2000 年左右曾有电击病史，左上肢触电。2003 年因癫痫发作于当地医院检查发现“左侧海马硬化”，2004 年于外院四行“左侧颞叶部分切除术”，术后未再有癫痫发作。否认肝炎、结核等传染病史，否认外伤、输血史。磺胺类及先锋霉素过敏。

个人史：生于黑龙江省牡丹江市，否认长期外地居住史，否认疫区居留史，否认特殊化学品及放射线接触史。吸烟史 6 年余，6 ～ 7 支 / 天，无大量饮酒史。

婚育史：未婚未育。

家族史：父母体健。家族中无传染性疾病、代谢性疾病及类似病史。

心理史：性格外向，无重大心理创伤史。

职业史：患者为公务员。

入院查体：神清，言语表达不能，听理解偶可完成一步指令，可复述词组，阅读及书写不能，混合性失语，高级皮质功能检查不能完成，查体欠合作。双侧瞳孔等大等圆，直径约 3mm，直接间接对光反射灵敏，眼动充分。双侧额纹对称，右侧鼻唇沟略浅，伸舌右偏，悬雍垂右偏，咽反射灵敏，余脑神经检查不合作。四肢关节活动度无明显受限。右上肢屈、伸肌张力改良 Ashworth 1+ 级，右手屈肌张力 2 级，右下肢伸肌张力 2 级，右侧肢体及右手布氏分期Ⅱ期。右侧肱二头肌、肱三头肌腱反射及桡骨膜反射（+++），右侧膝腱反射（+++），跟腱反射（++++），髌阵挛阴性，踝阵挛阳性。双侧 Hoffmann 征（－），双侧掌颏反射（－），右侧 Babinski 征（+），左侧 Babinski 征（－）。感觉检查不合作。指鼻试验及跟膝胫试验不合作。可床旁独坐，独站不能，日常生活活动能力（ADL）大部分依赖。

【辅助检查】

（1）头颅 MRI 及 MRA（2016-1-21，图 6-1）：左侧内囊后肢点片状长 T1 长 T2、高弥散信号改变。左侧颞叶部分切除，左侧颞叶可见高 Flair 信号改变。左侧大脑中动脉 M1 段较对侧纤细，局部狭窄。

（2）自身免疫抗体（2016-1-22）：抗中性粒细胞抗体 cANCA 阳性，抗核抗体 ANA 阳性，RO-52 可疑阳性。

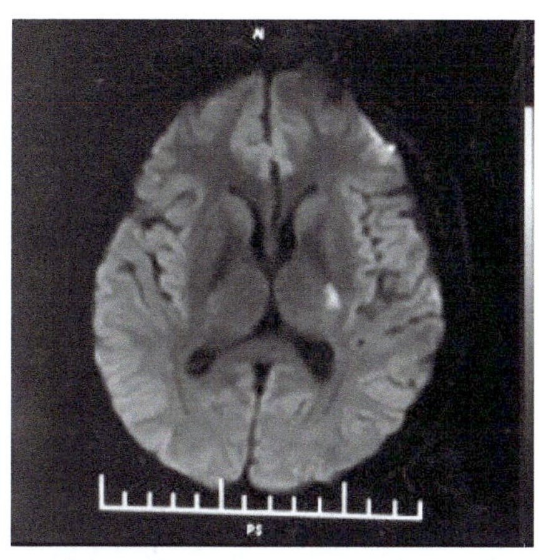

图 6-1　发病时 MRI 弥散像显示左侧基底节区高弥散信号

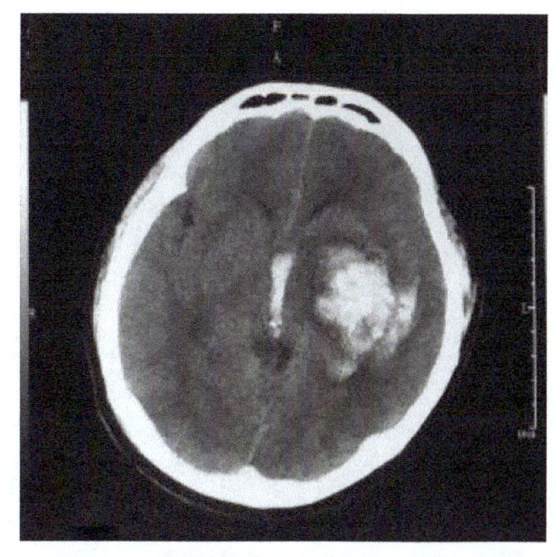

图 6-2　2 周后头颅 CT 显示左侧基底节区脑出血，破入脑室

（3）头颅 CT（2016-2-4，图 6-2）：左侧基底节区团块状高密度影，考虑脑出血并破入脑室，出血量约 40ml。

（4）颈部 CTA（2016-3-9）：颈部血管造影未见异常。

（5）头颅 MRA（2016-3-15，图 6-3，图 6-4）：左侧大脑中动脉 M1 段显影浅淡，远端闭塞？左侧脑室旁及左侧颞叶脑出血术后改变，双侧额叶及左侧顶叶、胼胝体压部散在斑片状高

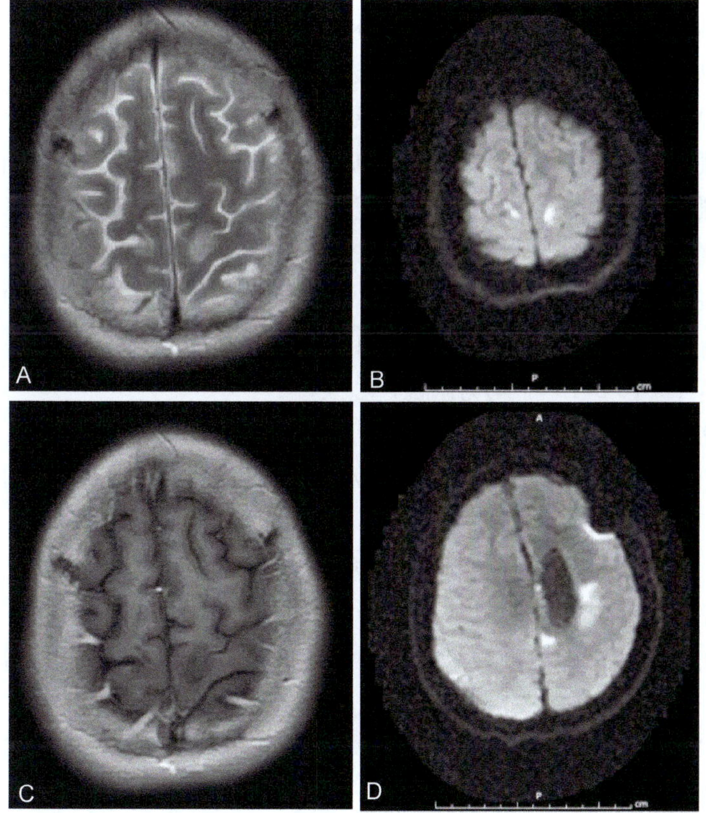

图 6-3　1 个半月后头颅 MRI 显示双侧额叶、胼胝体压部长 T_2 信号，弥散像上呈高弥散信号，增强扫描未见病灶强化

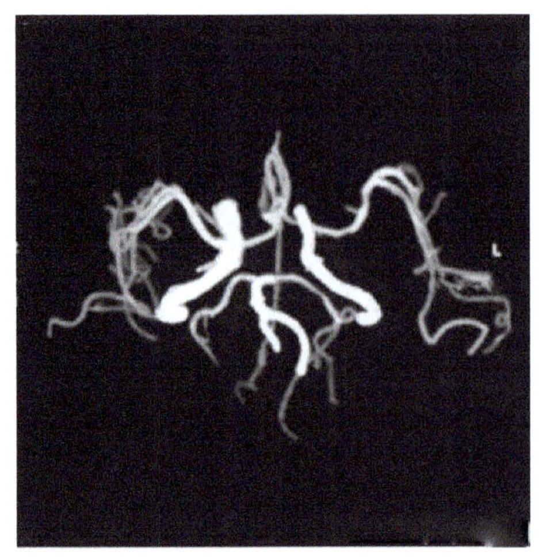

图 6-4　MRA 显示左侧大脑中动脉 M1 局限性狭窄，有类串珠样改变

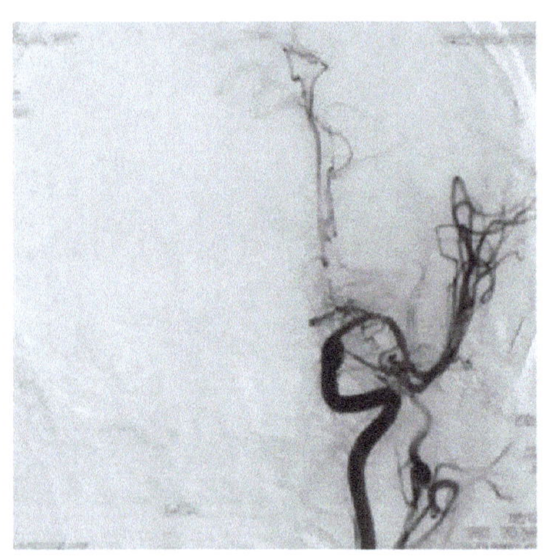

图 6-5　DSA 显示右侧大脑中动脉 MI 段局限性狭窄

弥散信号改变。

（6）头颅增强 MRI（2016-3-17）：左颞开颅术后改变；左侧基底节—侧脑室—颞叶脑出血慢性期改变；胼胝体压部及双侧额叶，左侧顶叶少许高弥散信号；幕上脑室增大；双侧上颌窦及筛窦炎；双侧乳突炎。

（7）超声心动图（2016-3-4）：心内结构未见异常。

（8）CSF 常规及生化（2016-3-15）：无色透明，压力 170mmH_2O，细胞总数 20×10^6/L，白细胞总数 5×10^6/L，脑脊液糖 2.5mmol/L，氯 110.9mmol/L，蛋白 66.88mg/dl。

（9）CSF 细胞学（2016-3-15）：白细胞 300/0.5ml，淋巴细胞比例 95%，新鲜红细胞（+），提示轻度淋巴细胞反应，可见含铁血黄素细胞。

（10）CSF-TORCH（2016-3-15）：均为阴性。

（11）CSF- 免疫学检查（2016-3-15）：脑脊液 IgG 寡克隆区带及特异 IgG 寡克隆区带弱阳性。24h IgG 鞘内合成率：7.929mg/d。MBP：0.02nmol/L。

（12）血 -OB（2016-3-15）：均为阴性。

（13）血 -TORCH（2016-3-15）：风疹病毒 IgG 抗体（+），巨细胞病毒 IgG 抗体（+）。

（14）自身免疫抗体组项（2016-3-21）：ANCA、ANA、ENA、抗磷脂抗体谱等相关抗体均为阴性。

（15）TCD（2016-3-18）：左侧大脑中动脉血流速度增快。

（16）头颈部 CTA 血管造影（2016-3-21）：左侧大脑中动脉 M1 段粗细不均，轻 - 中度狭窄，M2 段局限狭窄；左侧颅骨术后改变；左颞叶及基底节区不规则强化影及异常密度区。

（17）高分辨率 MR+MRA 检查（2016-3-22）：脑出血术后改变，左侧基底节 - 颞叶异常强化影；左侧颈内动脉破裂孔段、左侧大脑中动脉 M2 段部分分支、左侧大脑后动脉 P1 ～ P2 段交界区管壁异常强化，炎症反应？粥样斑块？

（18）主动脉弓及全脑血管造影（2016-3-24，图 6-5）：左侧大脑中动脉 M1 段轻度狭窄。

【治疗经过】

患者入院后给予“神经节苷脂营养神经、丁苯肽改善脑代谢、奥拉西坦改善认知、阿托伐他汀降脂、尼莫同预防血管痉挛等”药物治疗。同时安排物理治疗、作业治疗、言语治疗、高压氧等康复治疗，患者听理解及表达较前改善，表现为听理解偶可简单交流，可自主表达“你好”，在提示下可命名“草莓、水杯”等常见物品，可复述短句，可书写自己的名字。运动功能右上肢肩肘关节出现主动内收及屈曲，右下肢负重能力提高，目前可独立迈步。

（二）康复诊断

（1）脑血管病，脑出血（左侧基底节区），脑梗死（左侧基底节区、双侧额叶、左侧顶叶、胼胝体压部），中枢神经系统血管炎可能性大，去骨瓣减压术后，颅内血肿清除术后，左侧颞叶部分切除术后。

（2）右侧肢体运动功能障碍，言语障碍。

（3）ADL 日常生活大部分依赖。

（4）社会参与能力丧失。

（三）康复方面临床讨论

1. 定位诊断　言语表达不能，听理解障碍，考虑混合性失语，定位于优势半球语言中枢；双侧额纹对称，右侧鼻唇沟略浅，伸舌右偏，考虑右侧中枢性面舌瘫，定位于左侧皮质核束；右侧肢体偏瘫，肌张力增高，右侧 Babinski 征（+），定位于左侧皮质脊髓束。结合头颅 CT 综合定位于左侧基底节区、颞叶。除此以外，结合影像学定位双侧额叶及左侧顶叶、胼胝体压部。

2. 定性诊断　患者青年男性，急性起病，卒中样病程，临床表现为偏瘫失语、意识障碍等神经功能缺损症状，影像学检查提示颅内缺血及出血性改变，故脑血管病明确。患者头颅 MRA 及 DSA 检查均提示左侧大脑中动脉局限性狭窄，病程中 2 次查 c-ANCA 阳性，既往无高血压、糖尿病、高脂血症、大量吸烟等动脉粥样硬化的危险因素，目前无神经系统外其他系统受累表现，故病因考虑原发性中枢神经系统血管炎可能性大。

3. 问题小结

（1）脑出血恢复期。

（2）脑梗死恢复期。

（3）言语障碍：患者目前言语表达能力差，听理解复杂二步指令不能完成，可复述词组，简单书写，阅读不能。

（4）右侧肢体运动功能障碍：患者目前右侧肢体肌张力增高，肌力下降，右下肢负重及重心转移能力差，右足下垂内翻，行走时偏瘫步态明显。

（5）ADL 日常生活大部分依赖。

（6）社会参与能力丧失。

4. 康复目标设定

（1）近期目标：维持、扩大各关节活动，降低肌张力；诱发右侧肢体的分离运动，加强右下肢负重能力和重心转移能力的恢复，改善步行能力；提高言语表达能力和听理解能力。

（2）长期目标：部分回归社会。

5. 康复治疗措施及手段

【治疗方面】

继续神经节苷脂营养神经、丁苯酞改善脑代谢、奥拉西坦改善认知等药物治疗。定期复查头颅 MRI+MRA，若病情反复，可考虑加用免疫抑制治疗；患者肌张力逐渐增加，必要时口服降张力药物治疗。针对右手张力增高，可考虑局部肉毒毒素注射治疗。

【康复方面】

①理学疗法：诱发右侧肢体主动运动能力，手法降张力，加强右下肢负重和重心转移能力，改善步行能力。

②言语治疗：提高言语表达能力和听理解能力。

③高压氧治疗：进行高压氧治疗。

④水疗：改善右侧肢体肌张力。

⑤多功能电刺激：改善右足下垂内翻畸形，提高步行能力。

⑥气压助动循环治疗：预防双下肢静脉血栓。

（四）讨论

青年脑卒中是指 45 岁以下成人发生的卒中，占全部卒中的 5% ～ 15%。青年卒中的病因与老年人相比更加复杂，常见的有夹层动脉瘤、心源性栓塞、非动脉粥样硬化性血管病和高凝状态等。各种脑动脉炎导致的局灶性脑缺血或出血，约占青年脑梗死病因的 20%。炎症性动脉病变是一组不同病因引起血管壁炎症和坏死改变的临床疾病，主要包括大动脉炎、变态反应性疾病和特异性感染（如梅毒、带状疱疹、疟疾）等。

中枢神经系统血管炎（central nervous system vasculitis，CNSV）是一种以多种病因引起的中枢神经系统血管壁炎症性疾病，主要累及软脑膜及皮质的中、小动脉，引起相应供血区脑组织的缺血或梗死性病变，有原发性与继发性两种。原发性病因多不明，发病机制也不明，可以为感染性因素对血管壁直接造成损伤，也可为免疫复合物沉积、自身抗体、细胞介导的多种因素导致机体免疫异常所致。

原发性中枢神经系统血管炎（primary angiitis of central nervous system，PACNS）的临床症状多样，多为青年或中年发病，呈急性或亚急性起病，因累及的部位不同，出现相应的症状。临床常见的症状包括头痛、高级皮质功能（精神、认知功能及意识）障碍、局灶性神经功能缺失（偏瘫、失语、脑神经麻痹、感觉障碍）、癫痫及视野缺损等。全身性的症状如发热、消瘦、皮疹、关节或肌肉酸痛则少见。病情反复发作，逐渐进展。部分患者隐袭起病，呈慢性相对平稳表现。发病部位多位于幕上，主要位于大脑半球皮质下，以额叶多见。CT、MRI 作为无创性检查对诊断有一定的帮助，但缺乏特异性。MRI 多数表现为皮质下白质病灶，部分同时累及皮质，呈现大小不等片状、边界模糊、周围可见水肿，少数可以累及深部白质，主要位于基底节区、丘脑和侧脑室旁；增强扫描见轻度点片状强化或脑回样强化。MRA 对大、中血管病变显示较好，主要表现为受累血管的狭窄或闭塞，慢性病灶可见侧支循环形成。DSA 更易发现微血管形态改变，表现为血管及其分支的突然不规则、节段性的狭窄、串珠样改变以及动脉瘤形成。本例患者 MRI 显示病灶部位先后出现在左侧基底节、双侧额叶及左侧顶叶、胼胝体压部；MRA 显示右侧大脑中动脉 M1 段局限性狭窄，有类串珠样改变，与文献描述的影像学表现类似。但增强扫描未见病灶强化，DSA 显示左侧大脑中动脉 M1 段轻度狭窄，未见经典的节段性的狭窄或串珠样改变，此为不支持点。

实验室检查对于确定自身免疫异常所致的 CNSV，尚缺乏敏感性和特异性。血沉可增快，但 C- 反应蛋白、补体、类风湿因子、狼疮系列及蛋白电泳等检查无异常；CSF 蛋白及细胞数可轻度升高。抗中性粒细胞胞浆抗体（anti-neutrophil cytoplasmic antibodies, ANCA）的检测在小血管炎的诊断中起着很重要的作用，但这些自身抗体检查意义有待于进一步确定。患者 2 次查血 c-ANCA 阳性，提示病变与自身免疫性相关。

PACNS 的诊断标准：①临床表现为头痛、局灶性神经功能损害、弥漫性脑损害症状，病程有复发或进展；②实验室检查除外系统性的炎症或感染；③磁共振检查提示中枢神经系统血管炎且排除其他诊断，血管造影发现多发的动脉节段性狭窄；④软脑膜或脑实质病理学检查证实为血管炎，并排除感染、肿瘤及其他引起血管病变的证据。由于临床及实验室检查通常为阴性，核磁异常改变缺乏特异性，PACNS 很难与其他累及中枢神经系统的血管炎相鉴别，DSA 的诊断价值是有限的，敏感性和特异性都在 24% ～ 33%，并且造影术很难区分血管病和血管炎的差异，确诊需要活检病理证实，目前尚无非侵入性诊断方法，故 PACNS 的临床诊断主要是排除法。

依据其临床和病理特点的不同将 PACNS 分为 4 种亚型。①中枢神经系统肉芽肿性血管炎：主要累及小至中等大小的血管，血管造影多正常；起病隐匿，病情较重，头痛、痫性发作及局灶性或弥漫性神经功能缺损是主要表现；②中枢神经系统良性血管病：典型表现为突发剧烈头痛及卒中，血管造影检查示多血管床交替性的扩张和狭窄，脑病理活检显示血管正常。疾病后期血管造影检查显示的异常表现呈可逆性；③非典型 PACNS：病理特点示淋巴细胞性血管炎，而无肉芽肿形成；④孤立占位病变型：影像学特点示占位效应明显，增强扫描后病灶强化，易误诊为肿瘤：头痛及癫痫发作多见；手术后临床症状缓解不明显，且易复发。本患者所显示资料似与前两种亚型相近。

PACNS 推荐的治疗方案是糖皮质激素联合环磷酰胺治疗。常用的方法是诱导加维持疗法，对于病情危重者可给予静脉注射甲泼尼龙冲击治疗（ 1g/d、连用 3 ～ 7d），然后调整为泼尼松 1mg /（kg • d）口服，4 周左右逐渐减量；并联合环磷酰胺 1. 5mg /（kg • d）治疗，连用 3 个月。而对于较轻的 PACNS 可直接口服激素治疗，并根据疗效确定是否联合免疫抑制剂治疗。免疫抑制剂维持治疗也可给予硫唑嘌呤 1. 5mg /（kg • d）口服，为防止血管炎复发，可连续使用 1 ～ 2 年。但两者长期联合应用往往会出现严重的不良反应。

本例患者年龄较轻，目前遗留的神经功能缺损与脑出血有关，而 2 次脑缺血临床症状较轻，因诊断为疑是 PACNS，建议免疫抑制治疗，但患者家属拒绝。先后给予清除自由基、改善微循环、改善神经细胞代谢、营养神经以及对症等治疗。建议动态随访病情，若反复发作，建议加用免疫抑制治疗。

康复治疗方面，患者功能障碍较重，主要为右侧肢体偏瘫和混合性失语，近期肌张力逐渐增加。但患者年轻，经过一段时间的物理治疗、作业治疗、言语治疗和高压氧治疗，以及口服药物降张力，目前听理解明显改善，能基本完成交流，右侧肢体运动功能有明显改善，目前右上肢近端部分分离运动，右下肢负重和重心转移能力均有提高，能独立行走 50 米。长期目标：调整工作，部分回归社会。

（吴章薇）

二、多系统萎缩的康复

【摘　要】 报道1例多系统萎缩康复病例。患者2年来行走不稳加重，并出现肢体笨拙，头颅MRI示脑干、小脑萎缩，可见特征性“十字征相”，肌电图显示肛门括约肌神经源性损伤。曾间断营养神经、改善脑代谢等药物治疗，效果欠佳，经过康复评定，针对该多系统萎缩患者的障碍点制订综合康复治疗方案，经过康复治疗后患者平衡功能及步态有一定改善。

【关键词】 多系统萎缩；磁共振；十字征；康复

（一）病历介绍

患者，女性，61岁，会计。主因“行走不稳近2年，加重2月”于2015年6月12日入院。

病残史：患者2013年7月逐渐出现行走欠稳，左右摇晃，下坡时停止困难，无跌倒，立位时抬腿费力，坐位无明显异常，无四肢无力。无头晕、头痛，无言语不清，无眩晕，无恶心、呕吐，无饮水呛咳、吞咽困难，无视物成双、视物旋转，无大小便障碍等，未予诊治，1个月后自觉缓解。2014年2月再次感行走不稳，症状较前加重，行走时身体左右晃动，抬腿困难，迈步费力，无跌倒，夜间较白天重，不敢外出，双手运动欠灵活，包饺子速度减慢。先后于多家医院查头颅MRI提示“小脑及脑桥萎缩”，未予特殊治疗。2014年9月于外院查头颅平扫+增强磁共振回报：“小脑及脑桥萎缩，脑内多发腔隙性软化灶；颈椎MRI未见异常。”脑脊液生化示：氯113mmol/L，葡萄糖53mg/dl，蛋白33mg/dl；脑脊液常规示：总细胞数7×10^6/L，白细胞数7×10^6/L；脑脊液免疫球蛋白A 0.51g/L；血清叶酸8.31 ng/ml，维生素B_{12}测定221pg/ml。诊断“多系统萎缩可能性大”，给予“舒血宁、丁苯酞软胶囊、胞磷胆碱钠”等治疗。患者出院后间断口服丁苯酞软胶囊，胞磷胆碱钠胶囊，甲钴胺片，维生素治疗。近2个月来自觉上述症状进行性加重，出现站立不稳，不敢转身，独自不能上台阶，起床困难，自诉无四肢无力及二便障碍。

既往史：有高血压病史，“子宫肌瘤”“子宫切除术”病史，术后出汗增多，未明确诊断，自服补药及中草药治疗1年余，出汗正常。否认药物、食物过敏史。

查体：右上肢立位血压133/77mmHg；卧位血压117/68mmHg；左上肢立位血压135/86mmHg。卧位血压129/71mmHg，神清，言语清晰，自知力，计算力，时间、地点、人物定向力，远期记忆力均正常，近期记忆力略减退。脑神经检查未见异常。关节活动度无明显受限，双上肢布式分期Ⅵ期，双手布式分期Ⅵ期，双下肢布式分期Ⅴ期，四肢肌力肌张力正常，四肢腱反射（++），双侧髌阵挛，踝阵挛（−）。双侧 Hoffmann 征（−），双侧 Babinski 征（−），双侧掌颏反射（−），吸吮反射（−），痛觉，深感觉正常，双侧指鼻试验稳准，双侧跟膝胫试验欠稳准，Romberg 征睁眼稳，闭眼不稳。能独坐，能站立。行走不稳，行走时步基变宽，躯干左右摇晃，体位转换困难。

【辅助检查】

头颅 MRI（2014-4-28）示：小脑及脑桥萎缩，脑内多发腔隙性软化灶（图 6-6，图 6-7）。

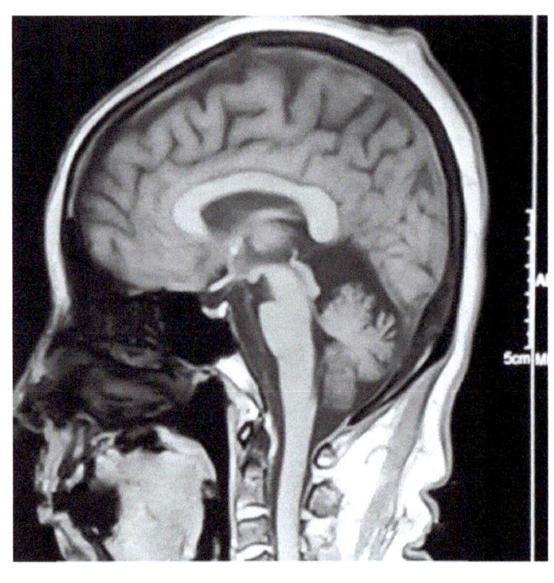

图 6-6　头颅 MRI 矢状位 T_2WI 像（2014-4-28）
脑桥、小脑萎缩明显，第四脑室轻度扩大，大脑皮质弥漫性轻度萎缩

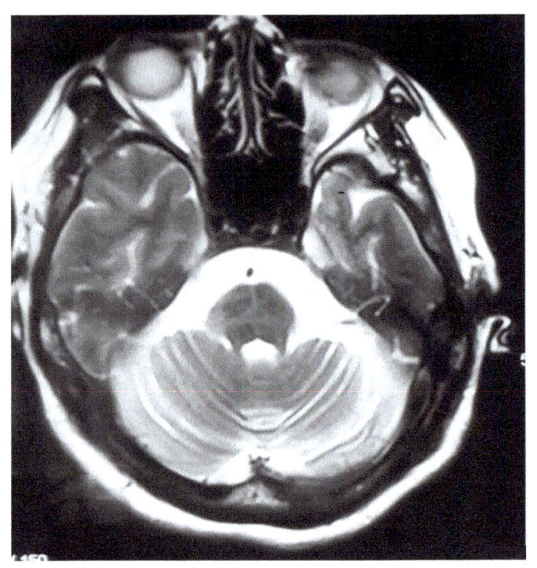

图 6-7　头颅 MRI 轴位 T_2WI 像（2014-4-28）
脑桥、小脑萎缩明显，可见脑干“十字征”

（二）康复诊断

（1）行走不稳原因待查，神经系统变性病，多系统萎缩（MSA-C）（很可能）。

（2）共济失调，行走不稳，双下肢运动功能障碍，大小便障碍。

（3）ADL 轻度功能缺陷。

（4）社会参与能力减退。

（5）高血压病 1 级（高危），泌尿道感染，子宫切除术后。

（三）康复方面临床讨论

1. 主要问题点

（1）认知功能障碍：LOTCA 评分 63/91 分，MOCA15/30 分。

（2）平衡障碍：站立位动态平衡差，行走不稳，行走时步基变宽，躯干左右摇晃，体位转换困难。

（3）双下肢运动功能障碍：双下肢布式分期Ⅴ期，速度及协调能力受损，独自不能上台阶，起床困难，转身困难。

（4）大小便障碍：便秘，尿频，尿急。

（5）ADL 轻度功能缺陷；改良巴氏 ADL 指数 80 分。

（6）社会参与能力减退。

2. 康复目标设定

（1）近期目标：提高下肢负重能力，训练立位平衡，步行训练，加强上、下肢协调性，训练上、下楼梯（患者家住五楼），减少 ADL 辅助，提高生活质量。

（2）远期目标：回归家庭。

3. 康复治疗方法　入院后给予降压、营养神经、抗泌尿道感染等药物治疗；行物理治疗、作业治疗、平衡等康复训练。

4. 康复治疗措施及手段

（1）药物治疗：入院查血常规，肝肾功能，凝血功能，肿瘤标记物及甲功五项及甲状腺抗体均正常。心电图提示窦性心律，左室高电压，Ⅲ导联有 Q 波。患者有尿频尿急进一步查肌电图检查提示“肛门括约肌神经源性损害”，尿常规示“泌尿系感染”，进一步排查胸椎磁共振未见明显异常，L_1 椎体上缘轻度陈旧压缩骨折。入院后给予降压，营养神经，控制泌尿道感染以及改善认知功能的治疗。

（2）康复治疗：患者完成入院初期评定后针对患者功能障碍申请相应的物理治疗，作业治疗，平衡训练、悬吊运动康复训练、中医针灸，以及认知训练。物理康复主要是双下肢负重训练，站立重心转移训练，上、下楼梯训练；康复评定科平衡训练，主要借助平衡训练仪以提高立位静态及动态平衡能力，改善步态；作业治疗主要是手指灵活性训练（手指楼梯、插拔小钉），肌耐力训练（套板训练、垒积木），以提高肢体精细动作及协调能力，进行日常生活能力指导，以减少 ADL 辅助。并欲进行中医针灸缓解大、小便障碍，计算机辅助认知功能训练改善认知功能。

（3）护理方面：患者行走不稳，起坐转移困难，摔倒风险高，注意保护，告知家属 24 小时留人陪护，避免跌倒坠床等意外发生；患者年龄大，训练时避免过度劳累，注意心功能变化。

经过 1 个月的康复治疗，患者 Fugl-Meyer 平衡功能评分由入院时 12 分提高到 13 分，主要在单腿负重方面有所改善，改良巴氏 ADL 指数评分由入院时 80 分提高到 90 分，主要在进食，转移活动方面有所改善。

（四）讨论

1. 多系统萎缩的诊断及影像学特征　多系统萎缩（multiple system atrophy，MSA）是一种散发、快速进展的少见的神经系统退行性疾病，主要发生在成人，病理上主要以存在于黑质、纹状体、脑干、小脑核、脊髓中间外侧束的胶质细胞和神经元内嗜银 α-突触核蛋白阳性包涵体为特征。根据其临床表现，主要分为两种类型：小脑性共济失调型 MSA（MSA with predominant cerebellar dysfunction，MSA-C），取代过去的橄榄脑桥小脑萎缩（Olivopontocerebellar atrophy，OPCA）；帕金森症型（MSA with predominant parkinsonian

features，MSA-P），取代过去的纹状体黑质变性（Striatonigral degeneration，SND）和Shy-Drager综合征(Shy-Drager syndrome,SDS)。其中MSA-C的MRI影像学表现包括橄榄、脑桥、小脑中脚和小脑的萎缩，横轴面上脑桥 T_2WI 交叉样高信号，即所谓的“十字征”，是诊断 MSA-C 的较特征性的表现。“十字征”形成过程与脑桥小脑萎缩程度之间存在相关性，当“十字征”等级越高时，对应其脑桥面积越小。因此，根据 MRI 图像诊断 MSA-C 的敏感性和特异性非常高。然而，在脊髓小脑共济失调其他类型如 SCA1、SCA2、SCA3 以及继发于某种血管炎的帕金森征合并小脑、脑干功能障碍患者中，也会出现类似“十字征”的 MRI 影像学特点和组织学特点。对于 MSA-P 型更为常见的影像学特征为“壳核 T_2 低信号以及壳核外侧边缘 T_2WI 高信号环”，即“裂隙征”。故结合本例患者病例特点，老年女性，隐匿起病，慢性进展性病程，临床表现主要以共济失调为主要表现，伴有自主神经障碍，如尿频尿急，便秘等括约肌功能障碍。影像学上头颅 MRI 的 T_2WI 像上可见明显的小脑脑桥萎缩，轴位相可见典型的“十字征”，肌电图可见肛门括约肌神经源性损害。结合患者无类似疾病的家族史，以及无突发的卒中病史，故目前该例首先考虑为多系统萎缩 C 型，尽管患者锥体束征及锥体外系体征不明显，可能与其病程早期有关，进行明确诊断可行基因排查、脑干诱发电位、四肢肌电图等检查。同时注意甲状腺功能筛查及排查副肿瘤综合征（小脑共济失调型）。

2. *多系统萎缩的功能评定及康复策略* 目前对于多系统萎缩的治疗无特异性治疗，药物治疗的效果局限，且病程是进展性的，康复治疗对于改善多系统萎缩患者功能以及提高生活质量是否有一定作用是一个值得研究的课题。由于多系统萎缩患者具有个体化特点，康复的策略还是要针对每例患者障碍特点进行。因此，功能的评定在其康复治疗中十分重要。针对该例患者障碍情况，我们给予单唾液酸四己糖神经节苷脂钠、丁苯酞及甲钴胺等营养神经药物，延缓疾病进展；给予石杉碱甲、复方苁蓉益智以及计算机辅助认知训练改善认知功能；行平衡训练、步歌训练物理治疗、作业治疗改善患者平衡功能、步态、肢体功能；行中医针灸改善患者大、小便障碍；护理方面指导患者及家属日常生活动作训练以及安全指导，避免跌倒骨折。经过康复治疗，取得一定的疗效。

总之，对于多系统萎缩患者康复，需要神经科康复医师、治疗师以及护理人员配合，综合评估患者功能障碍以及生活能力，对患者进行康复指导训练。对于功能障碍，可采用运动疗法、等速肌力训练、平衡功能训练、悬吊运动康复（SET）治疗，步态训练仪等方法综合治疗，以提高患者的肌力、肌肉耐力，促进核心稳定，强化躯干功能及躯干的控制能力,改善其平衡和运动的协调性。对于严重患者,还需加强精神心理治疗,锻炼吞咽功能,加强生活护理，保证营养支持，预防压疮发生和直立性低血压。对于排尿障碍患者，除中医针灸干预及药物干预外，可申请尿动力学检查，选择较为合适干预手段。结合本例康复的效果，虽然在干预 MSA 的预后上，可能作用不大，但对 MSA 的病情进展，可能还是起延缓作用，但是本例仍需要长期追踪观察。

（吴晓莉）

参考文献

顾卫红 . 2012. 多系统萎缩的诊断与治疗 . 中国现代神经疾病杂志，12（3）：3257-3260.

胡洋，廖利民，鞠彦合，等 .2010，多系统萎缩的泌尿生殖系功能障碍 5 例报道 . 中国康复理论与实践，16（12）：7-10.

齐连生 .2003，多系统萎缩的功能评估和康复治疗 . 中国临床康复，7（28）：3916 -3917.

全旭红 .2015. 多系统萎缩患者的康复护理 . 中国实用神经疾病杂志，18（4）：136-137.

吴江 .2010. 神经病学 . 北京：人民卫生出版社，343-347.

Deguchi K，Ikeda K，Kume K，et al.2015.Significance of the hot-cross bun sign on T2*-weighted MRI for the diagnosis of multiple system atrophy.J Neurol，262（6）：1433-1439.

Naka H，Ohshita T，Murata Y，et al.2002，Characteristic MRI findings in multiple system atrophy：comparison of the three subtypes.Neuroradiology，44（3）：204-209.

Sugiyama A，Ito S，Suichi T，et al.2015.Putaminal hypointensity on T2*-weighted MR imaging is the most practically useful sign in diagnosing multiple system atrophy：A preliminary study.J Neurol Sci，349（1-2）：174-178.

三、服氨酚待因过敏休克致最小意识状态的康复

【摘　要】 患者3个月前因牙痛自行服用氨酚待因2片，出现全身不适感，大汗，迅速出现意识不清，呼吸困难，口唇及颜面青紫。急送当地医院，出现呼吸、心搏骤停，行心肺复苏，约20min后恢复自主心律，气管切开，呼吸机辅助呼吸。经药物及高压氧、气压泵、针灸等治疗，意识未恢复清醒，四肢明显屈曲挛缩。

【关键词】 过敏性休克；缺血缺氧性脑病；最小意识状态；康复

（一）病历介绍

患者，男性，61岁，主因“突发意识不清伴言语、吞咽困难及四肢活动不灵3月余”于2014年12月5日入院。

病残史：患者于3个月前（2014年8月18日17时）因牙痛、自行服用氨酚待因2片，约2min后出现全身不适感，周身瘙痒，大汗。自行服用“开瑞坦1片”无明显缓解，约3min后出现意识不清，呼之不应，同时出现呼吸困难，口唇及颜面青紫，无发热及肢体抽搐，无尿便失禁。约15min后由120急救送至当地医院。入抢救室3min后出现呼吸、心搏骤停，行心肺复苏，约20min后恢复自主心律，气管插管简易呼吸机辅助呼吸状态下，收入ICU病房观察一夜。第2天即转入外院一治疗3天，意识一直未恢复。第4天转入外院二ICU治疗，第6天因痰多呼吸不畅行气管切开，呼吸机辅助呼吸。3周时患者曾出现哭泣等情感反应但四肢未见自主活动。4周时（9月19日）脱离呼吸机转入普通病房，同时开始行高压氧及气压泵治疗（双下肢气压泵每天治疗持续4h期间无间断）。病后2个月时（10月15日）行针灸治疗，四肢逐渐出现活动，同时出现渐进性的四肢屈曲，病后2个半月（10月30日）患者针灸时“喊疼”2次，并且一侧上肢有抵抗动作，情感反应明显，双下肢出现蹬踹动作。3个月时拔除气管套管停气压泵治疗。目前四肢明显屈曲挛缩，刺激时明显。不能言语与外界无交流，为进一步康复收入院。患者自发病以来，鼻饲饮食，大小便失禁。

既往史：既往有高血压病史20年，血压最高达180/110mmHg，系统应用降压药物治疗，血压控制良好。冠心病病史20年，房颤病史4年，行射频消融手术后恢复不佳，1年前患肾栓塞。痛风病史5年。腰椎间盘突出病史40年。否认糖尿病病史，否认食物过敏史。吸烟30年每天20支，无嗜酒史。

个人社会生活史：生于天津市，否认长期外地居住史，否认疫区、疫水接触史，否认毒物及放射线接触史。否认冶游史。已婚，配偶体健，育1子1女，子女体健。

家族史：家族中无特殊家族病史。

职业史：退休。

心理史：病前性格温和，否认重大心理创伤史。

查体：血压140/80mmHg，脉搏85次/分。格拉斯哥昏迷评分（GCS）10分，可自主睁眼，疼痛刺激有反应，对外界言语刺激无反应。认知功能检查不合作。双侧瞳孔等大同圆，直径约4mm，对光反射迟钝。角膜反射存在，余脑神经检查不合作。四肢呈屈曲状态，无自主活动，上下肢疼痛刺激下可有轻度伸展动作。四肢屈肌张力高，双下肢膝关节改良Ashworth分级Ⅳ级，其余关节改良Ashworth分级Ⅲ级。双侧肢体腱反射减弱，髌阵挛、踝阵挛阴性。右侧Hoffmann征阳性，右侧Babinski征阳性，双侧掌颏反射阳性。偏身浅、深感觉检查不合作，指鼻试验、跟膝胫试验不配合，Romberg征不配合。

【辅助检查】

（1）头部磁共振（2014-11-30）：脑萎缩。

（2）头部CT（2015-3-3）：弥漫性脑萎缩（图6-8）。

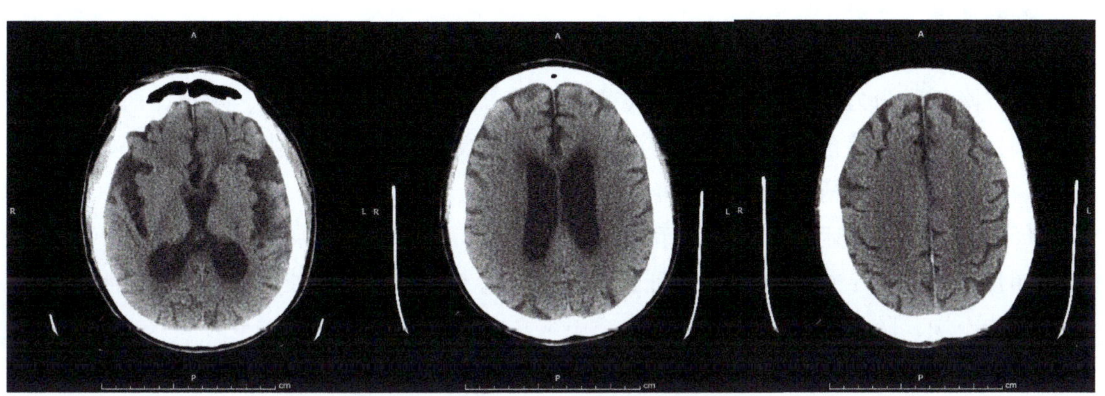

图6-8 头颅CT显示弥漫性脑萎缩

（二）康复诊断

（1）缺血缺氧性脑病（双侧大脑皮质），意识障碍，缺血缺氧性，呼吸、心搏骤停，过敏性休克

（2）意识障碍，四肢运动功能障碍，吞咽障碍，言语障碍。

（3）日常生活活动完全依赖。

（4）社会参与能力丧失。

（5）坠积性肺炎，冠状动脉粥样硬化性心脏病，心房颤动，高血压病3级（极高危），肾栓塞，痛风，腰间盘突出。

（三）康复方面的临床评定

1. 患者的主要问题

（1）意识障碍：最小意识状态，呼之不应，有觉醒睡眠周期，能睁眼，对疼痛刺激有肢体摆动阻止行为，对关节被动运动有抵抗反应，有情感反应。

（2）认知功能障碍：认知功能丧失。

（3）语言障碍：对外界刺激无语言反应。

（4）吞咽障碍：吞咽困难。

（5）双侧肢体运动功能障碍：无主动运动，四肢呈双上肢屈曲、双下肢屈曲状态，四肢肌张力明显增高，改良 Ashworth 分级Ⅲ～Ⅳ级。

（6）创伤后应激障碍：对外界刺激高度警觉。

（7）ADL 重度功能缺陷：大小便、洗梳、进食、洗澡等日常生活完全依赖。

（8）社会参与能力丧失。

2. 康复目标

（1）近期目标：维持和扩大各关节活动度，降低肌张力，改善意识状态，改善认知功能。

（2）远期目标：回归家庭。

3. 康复治疗方法

（1）促醒治疗：高压氧，听音乐、家属的录音、聊天，感觉刺激、被动关节活动。

（2）降低肌张力：良肢位摆放、关节被动活动、按摩、温热疗法、水疗，药物。

（3）减轻废用综合征：关节被动活动、肺功能康复、站立床、坐位保持训练。

（4）改善认知、情绪，神经营养剂等药物治疗。

（5）防止长期卧床并发症：关节被动活动、四肢促循环压力泵治疗。

（6）加强护理：加强营养，保证正氮平衡，鼻饲饮食管理、口腔护理，勤翻身扣背，保持皮肤干燥、防止坠床。

4. 康复治疗措施

（1）高压氧治疗。

（2）肢体运动疗法：物理治疗和作业治疗，包括肢体被动活动、牵张痉挛肌群、感觉促通、肺功能康复、站立床、按摩等。

（3）理疗：温热疗法、水疗、振动疗法。

（4）药物：改善认知药物为盐酸美金刚、盐酸多奈哌齐、胞磷胆碱；改善情绪药物为盐酸度洛西丁；降低肌张力：盐酸替扎尼定、盐酸乙哌立松；其他有酒石酸唑吡坦、美多芭。

（5）护理：四肢促循环压力泵治疗。

（四）讨论

患者是因服用氨酚待因过敏性休克心脏呼吸骤停导致的缺血缺氧性脑病。头颅 MRI 检查未发现脑实质密度改变，但脑萎缩较明显。这可能是心脏骤停使大脑皮质缺血缺氧导致神经元细胞凋亡坏死。

目前患者的主要问题是意识障碍。各种脑损伤导致脑功能严重受损均会导致意识障碍。在发病急性期，患者通常处于昏迷状态；若患者出现睡眠—觉醒周期但意识内容丧失，此时称为植物状态；受伤后 1 个月患者仍然处于植物状态则称为持续植物状态。植物状态患者保留睡眠-觉醒周期，完全或部分保留下丘脑和脑干的自主神经功能，但对自身和外界环境完全不能知晓。创伤性脑外伤后超过 1 年或非创伤性脑外伤后超过 3 个月则称为永久性植物状态。若患者不仅出现睡眠 - 觉醒周期，而且意识内容部分恢复则称为最小意识状态。最小意识状态患者对自身或外界环境有最小的但是非常确切的反应。最小意识状态和植物状态的区别在于最小意识状态存在由意识支配的行为反应，这种行为反应尽管不是每次刺激都能引出，但却是可重复的，持续的时间足够长以便和反射性的行为反应区分。行为的可重复性和行为反应的复杂性相关。最小意识状态进一步恢复则可转为清醒状态。通过查体发现患者能睁眼、有情绪反应，被动活动肢体明显违拗，给予疼痛刺激时有肢体摆动阻止行为，辅助坐位时有很小的躯干反应，但对外界整体呈无主动反应状态。所以分析认为患者呈最小意识状态。给予上诉的促醒方法，包括高压氧、听音乐、家属的录音、聊天，感觉刺激、被动关节活动，并给予改善认知药物和营养神经等药物治疗，患者的意识状态未见明显改善。

患者的另外一个主要问题是痉挛，入院时呈四肢屈曲状态，既不符合去皮质状态，也不符合去大脑状态姿势反应，而且被动活动时除了肌张力高外还有违拗成分在内。结合患者在外院针灸治疗时喊“疼”的情况，而且患者是在针灸过程中逐渐出现的四肢屈曲，所以考虑患者的四肢屈曲痉挛是一种长期躲避造成的姿势反应。以创伤后应激障碍来描述他的这种形成过程。我们先后给予丙戊酸钠、盐酸帕罗西汀、劳拉西泮和盐酸度洛西汀来稳定和改善情绪。患者被动活动时违拗较前减轻。结合关节被动活动、按摩、理疗、降低肌张力药物等方法，患者关节活动度较前增大，四肢被动活动可基本达到全关节范围。通过加强营养、鼻饲安全饮食管理、站立床、肺功能康复、四肢促循环压力泵治疗，患者未发生肺感染、压疮、下肢静脉血栓等并发症。

虽然经过 3 个月的康复治疗，患者的意识状态无明显改善，但仍需要继续持之以恒的促醒治疗，并继续进行上述的康复治疗，改善运动功能、防止并发症，为将来清醒后的康复治疗打好基础。要每 2 周重新评估患者昏迷量表，关注意识改善程度。

（王　强　宋鲁平）

参考文献

李冉，杜巨豹，霍速，等 .2015. 对非急性期意识障碍客观评定的研究进展 . 中国康复医学杂志，30（2）：203-206.

刘素娟，张皓 .2014，最小意识状态的研究进展 . 中国康复理论与实践，20（9）：851-854.

张宁，王珊 .2014. 创伤后应激障碍的治疗研究进展 . 广西中医药大学学报，17（3）：80-82.

四、乙型脑炎康复

【摘　要】 本例报道 1 例乙型脑炎病例。患者临床表现肢体运动功能障碍，言语障碍，认知障碍。经药物治疗和作业治疗、认知训练等综合治疗后病情好转，恢复独立步行能力，认知和语言交流能力提高。

【关键词】 乙型脑炎；认知训练；盐酸美金刚；康复

（一）病历介绍

患者，女性，63 岁。主因“四肢活动不利伴认知障碍 4 个月余”于 2013 年 10 月 30 日入院。

病残史：患者于 4 个月余前（2013-9-12）无明显诱因出现发热，体温 39℃以上，伴恶心、呕吐 2 ～ 3 次，呕吐物为胃内容物，无意识障碍、肢体抽搐，就诊于社区查血常规示血象高，予以退烧及抗感染治疗，无明显好转。第 2 天患者出现言语不利、四肢无力（走路不稳，上肢不能上抬），由家人送至外院就诊，查头颅 CT 示右侧放射冠区片状略低密度影，查头颅 MRI 示双侧基底节区缺血灶，左侧丘脑梗死，老年性脑萎缩。患者逐渐出现意识障碍，呼之不应，小便失禁，入抢救室予对症支持治疗。两天后患者意识稍转清，在家人呼唤下能轻微睁眼，但患者仍持续高热，体温高达 40.5℃，行多次腰穿等检查，考虑不除外中枢神经系统感染。于 9 月 16 日转入外院，当时患者右下肢可轻微在床面上移动，双上肢及左下肢不能活动，不能言语。入院后经多种检查（具体不详），考虑不除外病毒性脑炎继发性神经病变，予丙种球蛋白（27.5g/d）冲击 5 天。后脑脊液、血清乙型脑炎病毒抗体 IgM 阳性，考虑乙型脑炎（恢复期）不除外，并予阿昔洛韦抗病毒及其他对症支持治疗，患者体温逐渐下降恢复正常，意识逐渐转清，双下肢可抬离床面，双上肢手指可轻微屈曲，大小便有感觉但不能控制。曾多次在我院康复治疗，予以营养神经、控制血压等治疗。现患者可简单交流，可独立行走，但步态不稳，记忆、计算、判断等认知功能减退，ADL 大部分依赖。患者自发病以来饮食睡眠可，曾留置尿管。

既往史：有高血压病史 15 年，糖尿病史多年，未服药，血糖控制可。

入院查体：血压 130/70mmHg，神清，自发语流畅，虚构语多，反应稍慢。高级脑功能检查：MMSE 得分 3 分，地点、空间、时间定位、记忆、计算、思维、判断等均减退。查体欠合作。双侧瞳孔等大同圆，直径约 3mm，光反射灵敏，眼动及辐辏反射检查不能配合。面部感觉检查不能配合，咬肌、颞肌对称有力，下颌无偏移，角膜反射存在。双侧额纹对称，右侧鼻唇沟浅，示齿口角稍左偏。悬雍垂居中，咽反射灵敏，软腭动度正常，伸舌居中。转颈不能配合，右侧耸肩力弱。四肢各关节活动度无明显受限。四肢肌张力基本正常。左上肢布氏分期Ⅲ期，左手Ⅴ期，左下肢Ⅴ期，右上肢布氏分期Ⅳ期，右手Ⅴ期，右下肢Ⅴ期。

双侧肱二头肌、肱三头肌肌腱反射（++），桡骨膜反射（++），双侧膝腱反射（++）、跟腱反射（++），髌阵挛（－），踝阵挛（+）。右侧 Hoffmann 征（+），双侧 Babinski 征（+），双侧掌颏反射（+），吸吮反射（+），双侧强握反射、摸索反射（+）。感觉及共济检查不能配合。

【辅助检查】

（1）头颅 MRI：左侧放射冠及半卵圆区中心异常信号，炎性脱髓鞘改变；脑内多发梗死灶（图 6-9）。鞘内 IgG 合成率 22.1%、脑脊液白蛋白 0.39mg/ml、血清白蛋白 29.2mg/ml，脑脊液 IgG 0.103mg/ml、血清 IgG 10.1mg/ml。

（2）脑脊液常规：脑脊液外观无色清、脑脊液潘氏试验阴性，脑脊液细胞数 228/μl、脑脊液白细胞数 28/μl；

（3）脑脊液生化：脑脊液氯化物 123mmol/L，脑脊液糖 4.7mmol/L，脑脊液蛋白 68.7mmol/L；脑脊液、血清乙型脑炎病毒抗体 IgM 阳性。

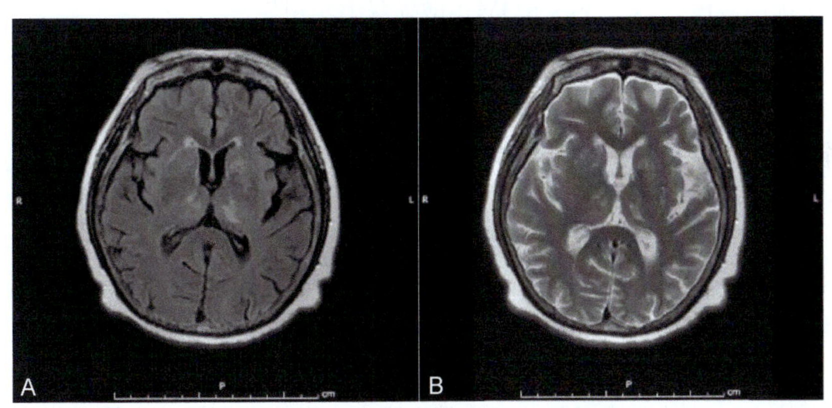

图 6-9 头颅 MRIT1、T2 加权像

图像示炎性脱髓鞘改变；脑内多发梗死灶。A.T1 加权像；B.T2 加权像

（二）入院诊断

（1）乙型脑炎恢复期（双侧大脑半球），四肢轻瘫，炎症介导性，脑梗死恢复期，高血压病 3 级（极高危），抑郁状态，焦虑状态。

（2）认知障碍。

（3）2 型糖尿病。

（三）康复方面临床讨论

患者神志清，自主语少，反应迟缓，声低，高级皮质功能减退，双侧掌颏反射（+），吸吮反射（+），查体不合作定于双侧大脑皮质损伤；二步指令不能完成，定于左侧颞叶损伤；右侧肢体瘫痪，腱反射活跃，病理征阳性，定位于左侧皮质脊髓束损伤；综合定位于双侧大脑半球。患者老年女性，既往高血压病史多年，发病前后有持续高热，逐渐出现定位体征和意识障碍，结合腰穿、起病形式诊断为乙型脑炎或虫媒病毒性脑炎。

1. 主要问题点

（1）认知障碍：记忆障碍，思维障碍，注意力不集中。地点、空间、时间定位、记忆、计算、思维、判断等均减退。

（2）言语障碍：言语表达障碍，重复语句较多。

（3）精神障碍：患者容易全身紧张，有明显的焦虑，有虚构、被害妄想。

（4）肌力减退：左上肢布氏分期Ⅲ期，左手Ⅴ期，左下肢Ⅴ期，右上肢布氏分期Ⅳ期，右手Ⅴ期，右下肢Ⅴ期。肩、肘、小臂和手的肌力下降，肩部尤为明显，运动耐力下降。

（5）平衡功能障碍：行走时平衡欠佳，步态不稳。

（6）ADL 部分依赖：穿衣、洗澡、如厕等日常生活均依赖；右手有洗脸吃饭的能力，需进一步维持并提高。

（7）社会参与能力丧失。

2. 康复目标设定

（1）近期目标：改善患者的沟通交流能力，改善心理状态、消除紧张不安；提高智力及言语能力；提高肢体肌力，改善 ROM，增强双手实用性。

（2）远期目标：情绪稳定，回归家庭，日常生活自理。

3. 康复治疗方法　语言和认知训练，心理治疗和高压氧疗，作业训练，康复护理方面提高认知能力，建立有效沟通，病房内康复体操训练，心理护理。

4. 康复治疗措施及手段　入我院后，给予控制血压，口服盐酸美金刚、盐酸多奈哌齐改善认知、丙戊酸钠、奥氮平控制精神症状，安排物理治疗、作业治疗、语言、认知康复训练，物理治疗和作业治疗给予上下肢的被动活动训练、肌力增强训练、坐立位平衡训练、步行训练；认知训练通过视觉、听觉、认知训练软件吸引注意、训练警觉性，进行注意力、信息处理能力及记忆力、思维训练，经过康复训练，患者可独立行走，步幅较小，有时易摔跤，自发语增多，可以问答切题、可简单交流，有虚构和怀疑他人偷窃行为。继续服用丙戊酸钠稳定情绪、奥氮平控制精神症状后以上症状好转，出院后服用盐酸美金刚，基本沟通交流无障碍，回归家庭。

（四）讨论

患者有高热史，意识障碍。入院时意识清楚，自主语少，反应迟缓，声低，高级皮质功能减退，定向力差，右侧肢体有强握反射及摸索动作，右上肢肌张力增高，肌力 3 级，左下肢肢体 4 级 +，右下肢 4 级 −，双侧巴氏征（+），结合病史，诊断乙型脑炎，乙型脑炎明确。流行性乙型脑炎多见于 7 ~ 9 份，起病急，有发热头痛呕吐等表现，重者颈强直，脑膜刺激征阳性，血象白细胞多轻度增高，脑脊液多呈无色透明，蛋白轻度增高，糖及氯化物多正常，CT 多在丘脑、基底节、中脑、脑桥及延髓可见低密度影，MRI T2 加权像可见丘脑、大脑和小脑显示广泛增强影。乙型脑炎患者影像学双侧丘脑中脑受累重者可波及皮质。该患者有脑脊液乙型脑炎病毒抗体 IgM 阳性，考虑现疫感染。入院时存在听理解障碍、认知障碍、右侧肢体活动不利，给予控制血压，口服盐酸美金刚、盐酸多奈哌齐改善认知、丙戊酸钠、奥氮平控制精神症状，安排物理治疗、作业治疗、语言、认知康复训练等综合治疗后回归家庭。

（杜晓霞）

五、酒精中毒性脑病的康复

【摘　要】 本文报道1例酒精中毒性脑病病例。患者长期大量饮酒后相继出现言语费力、肢体无力、行走不稳、认知障碍等神经系统症状和体征，且进行性加重。经安排戒酒，大量B族维生素营养神经，肢体功能训练、语言训练、吞咽训练、认知训练、高压氧、水疗等综合康复治疗后，患者语言、认知、肢体运动功能均有改善。

【关键词】 酒精；中毒性脑病；康复

（一）病历介绍

患者，男性，43岁。主因“双侧肢体无力伴言语费力21个月，进行性加重伴智力减退7月”于2015年1月23日入院。

病残史：患者约21个月前（2013年5月）无明显诱因开始出现言语费力，程度较轻，不影响交流，自觉左侧肢体紧绷感，右手写字歪斜，无感觉麻木、无明显肢体无力，无头晕头痛、恶心呕吐、视物模糊。就诊于当地医院，行头CT检查后考虑“脑梗死”，给予改善脑循环，降压、抗血小板药物治疗，未见明显好转，自觉症状进行性缓慢加重。19个月前（2013年7月）患者出现左侧肢体轻度无力，可持物，可行走，就诊于当地医院，按脑梗死给予药物治疗，未见好转，言语费力及左侧肢体无力症状继续加重。9个月前（2014年5月）患者出现右侧肢体无力，可持物及行走，继续抗血小板聚集、改善循环治疗，无明显好转。上述症状均逐渐加重，尚能进行日常生活。7个月前（2014年7月）患者开始日常生活不能完全自理，明显步行不稳，言语表达少，并伴有记忆力、计算力减退，且逐渐加重。6个月前（2014年8月）患者就诊于外院一行头颅CT检查，诊断为“脑积水、脑萎缩”，于当月（8月15日）在玉泉医院行脑室腹腔分流术。术后未见好转，生活不能自理，不能独立步行，言语表达不能，偶有进食、饮水呛咳，并逐渐加重。患者于2015年1月15日行引流泵压力调节（9～10cmH_2O），调压后右手功能较前好转，右手指可自主屈伸，左手功能继续恶化，呈屈曲状态，主动伸展困难。现患者为求进一步康复治疗经门诊收入我科。

既往史：患者2012年8月无明显诱因出现头晕症状，就诊于当地医院发现高血压和高血脂，具体不详，给予降压和降脂药物治疗，查CT、MRI提示动脉瘤可能性大，未给予特殊处理，后头晕未见好转，2个月后就诊于外院，行动脉瘤栓塞术，给予改善循环，营养神经等药物治疗，出院后未再出现头晕症状。5岁时曾患有肝炎、伴黄疸，具体不详，后治愈；16岁时曾发生脑外伤，伴有脑震荡及脑积水，后治愈。饮酒史16余年，几乎每日饮酒，每日2～4两56°白酒，40岁脑动脉瘤术后戒酒。否认吸烟史。

入院查体：血压 170/100mmHg，脉搏 85 次 / 分，患者神清，言语表达障碍，可重复发“啊”音，一步指令部分完成，复述、阅读不能。高级皮质功能查体不配合。面部表情僵硬，动作迟缓。双侧瞳孔等大等圆，对光反射灵敏。角膜反射灵敏。双眼左侧水平同向运动障碍，无眼震。听力检查不配合。双侧额纹对称，右侧鼻唇沟变浅，示齿、鼓腮、吹哨不配合，咽反射迟钝，伸舌居中；饮水呛咳，进水较快、量较大时显著；双侧转颈、耸肩力弱。双侧肩关节前屈、外展，双踝关节背屈被动 ROM 受限。头部伸肌张力 2 级，躯干屈伸级肌张力 2 级。右上肢：肩关节内收肌张力 2 级，屈肘肌张力 1+ 级，伸肘肌张力 1 级，前臂旋前肌张力 1 级。左上肢：肩关节内收肌张力 2 级，屈肘肌张力 1 级，伸肘肌张力 1+ 级，前臂旋前肌张力 1 级。右下肢：髋内收肌张力 1+ 级，伸膝肌张力 2 级，小腿三头肌 1 级。左下肢：髋内收肌张力 1+ 级，伸膝肌张力 1 级，屈膝肌张力 1+ 级，小腿三头肌张力 1 级。右上肢布式分期Ⅲ期，左上肢布式分期Ⅲ期，右手布式分期Ⅲ期，左手布式分期Ⅱ期，右下肢布式分期Ⅲ期，左下肢布式分期Ⅳ期。四肢肌力均可达到 3 级。双侧肱二头肌腱反射（+++），双侧肱三头肌腱反射（++），双侧桡骨膜反射（+++），右膝腱反射（++），左膝腱反射（+++），双侧跟腱反射（+++），双侧髌阵挛、踝阵挛（－）；双侧下颌反射（+），双侧 Hoffmann 征（－），双侧 Rossolimo 征（+），双侧掌颏反射（+），双侧 Babinski 征（+）。右上肢指鼻试验轻度辨距不良，无明显意向性震颤；左下肢定位欠准确，无明显辨距不良及意向性震颤，速度减慢及灵活性差。感觉查体不合作。翻身、坐起大量介助，可扶坐扶站，坐立位动态平衡差，步行不能；ADL 完全依赖。

【辅助检查】

头颅 MRI，2014-1-4：双侧侧脑室周围、半卵圆中心、胼胝体广泛白质变性。双侧基底节区多发腔梗，鞍区动脉瘤术后改变。

（二）入院诊断

（1）酒精中毒性脑病（双侧侧脑室、胼胝体、半卵圆中心），四肢运动功能障碍，智力减退，言语障碍，酒精中毒，脑积水，右脑室腹腔分流术后，前交通动脉瘤栓塞术后，高血压 2 级（极高危）。

（2）高脂血症。

（三）康复方面临床讨论

患者近记忆力差，计算力差，反应迟钝定位于大脑皮质或皮质下白质。患者双侧额纹对称，右侧鼻唇沟变浅，为中枢性面瘫，定位于左侧皮质核束；可发单音节“啊”音，咽反射减弱，饮水呛咳，构音障碍定位于双侧皮质核束；四肢肌张力增高，腱反射亢进，病理征阳性，定位于双侧皮质脊髓束；结合头颅 MRI 定位于双侧侧脑室周围、半卵圆中心、胼胝体、基底节区。患者相继出现言语费力、肢体无力、行走不稳、认知障碍等神经系统症状和体征，且进行性加重，头颅 MRI 提示双侧胼胝体、半卵圆中心、侧脑室旁、基底节区广泛多发病灶，结合患者长期大量饮酒史，考虑为酒精中毒性脑病。

1. 主要问题点

(1)认知功能障碍。

(2)语言功能障碍：语言表达不能，可重复发“啊”音。

(3)吞咽功能障碍：饮水呛咳，进水较快、量较大时显著。

(4)四肢运动功能障碍：右上肢布式分期Ⅲ期，左上肢布式分期Ⅲ期，右手布式分期Ⅲ期，左手布式分期Ⅱ期，右下肢布式分期Ⅲ期，左下肢布式分期Ⅳ期。肌张力增高，双侧肩关节前屈、外展，双踝关节背屈被动 ROM 受限。右上肢指鼻试验轻度辨距不良，无明显意向性震颤；右下肢跟膝胫试验不适用，左下肢定位欠准确，无明显辨距不良及意向性震颤，速度减慢及灵活性差。

(5)坐立位平衡功能障碍：翻身、坐起大量介助，可扶坐扶站，坐立位动态平衡差，步行不能。

(6)ADL 完全依赖。

(7)社会参与能力减退。

2. 康复目标设定

(1)近期目标：维持各关节活动度，注意良肢位摆放，改善四肢肌张力，诱发四肢主动运动，提高翻身、坐起及坐位平衡功能，提高 ADL 能力。

(2)远期目标：回归家庭。

3. 康复治疗方法

肢体功能训练、语言训练、认知训练、高压氧治疗、理疗、水疗。

4. 康复治疗措施及手段

给予大剂量 B 族维生素营养神经、改善认知、调节肌张力、对症等药物治疗。

康复计划：申请物理治疗、作业治疗、言语治疗、平衡训练、理疗、水疗等康复训练。头颅 CT 提示：①鞍上池金属影 动脉瘤术后，双侧基底节区腔隙性脑梗死；②双侧侧脑室旁脑白质变性；③右侧脑室分流术后。血尿便常规、凝血、大生化未见明显异常，ESR30mm/h，风湿免疫未见异常。入院后考虑患者存在动作缓慢，屈伸肌张力均高，存在锥体外系症状，予美多芭口服，并逐渐加量至 1 片，3 次 / 天。患者面部表情及肢体运动速度较前改善。同时予康复训练。康复护士在护理上主要重视安全，防止跌倒坠床，自伤他伤，烫伤等；给予 ADL 方面指导；建立沟通交流平台；给予心理护理。

(四)讨论

乙醇约 90% 在肝中经乙醇脱氢酶氧化成乙醛，再经乙醛脱氢酶氧化成无害乙酸，再氧化成二氧化碳和水。10% 由肠道和肾脏以原型排出。一般成人可代谢乙醇 7 ~ 20mg/h，嗜酒者可代谢 25mg/h，当血中乙醇浓度达到 30mg/100ml ~ 50mg/100ml 时即可产生酒精中毒症状。研究认为每天饮酒量＞ 4 杯（每杯约为 130g 的 56° 白酒或者 2 瓶啤酒)，并且 1 周＞ 5 次，或是饮 45° 的白酒＞ 250ml/d 并持续 8 ~ 10 年，或乙醇量男性≥ 40g/d，女性≥ 20g/d，如超过此量，最易形成慢性酒精中毒。白酒的乙醇量折算：乙醇量（g）= 饮酒量（ml）× 乙醇含量（%）×0.8。本患者如以每日饮 56° 白酒 4 两，折算乙醇量

89.6g，大大超过男性每日不应超过的量，并持续 16 年余。

酒精对人体的损害是广泛的，能够造成多系统的广泛损害。其中最严重的为对脑组织的损害，酒精作为一种毒性物质长期反复大量饮用可引起脑代谢持久改变，导致脑损伤。慢性酒精中毒性脑病（chronic alcoholism encephalopathy，CAE）指的是由于长期大量饮酒，导致患者机体内营养代谢情况紊乱，并造成中枢神经系统严重受损。酒精中毒性脑病最主要的病因就是长期大量饮酒。其危险因素还包括遗传因素、心理因素、社会文化因素等，此外导致维生素 B_1 缺乏的疾病如胃癌、胃溃疡等也与酒精中毒性脑病的发病相关联。

酒精性中毒性脑病的病理改变表现为：酒精损害大脑皮质区，神经细胞萎缩、缺失，损害突触，使得中枢神经系统受损。另外，脑髓质中蛋白质和类脂也减少，水分量增加，还伴有神经胶质和血管增生、脑组织水肿以及脱髓鞘等病理改变，或伴有出血，但神经细胞却未受损害，整体呈现慢性缺血表现，其病变部位以动眼神经核区、乳头体丘脑下核区多见。

酒精中毒性脑病的发病机制目前尚未清晰，研究发现酒精作为脂溶性化学物质，极易穿过血脑屏障，同时发生化学反应，产生代谢产物乙醛，通过血脑屏障后，酒精、乙醛极易储存于大脑中，一方面直接对脑组织产生毒性作用；另一方面酒精及其代谢产物易与大脑内含量丰富的卵磷脂相结合，抑制大脑皮质的神经元活动，导致神经系统损害，尤其是中枢神经系统先兴奋后抑制，脑血流量也会下降。酒精也可使大脑内海马区的 N- 甲基 -D- 天门冬氨酸受体受抑制，该受体对突触电位以及大脑的记忆能力均有重要作用。此外酒精能提供能量，加快血流速度，但其内并不含有人体生理上需要的营养物质，通常长期大量饮酒导致人体内营养不足。并且饮酒可导致低血糖，一方面餐后饮酒促进胰岛素分泌，导致血糖减少；另一方面餐前饮酒，酒精不利于能量代谢，阻碍肝糖原异生，人体血糖不足，脑组织供能不足，发生意识障碍。

酒精中毒性脑病在临床上表现类型较多，主要表现为以下几点：精神意识障碍，患者反应迟钝、注意力或精神不集中、语言减少、记忆力或智力出现一定程度的下降、共济失调等。酒精中毒性脑病的临床表现较为复杂，症状繁多，且与其他疾病有类似之处，其中有 wernicke 脑病和 korsakoff 综合征等。有学者认为长期 10 年以上大量服用烈性白酒，即使症状不明显，即可认为是慢性酒精中毒，因此还是较易诊断。头部影像学可表现为广泛脑皮质萎缩、胼胝体变性、韦尼克脑病、脑桥中央髓鞘溶解症、小脑变性、小脑萎缩、脑白质脱髓。本患者有长期大量饮酒史，存在认知、共济、语言、吞咽、肢体运动功能障碍。头颅 MRI 示双侧侧脑室周围、半卵圆中心、胼胝体广泛白质变性，符合慢性酒精中毒的诊断。治疗上主要包括戒酒、大剂量 B 族维生素、清除氧自由基治疗，结合康复训练改善认知、语言和肢体运动功能，加强营养，做好护理工作，提高患者日常生活活动能力，提高社会工作参与能力。该患者经过综合康复治疗，认知、肢体运动功能、共济失调、语言等多方面能力有所改善，ADL 能力提高。

总之，随着生活水平的提高，社会压力的加大，酗酒者越来越多，以酒精中毒性脑病为主的酒精中毒日益增多．酒精中毒性脑病的病理改变多种多样，相应的影像学表现也多样化，医务工作者应该熟练掌握其影像学表现，结合长期酗酒史和临床表现，早诊断、早治疗、早期康复训练，改善患者的预后。

（孙　蓉）

六、重型颅脑损伤后植物状态的康复

【摘　要】 介绍1例脑外伤后植物状态患者，病程中合并中枢性尿崩，癫痫，肢体功能减退，脑积水。对于植物状态的中西医促醒手段做了详细介绍。

【关键词】 颅脑外伤；植物状态；垂体功能减退；康复

（一）病历介绍

患者，女性，35岁。主因“意识不清伴双侧肢体活动不利5个月余”入院。

病残史：患者于2014年3月10日行走时被农用摩托车撞倒，头撞在石块上，当时具体情况不详，被人送至内蒙古某医院，急查头颅CT提示“左侧额颞顶硬膜下血肿，颅骨骨折”，急诊于全麻下行“左额颞顶开颅硬膜下血肿清除，去骨瓣减压术”。术后5天因肺部感染，痰多，行气管切开术。予对症抗炎、化痰、脱水降颅压等药物治疗。患者持续昏迷状，于3月27日转入北京某医院，予对症保守治疗，具体不详。住院期间于翻身或吸痰后间断出现牙关紧闭、双侧肢体屈曲，持续数分钟可自行缓解，予加用丙戊酸钠口服液对症治疗。4月16日转入某医院，患者逐渐可睁眼，患者4月底出现中枢性尿崩，且有低体温，心率慢，查血糖皮质激素及甲状腺素偏低，补充激素后，症状逐渐缓解，同时予弥凝片治疗约1月后尿崩症状缓解。5月8日行脑室腹腔分流术，术后患者睁眼时间逐渐延长。7月1日行颅骨修补术，术后家属觉其意识较前有好转，声音刺激有明确眨眼动作，且疼痛刺激有反应，但双眼左侧凝视。患者自5月初以来先后予3次呼吸机辅助通气，末次为4天前因口腔分泌物较多引起误吸，出现心率及呼吸频率加快，予呼吸机辅助通气数小时后症状缓解；近日生命体征较为平稳，对外界刺激反应差，不能完成指令性动作，ADL全部依赖，为进一步康复收入院。

既往史：体健，2009年行“剖腹产”手术。否认高血压病史，糖尿病病史，否认食物药物过敏史。

入院查体：血压115/85mmHg，脉搏75次/分，植物状态，有睡眠觉醒周期，声音刺激可眨眼，压眶有反应，肢体疼痛刺激偶可有轻微动作，对光线刺激无反应。留置胃管。气管切开状态，塑料套管。左侧瞳孔圆，直径约3mm；右侧瞳孔不圆，双侧光反射迟钝，双眼左侧凝视。咬肌、颞肌张力高。双侧额纹对称，鼻唇沟对称。余脑神经检查不能配合。双侧各关节被动活动基本正常，右侧掌指关节屈曲受限，右髋关节被动屈曲受限，右踝关节背屈受限。右髋关节前方可触及直径约4cm包块，质硬，边界清，活动度差。右侧上肢伸肌张力略高，右手屈肌张力略高，Ashworth Ⅰ级，余肌张力可。双侧肢体无自主活动。

双侧侧肱二头肌、肱三头肌肌腱反射活跃，桡骨膜反射活跃，双侧膝腱反射、跟腱反射活跃，髌阵挛阴性，左侧踝阵挛。双侧 Hoffmann 征阳性，双侧 Babinski 征阳性，双侧掌颏反射阳性，吸吮反射阳性。感觉共济检查不能配合。

【辅助检查】

（1）头颅 CT（2014-3-10）：左侧额颞顶硬膜下血肿，颅骨骨折。

（2）头颅 CT（2014-8-2）：双侧额叶，左侧颞叶、枕叶、顶叶大面积低密度灶，双侧脑室增大，脑室腹腔分流术后。

（二）入院诊断

（1）脑挫裂伤伴血肿形成术后恢复期（左侧大脑半球，右侧丘脑、脑干），意识障碍，左侧额颞顶开颅硬膜下血肿清除、去骨瓣减压术后，脑室腹腔分流术后，左额颞颅骨修补术后，气管切开术后，肺部感染。

（2）继发性癫痫。

（3）垂体功能减退。

（4）右侧髋周异位骨化。

（三）康复方面临床讨论

1. 定位诊断患者有睡眠觉醒周期，声音刺激可眨眼，压眶有反应，肢体疼痛刺激偶可有轻微动作，对言语、光线刺激无反应，考虑为植物状态，定位广泛大脑高级皮质。双侧掌颌反射阳性，Hoffmann 征阴性，吸吮反射阴性，双侧 Babinski 征阳性，定位于双侧锥体束。患者曾出现中枢性尿崩，且有低体温，心率低，查血糖皮质激素及甲状腺素偏低，定位于下丘脑 - 垂体系统。

2. 定性诊断：外伤史明确，根据发病时表现，考虑为重度颅脑外伤，以双侧额叶，左侧颞叶、枕叶、顶叶为主，而且后期出现继发性脑积水。

3. 主要问题点

（1）重度颅脑外伤恢复期。

（2）植物状态：患者有睡眠觉醒周期，声音刺激可眨眼，压眶有反应，肢体疼痛刺激偶可有轻微动作，对言语、光线刺激无反应。

（3）垂体功能减退：曾出现中枢性尿崩，且有低体温，心率低，查血糖皮质激素及甲状腺素偏低。

（4）继发性癫痫：翻身或吸痰后间断出现牙关紧闭、双侧肢体屈曲，持续数分钟可自行缓解，予加用丙戊酸钠口服液治疗。

（5）慢性脑积水脑室腹腔分流术后。

（6）右侧髋周异位骨化。

（7）气管切开术后，存在肺部感染，吸入性肺炎。

（8）双侧肢体无自主活动，右侧掌指关节屈曲受限，右髋关节被动屈曲受限，右踝关节背屈受限。右侧上肢伸肌张力略高，右手屈肌张力略高，Ashworth Ⅰ级。

（9）ADL 完全介助。

（10）社会参与能力丧失。

康复护理：癫痫的应急处理指导，良肢位的摆放指导，促醒训练，床上的被动活动训练。

4. 康复目标设定

（1）近期目标：维持生命体征，监测脑积水变化和垂体激素水平，控制肺部感染和癫痫，维持和扩大关节活动度，通过各种康复治疗手段改善患者对外界的意识反应。

（2）远期目标：回归家庭。

5. 康复治疗方法

（1）监测生命体征，补充激素治疗，必要时调整剂量。

（2）对症抗炎化痰等治疗，加强营养、提高免疫力。

（3）注意良肢位摆放、肢体被动活动维持及扩大各关节活动度。

（4）监测脑积水变化，必要时调整分流管压力。

（5）予以抗癫痫、降痉挛、改善循环 / 代谢、营养神经等药物治疗。

（6）给予声、光、触觉、语言等感觉刺激，针灸，经颅磁刺激 / 电刺激，水疗，高压氧，站立床，肢体运动功能训练，肢体被动活动，呼吸训练，康复护理：安全指导和促醒训练以及被动活动，良肢位摆放指导。

6. 康复治疗措施及手段

患者入院后完善常规检查，无明确康复禁忌证。给予：①药物治疗。抗癫痫药物：丙戊酸钠口服液 12ml，3 次 / 天，氯硝西泮 1mg，每晚 1 次；降痉挛药物：巴氯芬，早 15mg—中 20mg—晚 20mg；促醒治疗：金刚烷胺 0.1，2 次 / 天，安理申 5mg，每晚 1 次，美金刚，10mg 2 次 / 天，改善循环 / 代谢（长春西汀、胞磷胆碱钠胶囊），营养神经（申捷、脑苷肌肽、鼠神经生长因子），生长激素 2IU，每晚 1 次；补充激素：醋酸氢化可的松，早 20mg—中 10mg、左甲状腺素钠，早 50μg—中 12.5μg。②康复治疗。感觉刺激：声、光、触觉、语言；针灸（电针 40 分 / 次，2 次 / 天）、中药；经颅磁刺激 / 电刺激（手部 / 腰部各 30min）/ 水疗 / 高压氧；促醒床 40 分 / 次，1 次 / 天；肢体运动功能训练：站立床（70°，40 分 / 次，1 次 / 天）；蹬车（30 分 / 次，1 次 / 天）；肢体被动活动（60 分 / 次，1 次 / 天）；预防并发症：呼吸训练（20 分 / 次，1 次 / 天）；翻身拍背排痰、加强护理。

患者间断有肺部感染，对症抗炎化痰等治疗。行气管镜检查后将塑料套管更换为金属套管。患者症状较为平稳后，逐渐将丙戊酸钠口服液减量至停用，未有牙关紧闭、双侧肢体屈曲等症状发作。患者持续口服氢化可的松及优甲乐补充激素，治疗过程中出现心率慢、血压低，予以静脉氢化可的松注射液后症状可逐渐缓解。

出院建议：①监测生命体征，补充激素治疗，必要时调整剂量；②继续降张力、化痰、促醒、营养神经等药物治疗；继续站立床、理疗等康复训练；③注意良肢位摆放、肢体被动活动维持及扩大各关节活动度。

（四）讨论

随着社会人口老龄化，交通意外事故增多，医学水平提高，使长期处于意识障碍的患者越来越多。昏迷是一种严重的意识障碍，特征是无觉醒和意识，是一种无反应状态，患者闭眼，不能够被唤醒，对自身和周围环境不能知晓。植物状态（vegetative state，VS）是指机体能生存和发展，但无意识和思维，缺乏对自身和周围环境的感知能力的生存状态。植物状态可以是暂时的，也可以是长期的，后者常常称为持续性植物状态或永久性植物状态。到目前为止，国际学术界对持续性或永久性植物状态的诊断持续时间尚没有统一规定。

临床上 VS 表现类似于昏迷，易与昏迷相混淆，而且昏迷的患者在一定的时间后，可逐渐发展为这些状态。VS 与昏迷的鉴别，对临床使用恰当的治疗及判定预后极其重要。国内资料显示在意识障碍疗效评判上多依赖格拉斯哥昏迷量表（GCS）评分，很少采用广泛认可的意识障碍恢复量表修订版（CRS-R）。由于临床评估的局限性，某些不恒定或因疲劳易消失的反应容易被忽略，导致判断的误差或错误。如果患者合并潜在的语言或非语言交流功能的缺陷，比如失语、失认或失用，会使判断更加困难。因此选用一些客观检查方法如脑电图、事件相关电位（Event-Related Potentials，ERP）以及神经影像（如 PET、fMRI）等，可作为评估意识障碍的辅助方法。但是还没有任何一项方法可以全面精确地判断患者的意识状态。

意识障碍的治疗比诊断更具有挑战性，以至于有时候会使用“hopeless”“frustrating”这样的词汇来形容部分患者的预后。即便如此，目前还是有很多措施在意识障碍的治疗中应用，并取得一定的疗效，其中主要包括康复治疗、高压氧治疗、药物治疗及针刺治疗等。临床上，通常是多种方法综合运用，这样可能起到最大的疗效。

康复治疗包括躯体治疗策略和促进意识改善的治疗措施。其中躯体治疗策略指的是促进机体机能状态的提高，预防二次并发症；促进意识改善的治疗措施包括多种形式的刺激，如通过亲人的呼唤、音乐治疗、增加与环境的接触等诱发广泛的行为反应。根据婴儿发育的规律，听觉、视觉、味觉、嗅觉等外界环境刺激有助于促进皮质与皮质下的联系。而部分昏迷患者的听、视、触、嗅的感觉传导是正常的，因此经过多种刺激，昏迷患者皮质功能有可能得到恢复。其促醒机制为：促进中枢神经系统重塑、增加觉醒程度、改善缺血区供血。此外一些电刺激、磁刺激技术目前也用于治疗意识障碍。电刺激治疗包括经皮电刺激和中枢神经电刺激，前者包括迷走神经电刺激和正中神经电刺激，以及脑电仿生电刺激等，后者包括脊髓电刺激和脑深部电刺激等，由于技术复杂，条件好的医院才能开展，而且确切的疗效仍有待评估。

高压氧可增加氧含量、提高血氧分压和血氧弥散距离，纠正脑缺氧；增加脑干网状激活系统血流，使其兴奋性提高，利于觉醒；抑制脑血管收缩，减轻脑水肿，还可抑制或清除自由基从而保护脑细胞。临床研究证实，早期进行高压氧辅助治疗可及早改善颅脑损伤患者的脑组织缺氧状态，有利于损伤脑组织区域水肿减轻，从而颅内压降低，促进神经功能恢复。虽然目前没有高压氧治疗意识障碍患者的一级临床证据，但是临床上高压氧仍不失为一种应用广泛而且普遍被认可的治疗方法。高压氧治疗开始要早，疗程也可能需要较长，但目前尚无研究报道所需压力、疗程等确切的指标，需要今后进行更深入的研究和循证医学的证据。

通过一些药物治疗也可起到增加脑血流量，改善神经细胞代谢，从而促进神经功能恢复的作用，其中也可能有助于意识的恢复。研究显示，急性期应用钙通道拮抗剂、外源性神经节苷酯及自由基清除剂可能有助于减轻继发性脑损害，保护脑功能，促进意识的恢复，改善预后。近些年很多作用于神经递质系统的药物也被用于意识障碍的治疗，如利他林、金刚烷胺、盐酸氟西汀等。随着对意识障碍机制的研究和认识的深入，更多的药物会得到应用，药物治疗将是促进意识恢复的重要方法。

针刺作为一种特殊的刺激方式，国内一直被广泛应用于意识障碍患者的治疗。中医学认为很多穴位具有促进意识恢复的作用，例如百会、人中、涌泉等。这些穴位的共同特点就是能够提供一种强烈的感觉输入，提高大脑兴奋性。但是，目前的研究资料没有提供充分可靠的证据证实针刺的疗效，也缺乏作用机制的深入研究。

虽然目前方法有限，疗效也不尽理想，但相信随着相关研究的深入以及更多新技术、新药物的出现，意识的本质会逐步会被揭示，意识障碍的治疗也将会有更多的有效方法。

纵然有以上多种康复方法，本例病人经我科上述治疗经过，收效不太明显，特别在意识恢复上。可见植物状态的病人，无论在治疗或康复上任重道远尚需继续努力。

（张小年）

七、脑血管母细胞瘤术后共济失调康复

【摘　要】 **目的** 探讨脑血管母细胞瘤的临床特点及共济失调康复方法。**方法** 报道1例脑血管母细胞瘤多次复发患者，手术后出现共济失调，给予康复训练。并结合脑血管母细胞瘤相关文献进行分析。**结果和结论** 脑血管母细胞瘤是中枢神经系统少见的肿瘤，复发率12%～27%；该例脑血管母细胞瘤神经功能缺损症状主要表现为共济失调，经过康复锻炼后，运动功能和平衡功能明显改善。

【关键词】 脑血管母细胞瘤；共济失调；平衡功能；康复

（一）病历介绍

患者，女性，42岁，旅游公司职员。主因“头痛半年，脑血管母细胞瘤术后言语不利、双侧肢体活动不灵16天”入院。

病残史：患者半年前开始出现阵发性头痛，以后枕部疼痛为著，晨起明显，可自行缓解，没有意识丧失，无癫痫发作，无肢体运动障碍。后来头痛持续时间逐渐延长，行头颅MRI示：右桥小脑区肿瘤复发可能性大。2014年3月24日行右颞下经岩骨入路肿瘤切除术，病理示：血管母细胞瘤。术后给予脱水降颅压，口服弥可保、奥卡西平等治疗。患者术后出现言语稍欠流利、双侧肢体活动不灵、站立平衡差，坐位平衡可，日常生活活动能力中度依赖。手术后16天开始行康复锻炼。

既往史：患者26年前因“脑干血管母细胞瘤”在外院行手术治疗，术后出现右手力弱；20年前、10年前、3年前均因“小脑血管母细胞瘤”分别在外院行手术治疗，术后恢复均良好，无肢体活动不灵。27年前不明原因出现右眼失明，就诊于北京某医院，考虑为视网膜脱离伴白内障，未行特殊治疗。糖尿病病史14年，目前口服拜糖平、二甲双胍、瑞格列奈，皮下注射胰岛素控制血糖，血糖控制可。14年前行剖宫产。6年前行甲状腺瘤切除术。有输血史。否认食物药物过敏史。个人史、家族史无特殊。

神经系统查体：神清，言语稍欠流利。右眼无光感，晶体混浊，眼球运动正常。左侧瞳孔直径约2.5mm，光反发射灵敏，眼动自如，辐辏反射正常。左侧面部感觉减退。右侧额纹变浅，右侧眼裂变小，右侧鼻唇沟浅，示齿口角稍左偏。关节活动度可，双侧肢体布氏分期Ⅴ期。右下肢肌张力减低，左下肢肌张力稍升高。双侧肱二头肌、肱三头肌肌腱反射（++），桡骨膜反射（++），双侧膝腱反射活跃、跟腱反射（++），髌阵挛（－），踝阵挛（－）。双侧Hoffmann征（+）、双侧Babinski征（－）、双侧Rossolimo征（+）。左侧浅感觉及振动觉较右侧减退。双侧指鼻试验、跟膝胫试验欠稳准，右侧为著。双侧轮替动作笨拙。双侧反击征阳性。患者可自主翻身、起坐，坐位平衡可，站立平衡差，睁闭眼均不稳。

【辅助检查】

（1）头颅增强 MRI（平扫 + 增强）（2014-1-24）：右桥小脑区肿瘤复发可能性大。

（2）头颅 MRI（平扫 + 增强）（2014-3-28）：右侧桥小脑区复发血管母细胞瘤术后改变。

（二）康复评定会

（1）主治医师：患者中年女性，缓慢起病，病情逐渐进展，临床首发症状为头痛，疼痛程度逐渐加剧，疼痛持续时间逐渐延长。头颅 MRI（平扫 + 增强）：右侧桥小脑区实性强化（图 6-10）。行右颞下经岩骨入路肿瘤切除术，病理示：血管母细胞瘤。目前诊断：脑血管网状细胞瘤术后；右侧桥小脑角；共济失调、轻度构音障碍、感觉障碍；幕下肿瘤切除术后；2 型糖尿病；陈旧性视网膜剥离；甲状腺结节术后；剖宫产术后。患者脑血管母细胞瘤复发累及右侧桥小脑区。目前主要障碍点为：站立及行走功能差、右上肢运动幅度不协调；左侧肢体深浅感觉障碍。Berg 平衡评定：2 分；静态平衡功能测试：睁眼和闭眼位移运动轨迹长度及面积均增大；睁眼时明显，重心右偏，前后不稳。康复训练：核心控制能力差、肢体运动协调性差，可使用改善站立和行走时的姿势稳定训练法及 Frenkel 训练法。给予物理治疗、作业治疗、针灸等康复训练措施。

（2）物理治疗师：患者坐位平衡稳定，跪位平衡可独立完成。但当支撑面变小，如双腿站立、单腿站立位，由于核心控制力减退及身体姿势调整能力差，致患者静态平衡能力减

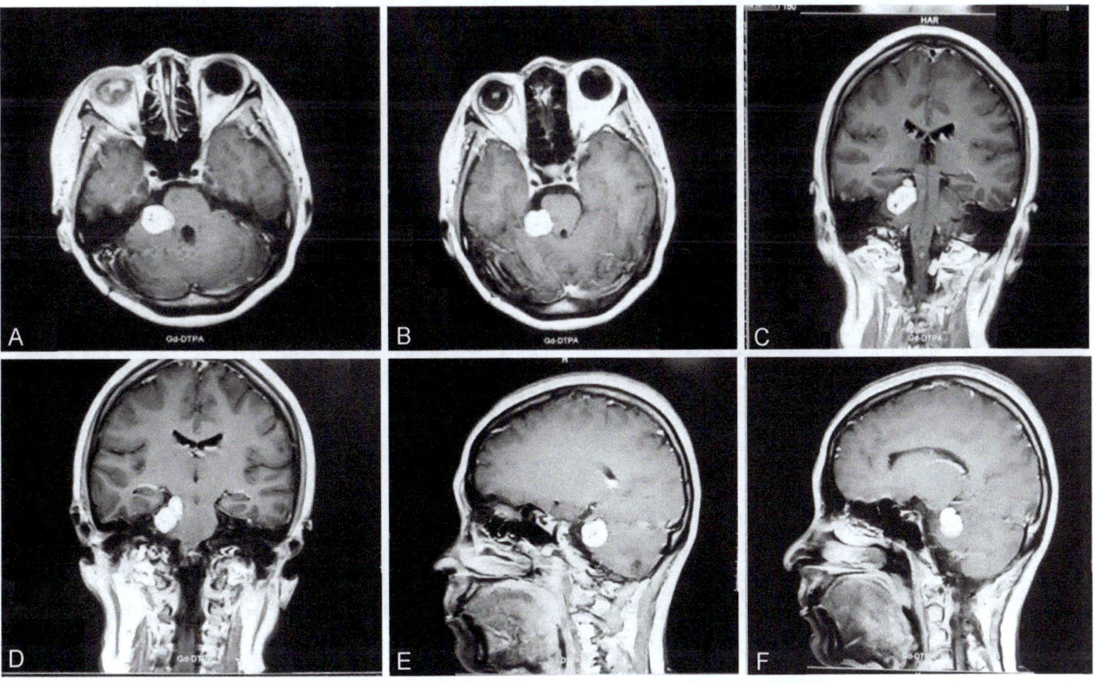

图 6-10　患者此次术前磁共振增强扫描成像结果

A，B. 磁共振增强轴位；C，D. 冠状位；E，F. 矢状位可见右小脑占位病变

退，同时患者自动态平衡能力及他动态平衡能力减退。给予桥式运动训练；垫上仰卧起坐及姿势控制能力训练；肘膝跪位及双膝跪位下的静态平衡、动态平衡训练；重心转移能力训练。近期目标：提高重心转移能力、核心控制力；提高静态平衡继而进一步提高动态平衡。

（3）作业治疗师：患者双上肢运动功能障碍，右侧为著，手功能评定为辅助手 A，右上肢运动幅度大、协调性差。左上肢感觉减退。ADL 能力中度依赖。康复锻炼侧重促进改善右上肢运动协调性及右手分离运动的充分；给予左侧肢体感觉促通训练；提高 ADL 能力。

（4）康复护师：防止跌倒，平衡训练，ADL 动作指导。

（5）主任医师：患者既往有 3 次小脑血管母细胞瘤复发史，手术治疗后平衡功能减退不明显，考虑与小脑代偿能力有关。最近一次肿瘤复发部位为右侧桥小脑区，术后出现明显的躯干和肢体共济失调；患者腱反射活跃、病理征阳性、肌张力增高，存在锥体束受损，但比较轻微（图 6-11）。主要障碍点：双侧肢体运动功能障碍；共济失调：运动幅度不协调，平衡功能减退；左侧肢体感觉障碍。治疗：营养神经，促进感觉恢复；康复锻炼着重提高平衡能力及运动协调性；同时给予增强肌肉肌力及耐力的训练；给予感觉促通训练；可给予针灸治疗。远期目标为回归社会。

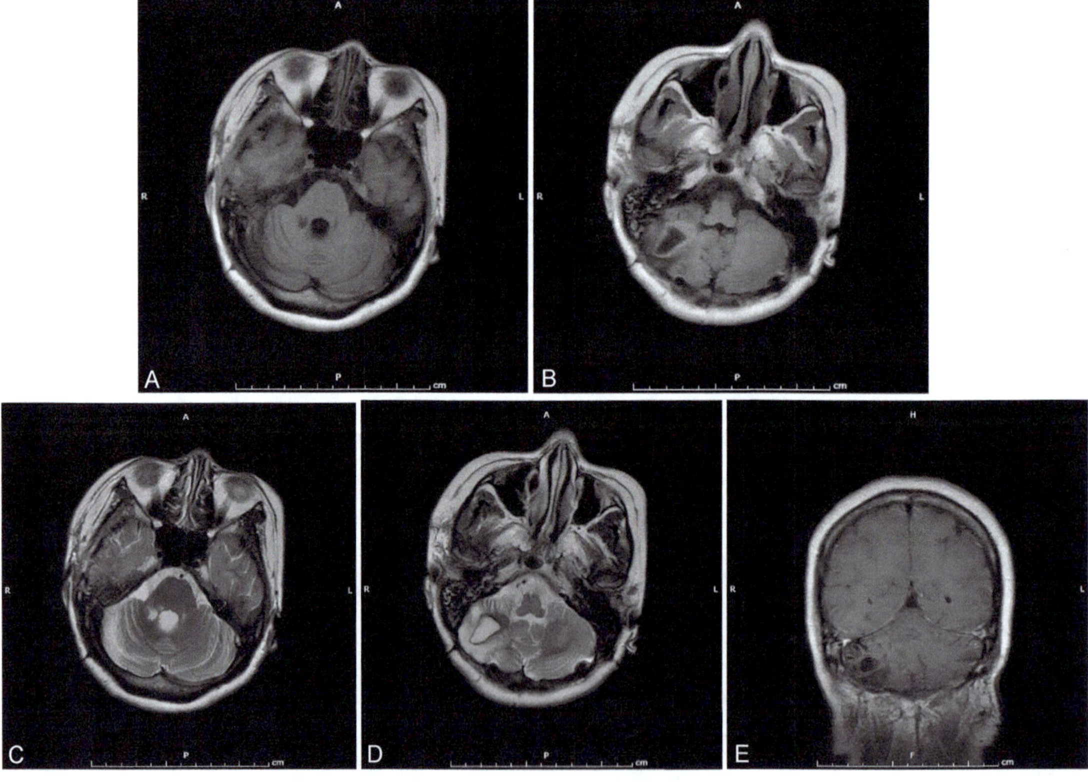

图 6-11　患者此次术后磁共振成像结果

A、B. 头部轴位 T_1；C、D. 头部轴位 T_2；E. T_1 冠状位像扫描，右侧小脑半球，小脑臂明显长 T_1，长 T_2 软化灶，病灶信号不均匀，边界欠清楚，无占位效应

（三）结果

经过 1 个月的综合康复锻炼，患者由坐位转为站立位的稳定性提高；独立站立平衡能力提高；上肢运动幅度协调性有所提高。行走平衡提高不明显；继续坚持康复锻炼 1 个月后可独立步行，步幅宽，肢体运动能力逐步提高，共济失调改善，生活大部分自理，部分回归社会。

（四）讨论

血管母细胞瘤（Hemangioblastoma）是一种较少见的中枢神经系统肿瘤，自新生儿到 80 岁老人均可见，男性多于女性（125/90）。肿瘤可为实质性或囊性，以囊性多见，囊壁上常有肿瘤结节附着，瘤结节可大可小，一般直径为 2cm。囊性血管母细胞瘤多见于小脑半球，实质性者病程多见于脑干、脊髓、小脑蚓部等中线结构。病程较长，数周、数年，甚至长达 10 年，实质性者长过囊性者，囊性者可发生囊内出血。80% 患者以头痛为首发症状，多表现为间断性枕下痛；60% 患者有呕吐、眩晕、复视。可影响脑脊液循环，产生脑积水，出现颅内压增高的症状。60% 患者有眼震、共济失调，其次为脑神经麻痹和锥体束损伤。辅助检查：头颅 CT 扫描见肿瘤边界清楚，圆形或类圆形不均匀较高密度灶，肿瘤多位于脑内，有低密度水肿带，增强扫描有强化，有时可见密度较高的瘤结节。MRI 检查：实质性肿瘤，T_1 加权像上呈等信号，T_2 加权像时为高信号。囊性肿瘤，T_1 加权像上呈低信号，T_2 加权像为高信号，其瘤结节 T_1 加权呈等信号，T_2 加权为高信号。增强后，实质性病灶和囊性病灶的瘤结节均可明显强化。肿瘤内或其周围可见条状迂曲行走的无信号区，为肿瘤血管。DSA：可显示细小规则的血管网及肿瘤染色，有时可见较大的供血动脉。治疗方法主要为手术切除，复发率为 3% ～ 10%，可再手术；放疗效果不定。血管母细胞瘤复发的原因有：①多数为未能切除的实质性肿瘤或囊内较大的瘤结节，残留部分又长大；②多发肿瘤；③再发。本例患者多次复发的原因是肿瘤呈多中心发生，术后肿瘤在原位或者其他部位再产生。

共济失调的类型：①小脑性共济失调：表现为随意运动的力量、速度、幅度和节律不规则，即协调运动障碍，可伴有肌张力减低、眼球运动障碍及言语障碍；②大脑性共济失调：大脑共济失调较小脑共济失调症状轻，可表现为体位性平衡障碍、步态不稳等；③感觉性共济失调：表现为站立不稳，迈步远近无法控制，落脚不知深浅，踩棉花感，黑暗中或闭目时症状加重；④前庭性共济失调：表现为站立不稳，改变头位可使症状加重，行走时向患侧倾倒；伴有明显的眩晕、恶心、呕吐、眼球震颤。该病例为小脑性共济失调。

因神经结构缺失并影响患者的功能所导致的共济失调的康复中，物理治疗师的目的是应用治疗技术改善患者功能水平；如果功能恢复较困难，治疗师可以应用代偿性策略使患者在现有功能水平上尽量独立操作。康复治疗目标：①改善平衡和姿势反应以应对外界刺激和行为改变；②在保持关节稳定下促进和加强姿势稳定；③改善上肢功能；④通过产生独立性和功能性步态、操作日常生活活动增加患者的独立性而改善患者的生活质量。训练的主要原则：①练习从简单到复杂的动作；②首先睁眼练习然后闭眼练习；③在达到肢体近端肌肉紧张和稳定后，远端关节的协同运动应加以考虑；④代偿性方法和支持性辅助器械在需要时也可以应用；⑤治疗应有适当的家庭练习计划。共济失调的康复治疗方法有以下：①改进本体感觉的方法：本体神经肌肉促进法（PNF 法），不同平面上的步行训练；②改进平衡活动的能力：使用 PNF 技术的小垫上的活动；③前庭训练：如 Cawthorne 和 Cooksey 法，训练内容从简单的眼动到复杂的扔球等；④改进肢体共济的方法：Frenkel 的协同练习等。训练时应注意以下原则：①从卧位训练开始，待熟练后再在坐位、站立位、步行和增加负荷的步行中进行训练；②从简单的单侧动作开始，逐步过渡到比较复杂的动作；③可先做容易完成的大范围、快速的动作，熟练后再做小范围、缓慢动作的训练；④上肢和手的协调训练应从动作的正确性、反应速度、动作节律性等方面进行；下肢协调性训练主要包括下肢各方向的运动和各种正确的行走步态训练；⑤先睁眼训练然后闭眼训练；⑥两侧轻重不等的残疾者，先从轻侧开始；两侧残疾程度相同者，原则上先从右侧开始；⑦每一动作重复 3 ～ 4 次；⑧训练完成后要用与训练相等的时间进行休息；⑨所有训练要在可动范围内进行，并应注意保护。

（杜晓霞　邢乃飞　宋鲁平　何静杰　朱镛连）

参考文献

白玉龙，吴毅，胡永善，等 .2003. 小脑性共济失调患者的康复评定与治疗 . 中国临床康复，（28）：3876-3878.

柴学，刘立，肖朝勇等 .2012. 颅内血管母细胞瘤的 MRI 表现与临床病理对照 . 医学影像学杂志，（4）：523-526.

高楚荣，王有祥 .1987. 共济失调的康复 . 国外医学（物理医学与康复学分册），（2）：54-58.

韩礼良 .2013. 颅内血管母细胞瘤的 CT 和 MRI 诊断 . 当代医学，（23）：46-47.

李晓东，马维宁，蒲相，等 .2011. 中枢神经系统血管母细胞瘤的诊断与治疗：100 例报告 . 中华神经外科疾病研究杂志，（6）：528-532.

马力 .2012. 小脑性共济失调的体位康复训练法 . 中国实用医药，（31）：243-244.

Bishop F S，Liu JK，Chin SS，et al.2008.Recurrent cerebellar hemangioblastoma with enhancing tumor in the cyst wall：case report. Neurosurgery，62（6）：E1378-1379；discussion E1379.

Koh E S，Nichol A，Millar B，et al.2007. Role of fractionated external beam radiotherapy in hemangioblastoma of the central nervous system. Int J Radiat Oncol Biol Phys，69（5）：1521-1526.

Sumida，M.，et al.2004，Multiple recurrences of cerebellar hemangioblastoma after 20 years from initial total removal of the tumor. No Shinkei Geka，（3）：263-268.

八、运动神经元综合征合并干燥综合征的康复治疗

【摘　要】 本文报道1例运动神经元综合征合并干燥综合征的患者，通过临床特点、实验室检查、电生理、影像等结果确诊上下运动神经元损害（运动神经元综合征）及干燥综合征诊断，给予保护性康复训练、精细动作及协调性训练等综合康复治疗3周后，患者在肌肉力量、躯干平衡、姿势控制及日常生活动作等方面均有明显改善。建议患者大剂量丙种球蛋白冲击及神经营养药物综合治疗，定期随访。

【关键词】 运动神经元综合征；干燥综合征；康复；丙种球蛋白；运动神经元病

（一）病历介绍

患者，女性，42岁，主因“进行性双下肢无力3年半，伴双上肢活动不灵、言语缓慢4个月以运动神经元综合征”于2017年5月16日入院。

病残史：患者于3年半前（2013年10月）无明显诱因出现左足趾活动无力、僵硬，给予按摩等对症治疗可有缓解。2个月后（2013年12月）患者逐渐出现左下肢无力，表现为行走时左下肢拖拽，出现腿抖，易崴脚，伴左腿肌肉跳动，时感左腿外侧肌肉酸痛。5个月后（2014年3月）出现右下肢无力，上下楼梯费力，需扶物或搀扶，行走易摔倒，不能走直线，伴双下肢肌肉跳动，无肌肉萎缩及感觉异常。约2年半前（2014年底）患者双下肢无力、步行不稳加重，步行时需搀扶或借助辅助具，夜间翻身、长时间卧位时出现双下肢僵直、痉挛，持续约半分钟缓解，天气寒冷时加重，严重时每晚发作7～8次。约10个月前（2016年7月）患者在过度用力、大动作或姿势保持过长时出现双上肢及手屈曲痉挛，约数秒钟可缓解,每天可有1～2次。约4个月前（2017年1月）患者无明显诱因出现双上肢活动笨拙，持物不稳，左手明显，伴言语缓慢、费力，饮水偶有呛咳。现患者神清，言语缓慢，四肢活动不灵、力弱，双下肢站立行走困难，需人搀扶或扶助行器缓慢步行，为进一步康复入院。

既往史：发病前半年患者反复感冒，偶有低热。干燥综合征4年，未正规治疗。4年前曾患急性肾盂肾炎。3年余前发现颈椎、腰椎退行性改变，椎间盘膨出。2年前发现T3锥体可疑血管瘤，脂肪肝，肝功能异常。否认食物药物过敏史。

查体：BP 115/70mmHg，P 85次/分钟，神清，言语缓慢、费力，高级皮质功能检查正常。双侧瞳孔等大同圆，直径约3mm，光反射灵敏，眼动自如，辐辏反射正常。无面部感觉减退。双侧咬肌有力，左侧颞肌力量稍弱，下颌无偏移，角膜反射存在。双侧额纹对称，双

侧鼻唇沟对称，示齿口角不偏。双侧听力粗测正常，双侧 Rinne 试验气导＞骨导，Weber 试验居中。悬雍垂居中，左侧咽反射消失，右侧咽反射存在，双侧软腭反射消失、软腭动度减弱，饮水偶呛。伸舌居中，轻度舌肌萎缩及舌肌纤颤。牙列不齐，部分牙齿缺损。转颈、耸肩对称有力。双手大小鱼际肌、骨间肌萎缩，左侧明显。双侧髋关节屈曲、内收、外展轻度疼痛受限，双侧踝关节背伸受限。双上肢屈肌张力及旋前肌张力改良 Ashworth Ⅰ级，双下肢伸肌张力改良 Ashworth Ⅰ$^{+}$级。布氏分期：双上肢及手Ⅴ期，下肢Ⅳ期。徒手肌力：双肩关节前屈肌力、外展肌力、伸肘肌力 3+ 级，双侧屈肘肌力 4 级、双侧腕背伸肌力 4+ 级、腕掌屈肌力 4 级，右手肌力 4+ 级，左手肌力 4 级。双下肢屈髋肌、臀中肌、臀大肌肌力 3 － 级，双侧股二头肌、腘绳肌肌力 3 －级，股四头肌肌力 4 －级，胫前肌肌力 4 级，腓肠肌肌力 4 级。双侧肱二头肌、肱三头肌肌腱反射活跃，桡骨膜反射活跃，双侧膝腱反射活跃、跟腱反射亢进，髌阵挛阴性，踝阵挛阳性。左侧 Hoffmann 征阳性，右侧 Hoffmann 征阴性，双侧 Rossolimo 征阳性，双侧 Babinski 征可疑阳性，双划征阳性。双侧掌颏反射阳性，吸吮反射阳性。无明显深、浅感觉减退。双侧轮替动作笨拙，指鼻试验、跟膝胫试验缓慢，尚稳准。坐位平衡可，双足并拢立位不能，宽步基时可短时站立。需人搀扶或扶助行器下缓慢步行，双足下垂明显。

【辅助检查】

肌电图（2013.10.31）：左侧胫前肌轻度收缩时呈长时限、高波幅运动单位电位，可见自发电位，重收缩时呈单纯相。左侧腓肠肌轻度收缩时呈长时限、高波幅运动单位电位，重收缩时呈混合相。右侧胫前肌可见正相电位。肌电印象：左下肢神经源性受损，右胫前肌可见正相电位。

肌电图 & 诱发电位（2014.01.28）：双下肢神经源性损害（L_4 ～ L_5 水平），上下肢 SSR 未见异常。

肌电图 & 诱发电位（2014.12.23）：上下肢神经源性损害。胸锁乳突肌未见肯定神经源损害。

头颅 MRI+ 增强（2015.03.04）：双侧额顶上矢状窦结节状异常信号影，考虑静脉局限性增粗可能性大。

胸椎 MRI+ 增强（2014.03.12）：T_3 椎体异常信号影，血管瘤可能性大；$T_{4\sim5}$ 水平髓内信号欠均匀，胸椎表面不连续强化影。

腮腺超声（2013.12.10）：腮腺、颌下腺弥漫性病变。

抗 ENA 六项（2013.12.06）：抗 SSA 抗体阳性。

血清胱抑素（2013.12.06）：3.95mg/L（参考值 0.45 ～ 1.25mg/L）。

风湿免疫组项（2013.12.26）：抗 SSA 抗体、抗 Ro 52 抗体强阳性。

入院后复查：

肌电图 & 诱发电位（2017.05.19）：右正中神经、右尺神经、双腓总神经 CMAP 波幅下降。右肱二头肌、右胸锁乳突肌可疑神经源性损害，左踇长伸肌、双胫前肌、右第一骨间肌、左肱二头肌神经源性损害。下肢皮肤交感反应潜伏期延长，波幅下降。双上、下肢深感觉径路传导阻滞。右侧听觉 - 脑干径路传导阻滞，双侧视觉径路传导阻滞。

脑电图（2017.05.18）：轻度异常。

头颅 MRI（2017.05.18）：双侧额叶及脑室后角旁白质内少许脱髓鞘改变。

颈椎 MRI（2017.05.19）：颈椎病，轻度。

胸椎 MRI（2017.05.22）：T_3 椎体前上部血管瘤，T_4 椎体后下部局灶性脂肪沉积。

血尿便常规、凝血、肝功能、肾功能、甲状腺功能等未见异常，血脂、尿酸偏高，抗 SSA/SSB 阳性，抗 Ro 52 抗体阳性。

（二）康复诊断

（1）运动神经元综合征，上下肢神经源性损害，四肢活动不利、构音障碍，免疫介导性，干燥综合征。

（2）构音障碍，吞咽障碍，四肢运动功能障碍，平衡功能障碍，姿势异常。

（3）ADL 中度功能缺陷。

（4）社会参与能力减退。

（5）颈椎病，腰椎间盘退行性病变，T_3 椎体血管瘤，脂肪肝。

（三）诊断依据

1. 定位诊断　患者神清，言语缓慢、费力，饮水偶有呛咳，软腭反射消失，咽反射存在，软腭动度减退，双侧掌颏反射阳性，假性球麻痹，定位于双侧皮质脊髓束；轻度舌肌萎缩及舌肌纤颤，定位于舌下神经核团及其联系纤维；四肢活动不灵，肌力减退，双侧腱反射活跃或亢进，双侧 Rossolimo 征阳性及 Babinski 征加强试验阳性，肌电图示上下肢神经源性损害，定位于上运动神经元。患者双手肌力减退，大小鱼际肌、骨间肌肌肉萎缩，定位于脊髓前角细胞。综合定位于上下运动神经元。

2. 定性诊断　中年女性，隐袭起病，慢性进行性病程，以肌无力、肌萎缩和肌束震颤，伴反射亢进、病理征等上、下运动神经元同时受累为主要表现，无感觉障碍，肌电图检查示上下肢神经源性损害，故诊断考虑运动神经元方面疾病。但患者近端肌力差，远端肌力相对较好，病情进展速度偏慢，病灶弥散累及延髓，其临床表现与运动神经元病的 4 种典型类型并不完全相符，其诊断考虑运动神经元综合征。另外，患者既往诊断干燥综合征，未特殊治疗，多次复查免疫组项均为抗 SSA/SSB 阳性及抗 Ro 52 抗体阳性，且既往胸髓曾有异常信号，头颅磁共振存在白质变性，结合国内外已有文献报道干燥综合征合并肌萎缩侧索硬化病例，故本患上下运动神经元损害定为免疫介导可能性大。

（四）康复方面的临床讨论

1. 主要问题点

（1）构音障碍：言语缓慢、费力，轻度吟诗样语言。

（2）吞咽障碍：饮水偶呛。

（3）四肢运动功能障碍：四肢肌力减退，近端重于远端，双手肌肉萎缩，活动笨拙。需人搀扶或扶助行器下缓慢步行，双足下垂明显。

（4）平衡功能障碍：坐位平衡可，双足并拢立位不能，宽步基时可短时站立。

（5）姿势异常：双侧跟腱短缩，右侧重，不能保持中立位。鸭步步态。

（6）ADL 中度功能缺陷：翻身、起坐、进食、穿衣、用厕等部分介助。

（7）社会参与能力减退。

2. 康复目标设定

（1）近期目标：缓解发音费力，提高语速及清晰度。维持各关节活动度，提高四肢肌力及运动控制能力，防止肌肉萎缩，提高膝关节稳定性，改善步态；日常生活能力训练，提高日常生活能力。

（2）远期目标：回归家庭。

3. 康复治疗方法　药物治疗、物理治疗、作业治疗、言语治疗、针灸及推拿治疗。

4. 康复治疗措施及手段

（1）药物治疗：予口服艾地苯醌、弥可保、维生素 B_1，肌注腺苷钴胺等营养神经；同时给予依达拉奉清除氧自由基等治疗。

（2）物理治疗：遵守保护性康复训练原则，避免过度疲劳加重病情进展，佩戴下肢长肢具，纠正膝关节反张，辅助步行，减少肌肉力量过度消耗；治疗师徒手给予阻力或利用自身重力进行目标肌肉抗阻训练。每天训练 1 次，每次 45 分钟，每个动作重复的次数及训练间隔，以不引起患者疲劳为原则。

（3）作业治疗：采用挂圈、拧螺丝、插小木钉等改善双上肢肌力和肌肉耐力，改善左手抓握姿势，提高双手灵活性，提高 ADL 能力。每天训练 1 次，每次 45 分钟。

（4）言语治疗：发声器官训练，呼吸训练，提高发音节律和速度。

（5）中医治疗：每天进行一次针灸及推拿治疗，每次约 30 分钟。

（6）康复护理：安全宣教，肌力训练，被动活动。

5. 治疗前后康复评价结果

（1）运动功能：经过 3 周康复训练，患者躯干核心控制能力及稳定性提高，立位静态平衡时重心转移能力提高，膝关节稳定性提高，站立姿势较前改善；双上肢抗重力姿势控制能力提高，左手抓握姿势及双手灵活性改善。

（2）日常生活能力：经过 4 周训练，患者日常生活能力提高，改良巴氏指数较前提高 15 分，在穿衣、转移、用厕 3 个项目中有进步。

（3）语言功能：语言交流方面，发音较前清晰，语速及语调有改善。

（五）讨论

运动神经元病是一组病因未明的选择性侵犯脊髓前角细胞、脑干后组运动神经元、皮质锥体细胞及锥体束的慢性进行性神经系统变性疾病。临床表现上、下运动神经元同时受损的症状和体征并存，表现为肌无力、肌萎缩和锥体束征不同的组合，而感觉和括约肌功能一般不受影响。运动神经元病一般分为四种类型：肌萎缩侧索硬化（amyotrophic lateral sclerosis，ALS）、进行性肌萎缩（progressive muscle atrophy，PMA）、进行性延髓麻痹（progressive bulbar palsy，PBP）、原发性侧索硬化（primary lateral sclerosis，PLS）。ALS 是其中最常见的表型。研究发现ALS发病机制可能与以下因素相关：Cu/Zn超氧化物歧化酶（SOD1）基因突变、谷氨酸毒性学说、线粒体功能障碍、免疫反应、星形胶质细胞功能异常等。干燥综合征损害的靶器官是唾液腺，其机制是自身免疫性上皮炎，而干燥综合征导致中枢神经系统病变机制尚不详，可能与T、B淋巴细胞浸润导致血管炎以及自身抗体介导的神经元损伤相关。从上述研究结果可以发现，干燥综合征患者有发生ALS的免疫学基础。

本例患者为中年女性，临床特点为：①隐袭起病，慢性进行性病程；②以上、下运动神经元同时受累为主要表现；③无感觉障碍；④肌电图检查示上、下肢神经源性损害；⑤无能解释上下运动神经元损害的其他疾病的电生理依据及其他疾病的影像学依据；故诊断考虑运动神经元方面疾病。但患者病情进展速度偏慢，病灶弥散、累及延髓，其临床表现与运动神经元病的4种典型类型并不完全相符，其诊断考虑运动神经元综合征。另外，患者既往诊断干燥综合征，未特殊治疗，多次复查免疫组项均为抗SSA/SSB阳性及抗Ro 52抗体阳性，既往胸椎曾有异常信号，头颅磁共振存在白质变性。根据国外报道干燥综合征累及中枢神经系统的患病率为2.5%～60.0%，具有较大差异。临床多表现为脑或脊髓的局灶性和（或）多灶性损害——可类似多发性硬化或视神经脊髓炎或呈卒中样发作，也可出现认知功能障碍。但Delalande等对82例伴有神经系统损害的原发性干燥综合征患者的回顾分析中提到1例表现类似运动神经元病但伴有膀胱功能障碍的患者。我国廖琴等报道了4例肌萎缩侧索硬化合并干燥综合征患者。Hagiwara等报道了2例上运动神经元损害为主的ALS合并亚临床干燥综合征患者。1998年Salachas报道了3例干燥综合征合并运动神经元病患者，其中2例符合拟诊或可能的ALS，另1例符合原发性侧索硬化。

对此类患者的治疗，亦有不同的报道。Salachas报道的3例干燥综合征合并运动神经元病患者，经糖皮质激素治疗后，2例临床症状获得短期缓解。Hagiwara等报道的2例上运动神经元综合征合并亚临床干燥综合征患者，其中一例采用甲泼尼龙冲击治疗无法改善其神经系统症状，但静脉注射免疫球蛋白治疗（IVIG）（连续5天，每天0.4g/kg）显著改善了无力和步态障碍，1个月后为进一步改善临床症状，重复采用IVIG治疗，但在第一疗程后观察到的效果不再明显；另一例患者最初采用了甲泼尼龙治疗，效果甚微。采用其他免疫调节疗法治疗，包括血浆置换和环磷酰胺脉冲治疗，症状仍继续进展。最后改为IVIG治疗（连续5天，每天0.4g/kg），在开始治疗3天内，患者肢体无力显着改善。同样，1个月后重复IVIG治疗，其对肢体无力的改善不再明显。

从为数不多的既有病例报道来看，此类患者存在一些共同临床特点：①以运动症状为首发症状，而干燥症状相对较轻；②肢体症状为主，延髓部受累少见；③干燥综合征导致的周围神经损害轻或无，而神经电生理检查显示广泛的失神经改变；④抗SSA和SSB抗体阳性率低，而ANA异常比例相对较高；⑤进行免疫调节能在一定程度上改善运动症状，但这种改善是不持久的。

综上，本例患者同时存在运动神经元综合征和干燥综合征，可尝试应用丙种球蛋白冲击治疗，以期短期缓解患者临床症状。但仍需结合适宜的康复治疗，维持运动功能及日常生活能力。

（米海霞　杜晓霞）

参 考 文 献

Anaya JM，Villa LA，Bestrepo L，et al．2002. Central nervous systemcompromise in primary Sjögren's syndrome. J Clin Rheumatol，8：189-196.

Delalande S，De Sere J，Fauchais AL，et al．Neurologic manifestations in primary Sjögren syndrome：a study of 82 patients．Medicine（Baltimore），2004，83：280-291．

Hagiwara K，Murai H，Ochi H，et al.2008.Upper motor neuron syndrome associated with subclinical Sjögren's syndrome. Intern Med，47：1047-1051．

Lafitte C，Amouraz，Caeanb P．et al．Neurological complications of primary Sjögren's syndrome．J Neurol，2001，248：577-584．

Salachas FLCCB．Motor neuron disease mimicking amyotmphie lateral selerosis or primary lateral sclerosis in primary Sjögren's syndrome．Neurology，1998，50（Suppl 4）：A31．